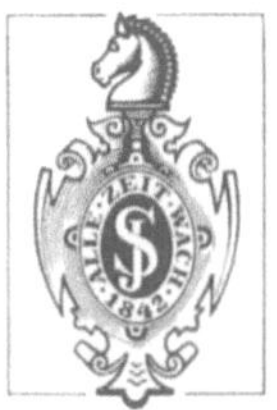

T. Brusis   U. Mödder

HNO Röntgen-Atlas

Pathologische Befunde

Geleitwort von G. Friedmann

Mit 425 Röntgenabbildungen
in 752 Einzeldarstellungen

Springer-Verlag
Berlin Heidelberg New York Tokyo

Professor Dr. med. TILMAN BRUSIS
Universitäts-HNO-Klinik
Joseph-Stelzmann-Str. 9
5000 Köln 41

Professor Dr. med. ULRICH MÖDDER
Radiologisches Institut und Poliklinik
Joseph-Stelzmann-Str. 9
5000 Köln 41

Professor Dr. med. G. FRIEDMANN
Direktor des
Radiologischen Instituts und der Poliklinik
Joseph-Stelzmann-Str. 9
5000 Köln 41

ISBN-13: 978-3-642-69242-0   e-ISBN-13: 978-3-642-69241-3
DOI: 10.1007/978-3-642-69241-3

CIP-Kurztitelaufnahme der Deutschen Bibliothek
Brusis, Tilman:
HNO Röntgen-Atlas: patholog. Befunde/
T. Brusis; U. Mödder – Berlin; Heidelberg;
New York; Tokyo: Springer 1986.

NE: Mödder, Ulrich:

Reproduktion der Abbildungen: Gustav Dreher GmbH, Stuttgart

2122/3130-543210

Geleitwort

In dem Geleitwort zur HNO Röntgen-Aufnahmetechnik hatte ich den Vorschlag gemacht und den Autoren den Rat gegeben, das umfangreiche und in vielen Jahren registrierte Bildmaterial pathologischer Röntgenbefunde aus dem Hals-Nasen-Ohren-Bereich auszuwerten und einem breiten Leserkreis zugänglich zu machen.

Nachdem der Band über die „Normalbefunde" eine gute Resonanz gefunden hat, haben Herr Brusis als Kliniker und Herr Mödder als Radiologe eine Sichtung der Unterlagen vorgenommen und den Band über pathologische Befunde mit großer Sorgfalt fertiggestellt.

Die klinisch-radiologische Zusammenarbeit hat sich hier erneut bewährt; der knapp gefaßte und trotzdem wichtige Details berücksichtigende Text und die optimale auch auf Einzelheiten eingehende Bildwiedergabe ergänzen sich ausgezeichnet, so daß Information und Orientierung rasch gelingen und gewährleistet sind.

Ich wünsche dem Buch wiederum Anerkennung und hoffe, daß es vielen Radiologen und HNO-Ärzten in Praxis und Klinik von Nutzen ist.

Köln   G. Friedmann

Vorwort

Die gute Aufnahme des Buches „HNO Röntgen – Aufnahmetechnik und Normalbefunde" ermutigte uns, die vielseitigen pathologischen Befunde des Kopf-Hals-Gebietes im Röntgenbild in einem zweiten Band darzustellen. Dabei werden die Übersichtsaufnahmen, konventionellen Tomogramme und Computertomogramme mit Absicht nicht nach Krankheiten geordnet, sondern nach Aufnahmen gegliedert. Leitfaden ist also die Morphologie des Röntgenbildes. Das Sachverzeichnis erlaubt aber auch eine Orientierung nach Krankheiten und erleichtert das Auffinden typischer Röntgenbefunde bei bekannter Diagnose.

Die Bildlegenden enthalten kurze Angaben zur Anamnese und klinischen Symptomatik und eine genaue Befundbeschreibung und Interpretation der histologisch verifizierten Diagnosen. Soweit notwendig werden naheliegende Differentialdiagnosen mit aufgeführt.

Es soll ein systematischer Überblick der wichtigsten Erkrankungen der HNO-Heilkunde gegeben werden. Aber auch eindrucksvolle, seltenere Krankheitsbilder werden ausreichend berücksichtigt. Die vorgenommene Auswahl enthält sicher subjektive Wertungen, ist aber unvermeidlich.

Das Bildmaterial stammt aus der HNO-Klinik und dem Radiologischen Institut der Universität zu Köln und ist das Ergebnis einer langjährigen, fruchtbaren Zusammenarbeit. Für die Überlassung einzelner Röntgenbilder danken wir Herrn Univ. Doz. Dr. H. Stammberger (Graz), Herrn Dr. H. Mödder (Köln) und Herrn Dr. M. Rado (Köln).

Frau E. Deutsch, die sich bei der Niederschrift des Manuskriptes und der redaktionellen Bearbeitung besonders eingesetzt hat, möchten wir an dieser Stelle unsere Anerkennung aussprechen. Dem Springer Verlag, insbesondere Herrn Bergstedt, danken wir für sein Entgegenkommen bei der Gestaltung und Ausstattung des Buches.

Köln

T. Brusis
U. Mödder

Inhaltsverzeichnis

1 Nasennebenhöhlen okzipito-frontal

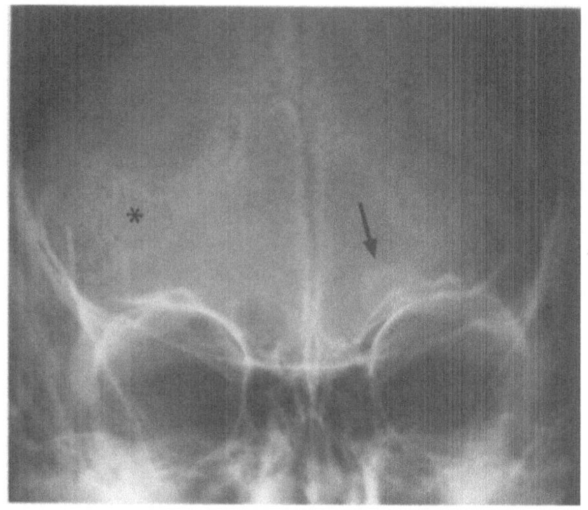

1.1 Sutura metopica, Nahtknochen, Stirnhöhlenhypoplasie bzw. -aplasie, Stirnbeinhyperostose (17 J., männlich)

Klinik: Cephalgien.
Befund: Persistierende Stirnbeinsutur mit angedeuteter Nahthyperostosis. Rundlicher Nahtknochen (∗) der Lambdanaht rechts. Hypoplasie rechte Stirnhöhle, Aplasie linke Stirnhöhle, Sklerosierung am Orbitadach links (→).

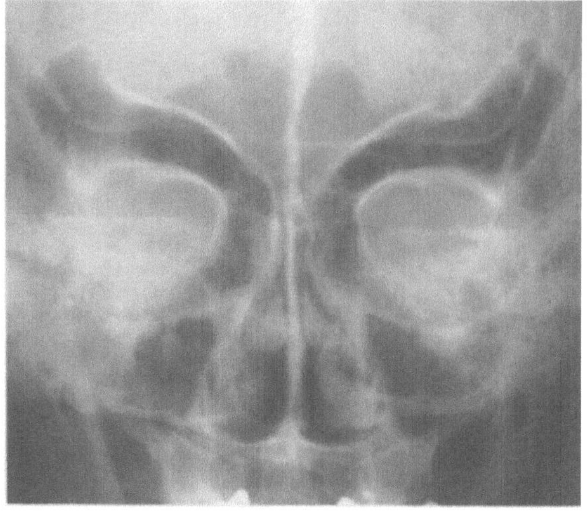

1.2 Hyperplastische supraorbitale Siebbeinzellen (63 J., männlich)

Klinik: Fokussuche.
Befund: Extreme Pneumatisation des Orbitadaches mit geweihartiger Konfiguration. Falxverkalkung.

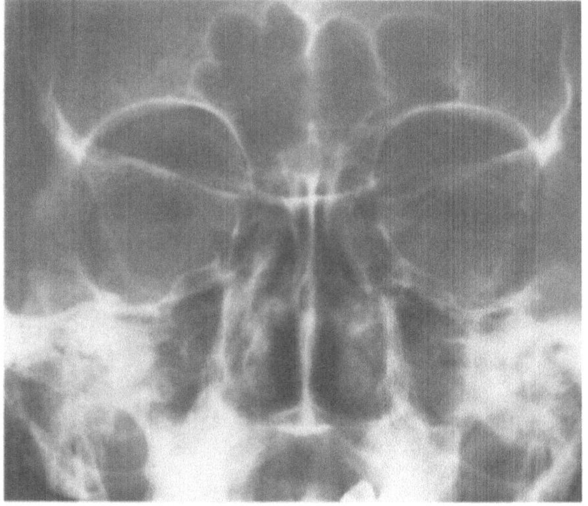

1.3 Lidstrich (44 J., weiblich)

Klinik: Stirnkopfschmerzen. Nordafrikanerin.
Befund: In Orbitamitte auf beiden Seiten bikonvexe Linien, die von schattengebender Schminke der Lidränder herrühren.

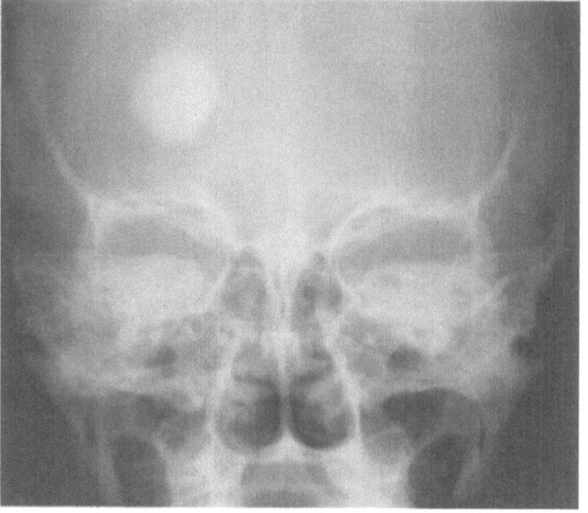

1.4 Osteom des Stirnbeins (31 J., weiblich; s. 4.5)

Klinik: Zufallsbefund bei Infekt.
Befund: 2,2 × 2,5 cm großer sklerosierter, scharf begrenzter Bezirk in Projektion auf das Os frontale rechts ohne Verbindung zu den Stirnhöhlen. Auf der Zielaufnahme von der Tabula interna ausgehend.

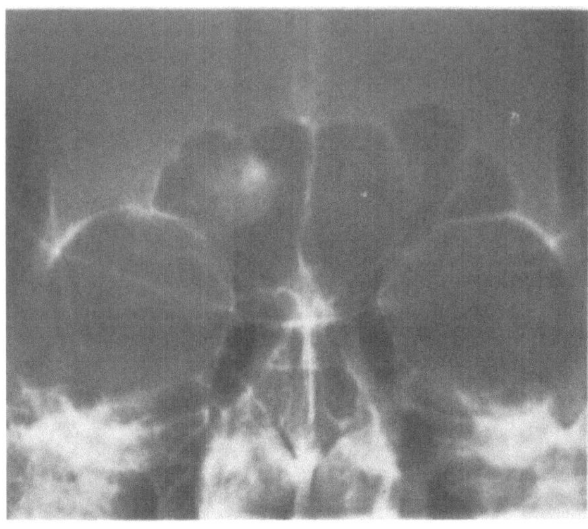

1.5 Flaches Osteom der Stirnhöhle
   (45 J., weiblich)

Klinik: Kopfschmerzen.
Befund: 1,5 × 1,5 cm großer, annähernd runder vom Knochen ausgehender Prozeß mit teils glatten, teils weichen Randkonturen in der rechten Stirnhöhle.

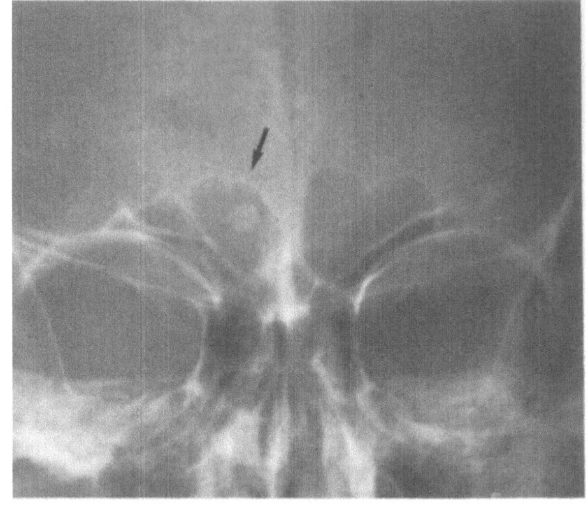

1.6 Pinealkalk (56 J., männlich)

Klinik: Kopfschmerzen; Einweisung zur Operation eines Stirnhöhlenosteoms.
Befund: 5 × 6 mm große, rundliche, unregelmäßig begrenzte körnige Verdickung (→) in Projektion auf den medialen Bereich der rechten Stirnhöhle bei leicht gedrehter Aufnahmeposition.

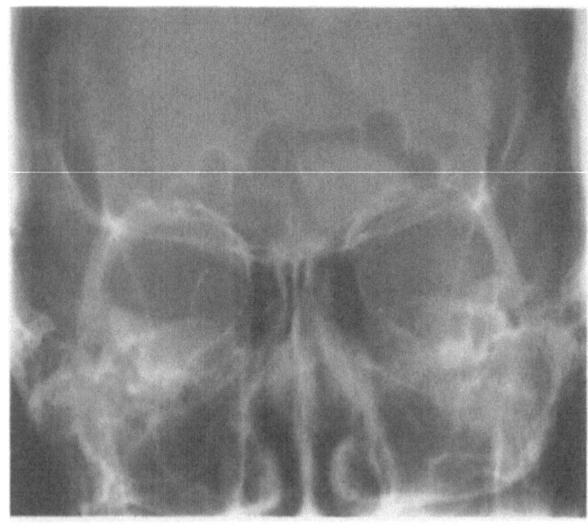

1.7 Retentionszyste der Stirnhöhle (55 J., weiblich)
Klinik: Kopfschmerzen.
Befund: Scharf begrenzte, homogene, konvexbogig begrenzte Verschattung vom Boden der linken Stirnhöhle ausgehend.

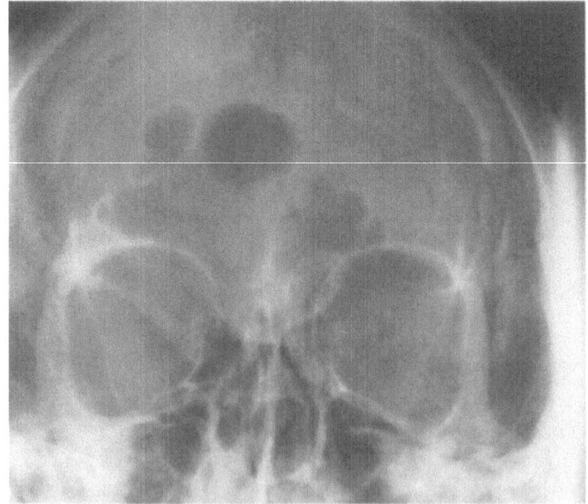

1.8 Akute Sinusitis frontalis mit Stirnbeinosteomyelitis und subperiostalem Weichteilprozeß
   (64 J., weiblich)

Klinik: Seit 14 Tagen grippaler Infekt mit starken rechtsseitigen Stirnkopfschmerzen. Zunehmende umschriebene Vorwölbung in Stirnmitte.
Befund: Diffuse Verschattung der rechten Stirnhöhle mit 2,2 × 2,8 cm großem, scharf begrenztem Knochendefekt im oberen Recessus der rechten Stirnhöhle.

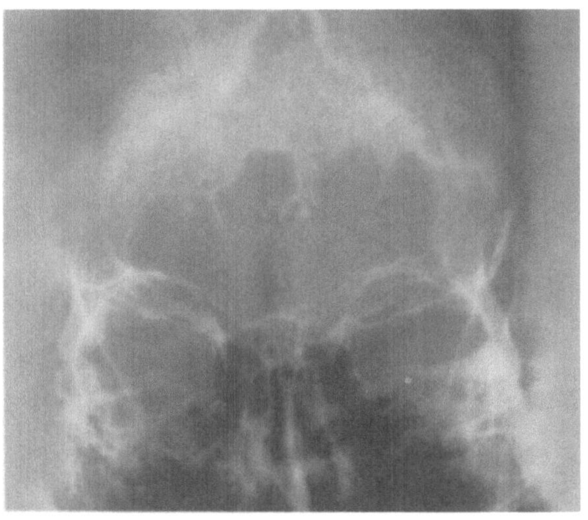 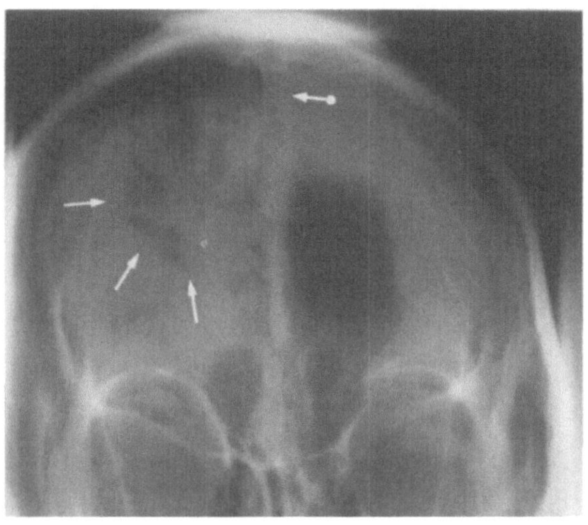

1.9 Chronische Sinusitis frontalis (55 J., männlich)

Klinik: Therapieresistente Kopfschmerzen.

Befund: Flaue Trübung der linken Stirnhöhle mit Auslöschung des Randsaums. Übrige Nebenhöhlen unauffällig.

1.10 Subdurale Luftansammlungen
(40 J., männlich)

Klinik: Liquorfistel nach endonasaler Siebbeinoperation.

Befund: Mehrere unterschiedlich konfigurierte Aufhellungsfiguren, in Projektion auf das Stirnbein links, das Stirnbein rechts (→) und unter der Schädelkalotte (●→).

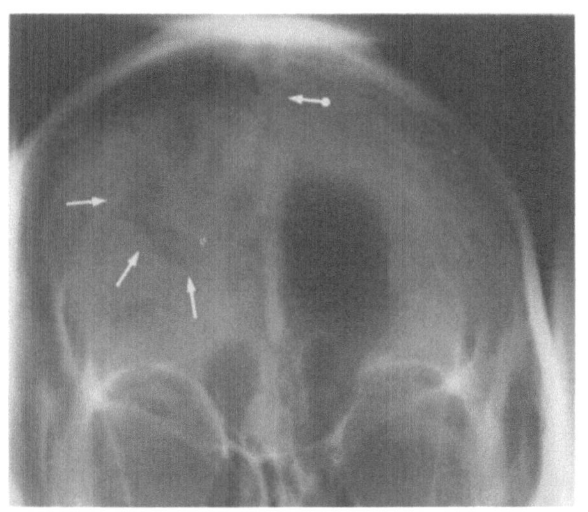

1.11

1.12

1.11/1.12 Subakute Sinusitis frontalis (28 J., männlich)

Klinik: Rezidivierende Stirnhöhlenentzündungen links.

Befund: Trübung der linken Stirnhöhle mit regelrechtem Randsaum. 10 Jahre nach Stirnhöhlenoperation zeigt sich eine vollständige Auslöschung der Randkonturen der Stirnhöhle mit gleichzeitiger balkenförmiger Sklerosierung.

2 Nasennebenhöhlen okzipito-nasal

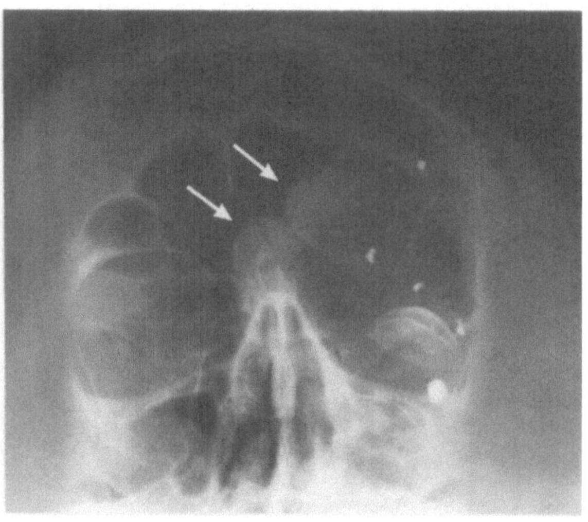

2.1 Pyozele der Stirnhöhle mit Kaudalverlagerung des prothetisch versorgten Auges
(59 J., männlich; s. 6.4)

Klinik: Zustand nach Granatsplitterverletzung im 2. Weltkrieg mit prothetischer Versorgung des linken Bulbus. Zunehmende Kopfschmerzen.
Befund: Fehlen des linken Orbitadaches; bogenförmig begrenzte Verschattung des medialen Anteils der linken Stirnhöhle (→). Nichtachsengerechte Stellung der Augenprothese; Verschattung beider Kieferhöhlen, zahlreiche Granatsplitter in der linken Gesichtshälfte.

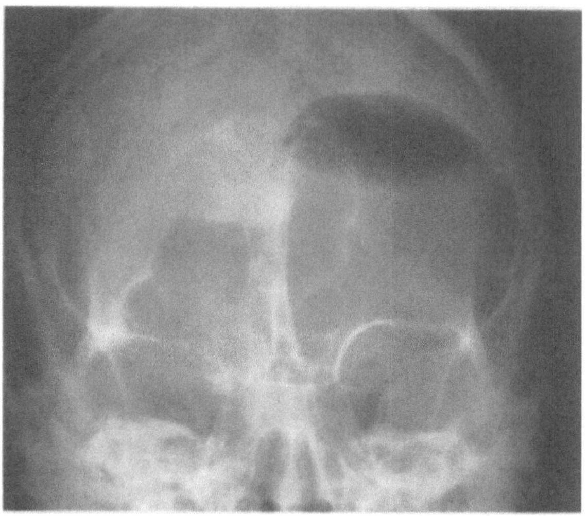

2.2 Riesige Pneumopyozele der Stirnhöhle mit intrakranieller, extraduraler Ausdehnung
(42 J., männlich)

Klinik: Vor 11 Jahren Kieferhöhlenoperation und Siebbeinausräumung beiderseits wegen Polyposis nasi. Wiederholte Entfernung von Nasenpolypen in zweijährigen Abständen. Jetzt linksseitige Stirnkopfschmerzen ohne sichtbare Schwellung.
Befund: Aufhebung der Stirnhöhlenkonturen links. Rundliche 7,5 cm große Aufhellung oberhalb der linken Orbita mit Randsaum und Luft-Flüssigkeitsspiegel.

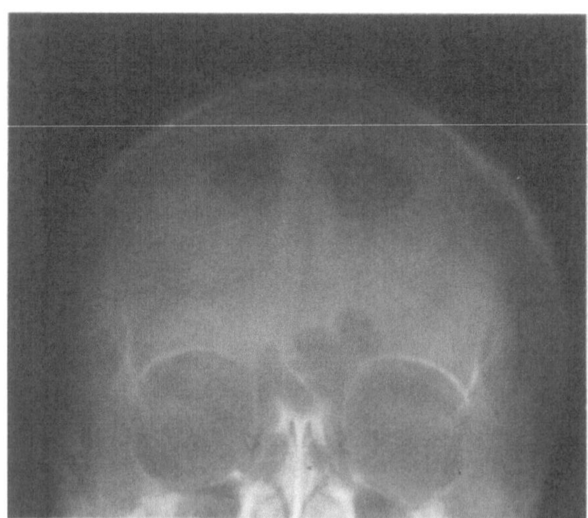

2.3 Foramina parietalia permagna
(49 J., männlich)

Klinik: Seit Kindheit „weiche Stelle" am Schädeldach.
Befund: Parasagittale, im Durchmesser 2 cm große Defekte des Scheitelbeins, sich auf das Stirnbein projizierend (Reste der Fissura parietalis der embryonalen Scheitelbeine. Funktionell entsprechen sie Emissaria parietalia).

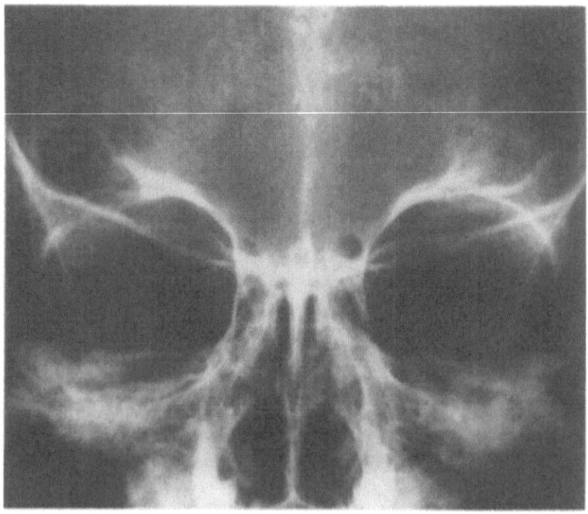

2.4 Eosinophiles Granulom des Stirnbeins
(6 J., männlich)

Klinik: Umschriebene druckschmerzhafte Schwellung über dem rechten Auge.
Befund: Kreisrunder ausgestanzter Defekt ohne Sklerosierungssaum im Bereich des Stirnbeins rechts. Stirnhöhlenaplasie beiderseits.

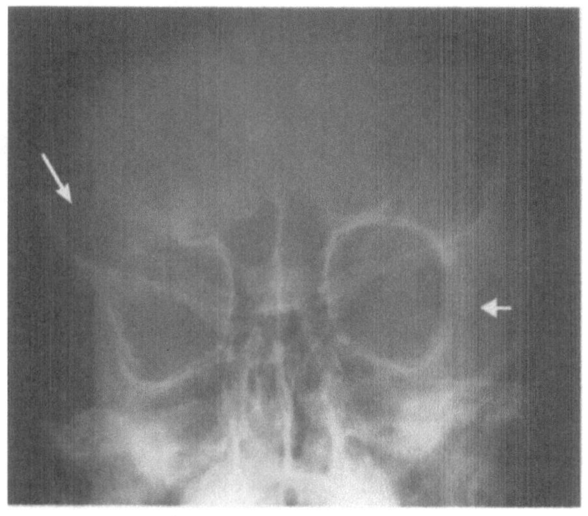

2.5 Histiozytosis X Orbitawand (11 J., männlich)

Klinik: Weichteilschwellung im Schläfenbereich links bei bekannter retikulohistiozytärer Systemerkrankung.

Befund: Zustand nach operativer Revision des rechten Orbitadaches mit ossärem Defekt (→). 2,5 × 3,0 cm große Osteolyse der lateralen Orbitawand links mit Abbau des lateralen Orbitapfeilers (→).

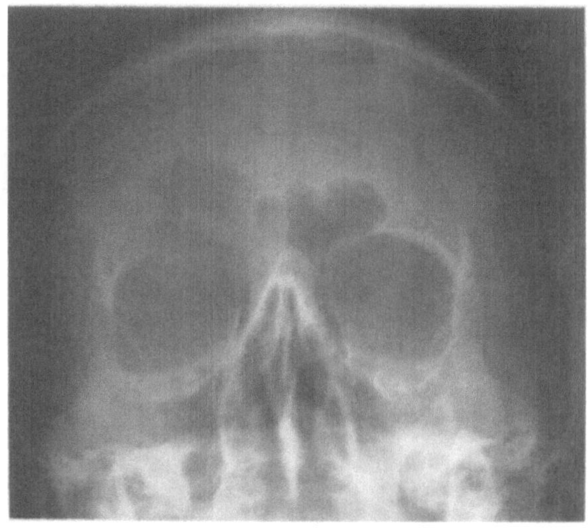

2.6 Metastasen im Os frontale und im Os zygomaticum eines hypernephroiden Karzinoms (58 J., männlich)

Klinik: Exophthalmus und Schwellung der rechten Stirnseite.

Befund: 3,0 × 3,5 cm große Osteolyse am Dach der Orbita mit Fehlen des oberen Orbitarandes und Verschattung in Projektion auf den Recessus zygomaticus der linken Kieferhöhle mit Zerstörung der knöchernen Begrenzung.

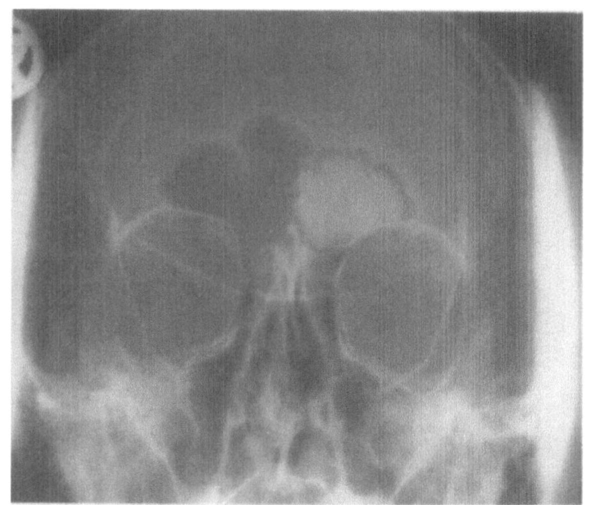

2.7 Osteom der Stirnhöhle (33 J., weiblich)

Klinik: Druckgefühl über der Stirn links, Conjunktivitis.

Befund: Das linke Stirnhöhlenlumen ausfüllende, knochendichte, leicht inhomogene Struktur mit gelappter, glatt berandeter Oberfläche.

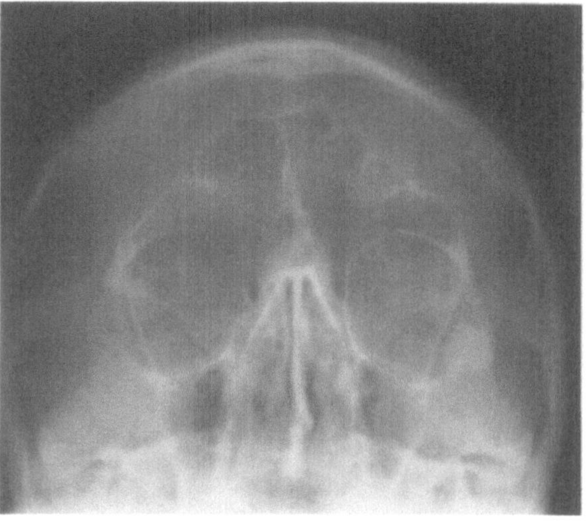

2.8 Osteom des Jochbeins (72 J., männlich; s. 4.9)

Klinik: Fokussuche.

Befund: 1,4 × 1,6 cm großer, homogener, knochendichter und scharfbegrenzter Prozeß in Projektion auf den Processus frontalis des Os zygomaticum.

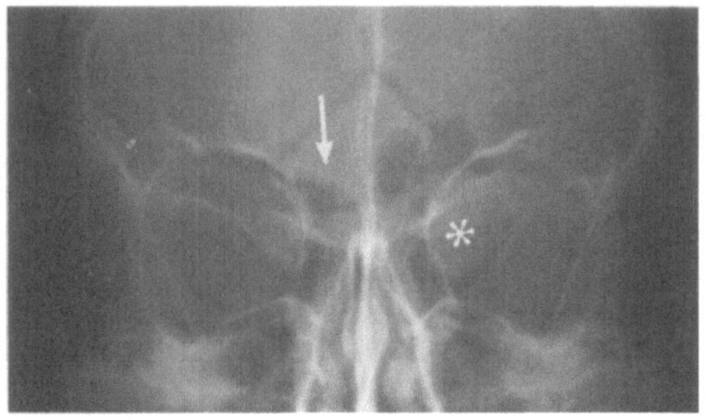

2.9 Fibröse Dysplasie des Keilbeins
   (18 J., weiblich; s. 4.13, 5.1, 28.47)

Klinik: Erblindung des linken Auges mit Opticusatrophie.
Befund: Auftreibung und Verdichtung im Bereich
des kleinen Keilbeinflügels (∗) links mit Beteiligung des Keilbeinhöhlendaches (→).

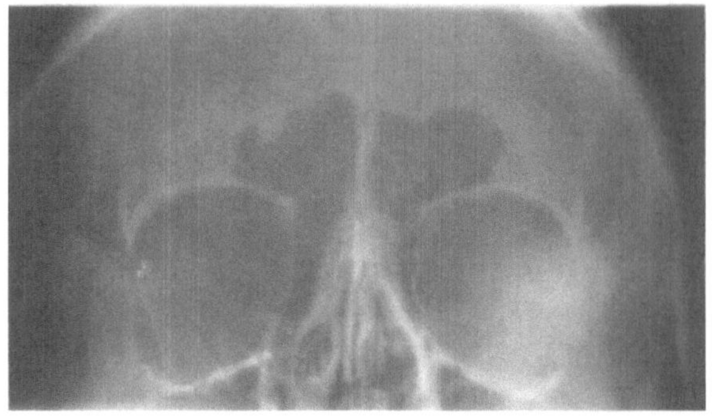

2.10 Keilbeinmeningiom mit stark hyperostotischer
   Reaktion (46 J., weiblich; s. 3.45, 4.15, 28.45)

Klinik: Protrusio bulbi links und Kopfschmerzen.
Befund: Unscharfe, knochendichte und fast homogene Verdichtung in Projektion auf die laterale Orbitahälfte.

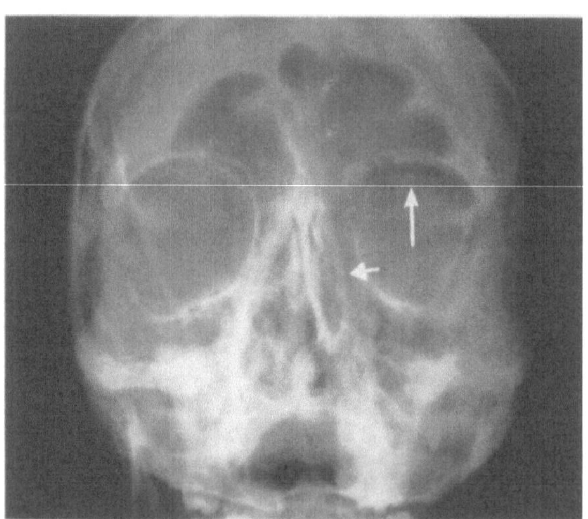

2.11 Luftemphysem des Oberlides bei Siebbein-
   und Nasenbeinfraktur (50 J., männlich)

Klinik: Mittelgesichtstrauma.
Befund: Streifenförmige Aufhellung unterhalb des
Orbitadaches (→) und Stufenbildung der lateralen
Nasenwand links (→).

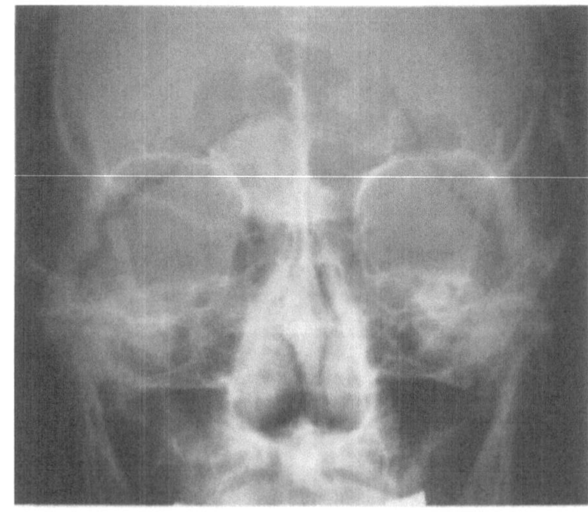

2.12 Lambdanahtsprengung
   (50 J., männlich; s. 9.33)

Klinik: Sturz auf Hinterkopf.
Befund: Breite Dehiszenz der rechten und linken
Lambdanaht, die links in eine Fraktur des Os pa-
rietale übergeht.

3 Nasennebenhöhlen okzipito-dental

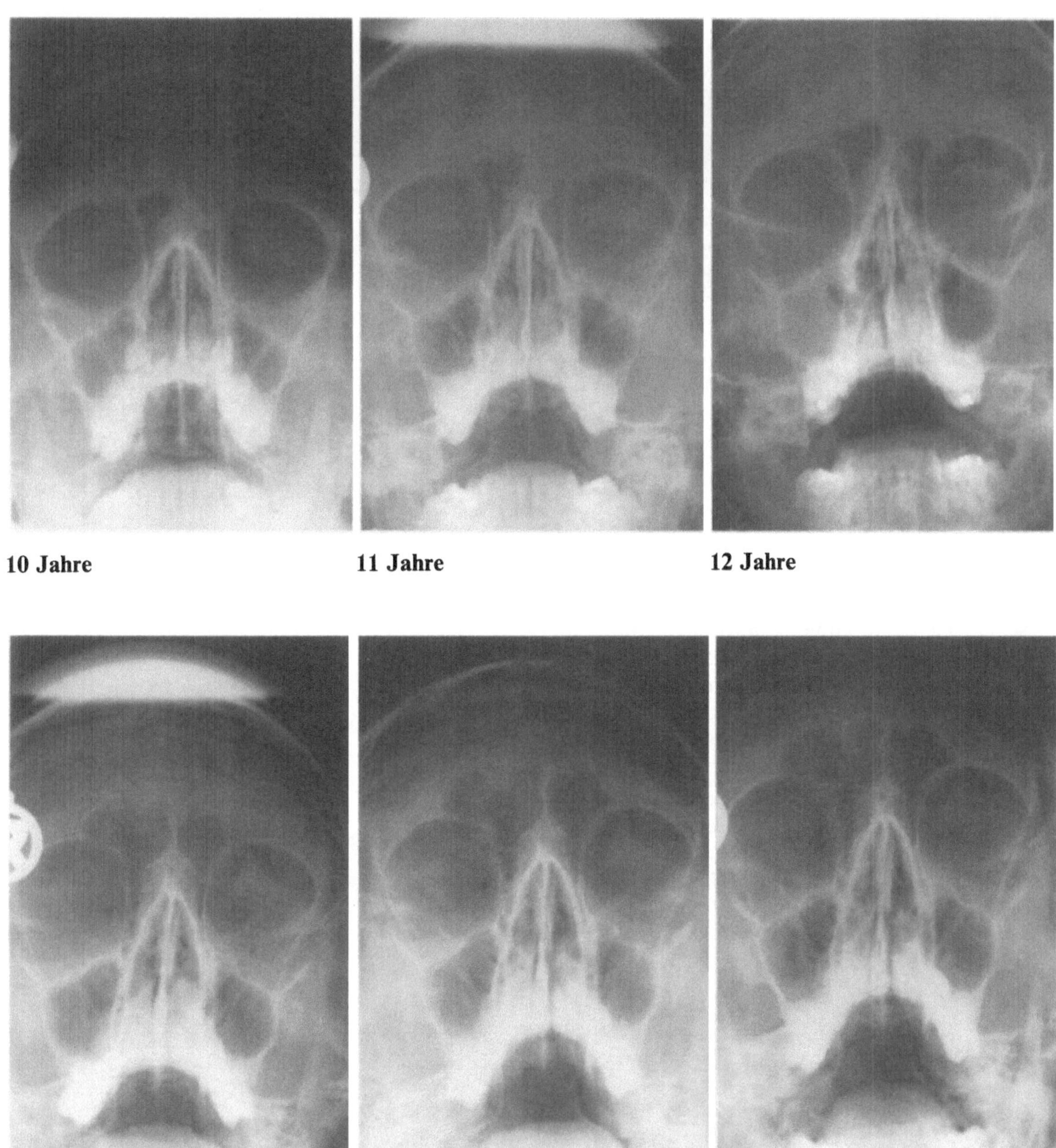

10 Jahre   11 Jahre   12 Jahre

13 Jahre   14 Jahre   15 Jahre

3.1 Dokumentation der Stirnhöhlenentwicklung zwischen dem 10. und 15. Lebensjahr

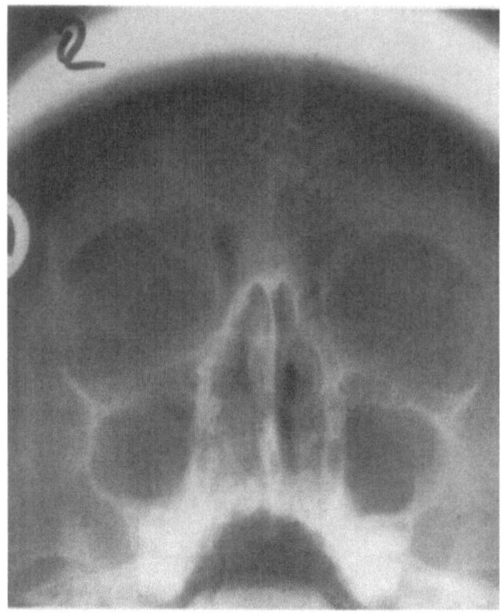

3.2 Emissarium frontale (11 J., männlich)

Klinik: Zustand nach Sinusitis, Kopfschmerzen.
Befund: Oberhalb der hypoplastischen Stirnhöhlen geschlängelt verlaufende, bandförmige Aufhellung mit Randsklerosierung. Die atypische Diploevene, die eine Verbindung zwischen dem Sinus sagittalis superior und der Kopfschwartenvene darstellt, darf nicht mit der oberen Stirnhöhlenbegrenzung verwechselt werden. In Projektion auf die linke Stirnhöhle die Sutura sagittalis.

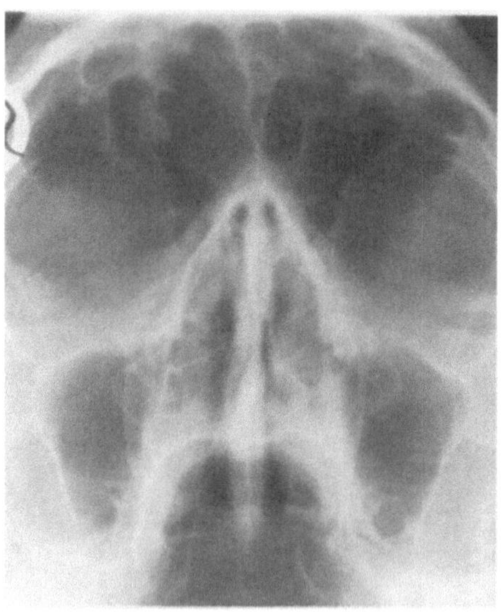

3.3 Ausgeprägte Stirnhöhlenpneumatisation
  (33 J., männlich)

Klinik: Fokussuche.
Befund: Ungewöhnlich große, gekammerte Stirnhöhlen.

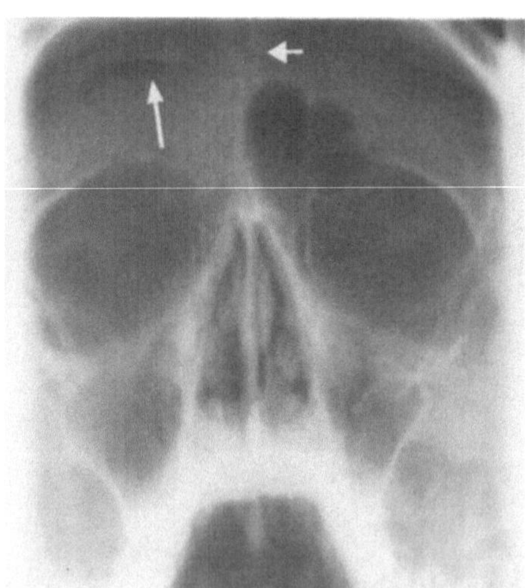

3.4 Stirnhöhlenaplasie rechts
  (24 J., männlich; s. 6.1)

Klinik: Stirnkopfschmerzen, Ausschluß einer Sinusitis frontalis.
Befund: Unauffällige Stirnhöhle links. Rechts findet sich im Stirnbein eine bogenförmige Kontur (→), die das Dach einer verschatteten Stirnhöhle vortäuscht. Als Nebenbefund eine Sutura frontalis persistens (→), die gehäuft bei Stirnhöhlenaplasie vorkommt.

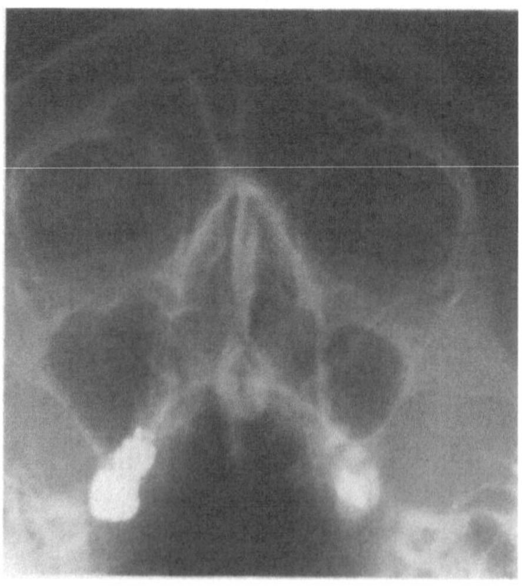

3.5 Hypoplasie linke Kieferhöhle (68 J., weiblich)

Klinik: Fokussuche.
Befund: Ausgedehnte Pneumatisation rechte Kieferhöhle, aber verminderte Pneumatisation des oberen Abschnittes und Recessus zygomaticus der linken Kieferhöhle.

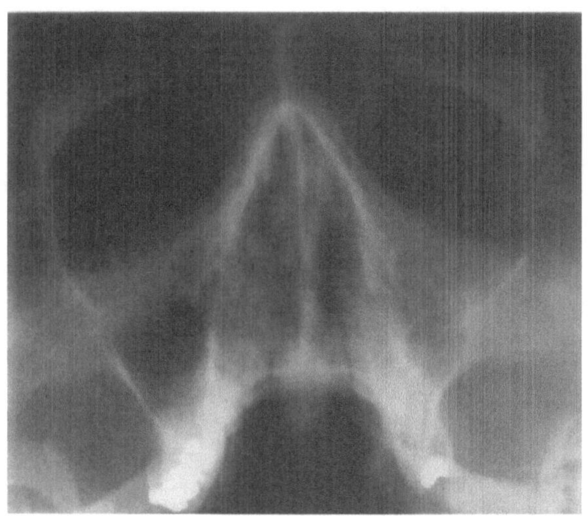
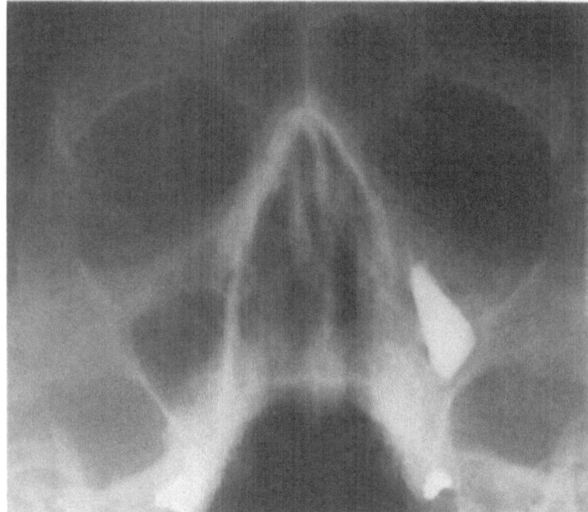

3.6　　　　　　　　　　3.7

3.6/3.7 Hypoplasie der linken Kieferhöhle (40 J., männlich)

Klinik: Kopfschmerzen, Verdacht auf Sinusitis maxillaris.
Befund: Kieferhöhlenasymmetrie zuungunsten der linken Seite mit verminderter Strahlentransparenz. Die geringe Tiefenausdehnung täuscht einen pathologischen Prozeß in der Kieferhöhle vor. Die Füllungsaufnahme zeigt ein kleines, aber freies Kieferhöhlenlumen links.

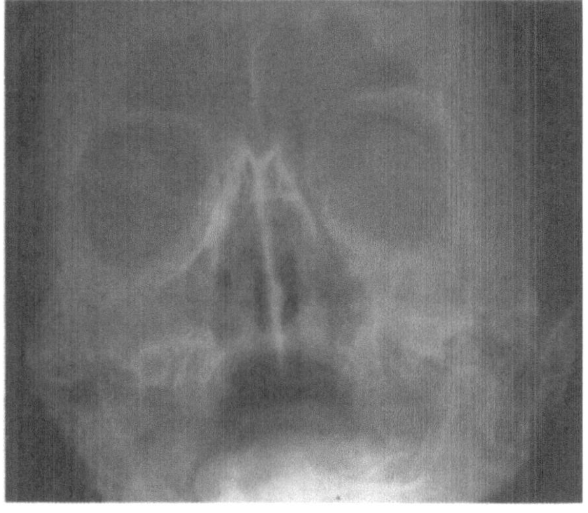
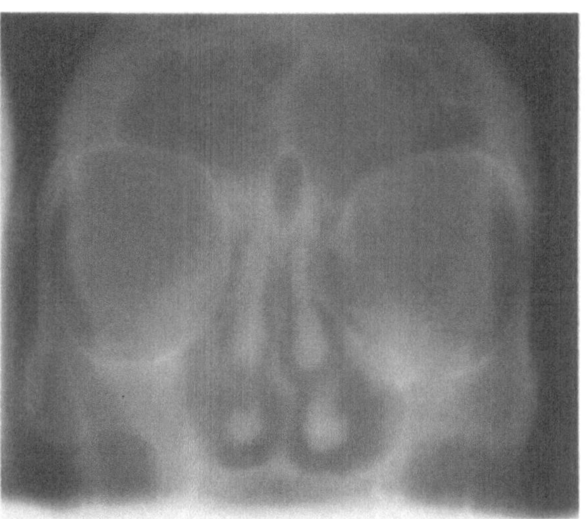

3.8　　　　　　　　　　3.9

3.8/3.9 Kieferhöhlenaplasie beiderseits (78 J., weiblich)

Klinik: Hämatom linkes Auge nach Sturz.
Befund: Fehlende Kieferhöhlenanlage mit kompensatorisch weiter Nasenhaupthöhle. Gleichzeitig ausgedehnte Pneumatisation der Stirnhöhlen und pneumatisierte Crista galli. Das Tomogramm läßt eine Orbitafraktur ausschließen und beweist die Aplasie der Kieferhöhlen.

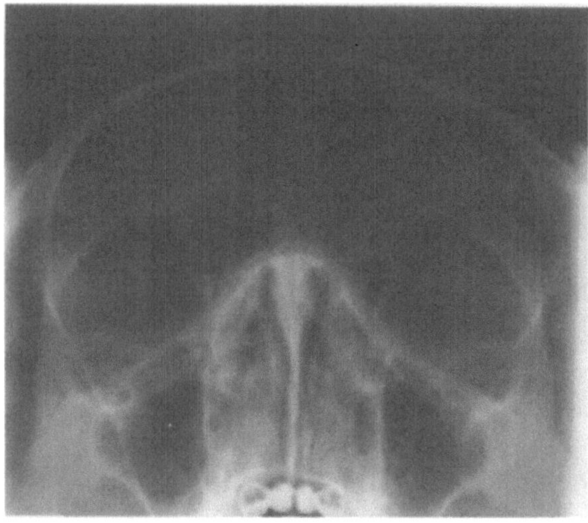

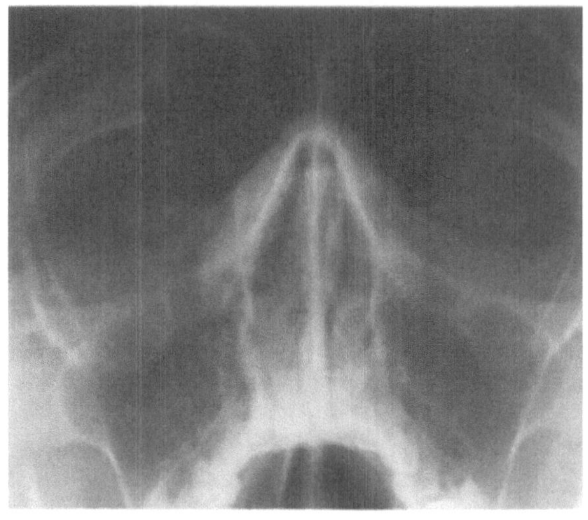

3.10 Konnataler Hyperteleorismus mit Breitnase (22 J., männlich)

Klinik: Vorstellung zur Rhinoplastik.
Befund: Großer Abstand zwischen den medialen Orbitarändern. Verbreiterung des äußeren Nasenskelettes sowie der Nasenhaupthöhlen.

3.11 Nasenflügelschatten (40 J., männlich)

Klinik: Fokussuche.
Befund: Beiderseitiger, symmetrisch ausgebildeter Weichteilschatten, in Projektion auf den maxilloethmoidalen Winkel. Die Überlagerung der Knochengrenzen spricht gegen eine Raumforderung innerhalb der Nasennebenhöhlen. Die glattrandigen Außenkonturen lassen auf einen äußeren paranasalen Prozeß schließen.

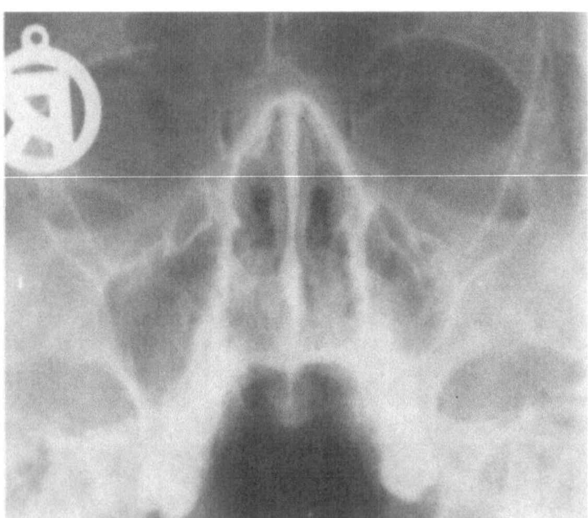

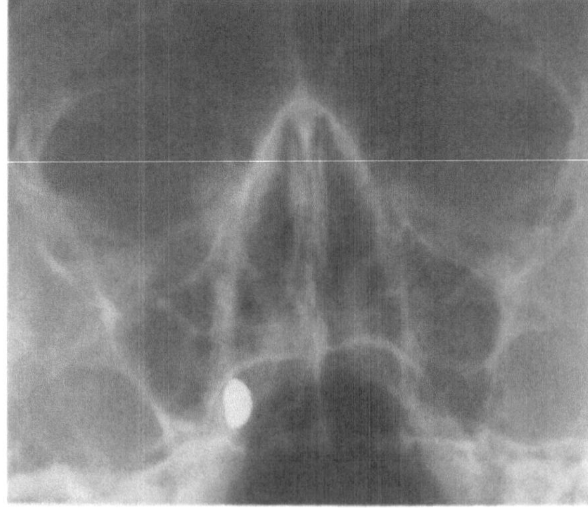

3.12 Weichteilschatten der Oberlippe (40 J., männlich)

Klinik: Fokussuche.
Befund: Weichteildichte Verschattung, sich bogenförmig auf Nasenhaupthöhle und beide Kieferhöhlen projizierend, nach kranial glatt begrenzt. Das Überschreiten der knöchernen Strukturen spricht gegen einen nasalen oder paranasalen Prozeß. Die scharfe Begrenzung deutet auf einen filmnahen Befund.

3.13 Entzündung des Tränensacks (37 J., weiblich)

Klinik: Umschriebene derbe Schwellung am rechten Unterlid; Tränenträufeln, Konjunktivitis.
Befund: Homogener, scharf konturierter, rundlicher Schatten, in Projektion auf den medialen Augenwinkel rechts. Kieferhöhlen, Nasenhaupthöhlen und Siebbeinzellen frei.

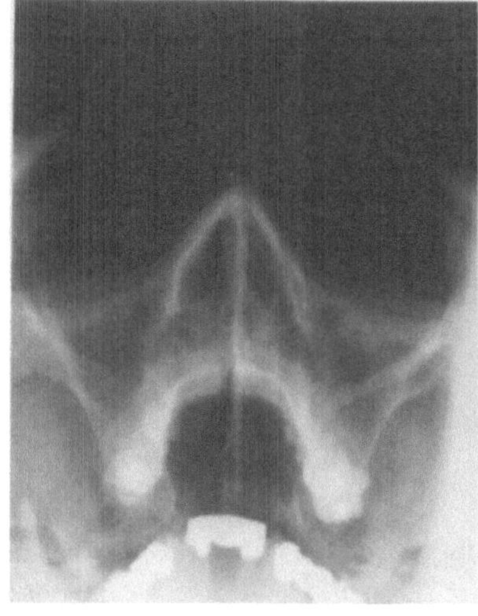

a) Überlagerung des laterokaudalen Kieferhöhlenabschnittes durch den großen Keilbeinflügel.

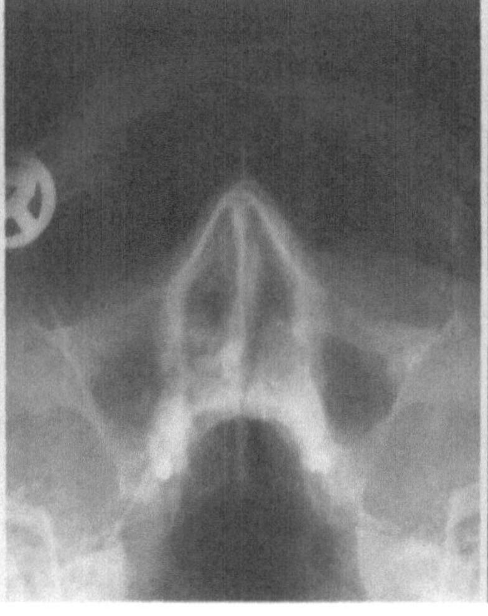

b) Schmale, zirkuläre, reale Schleimhautverbreiterung bei Sinusitis maxillaris.

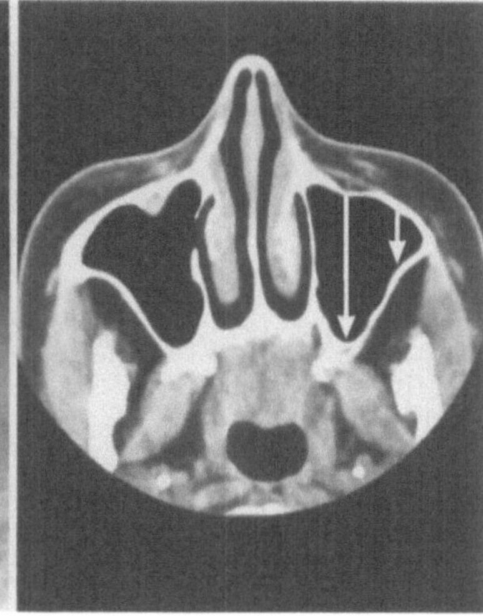

c) Das axiale Computertomogramm zeigt anschaulich den unterschiedlichen Tiefendurchmesser der Kieferhöhlen durch den s-förmigen und schrägen Verlauf der Hinterseitenwand (→).

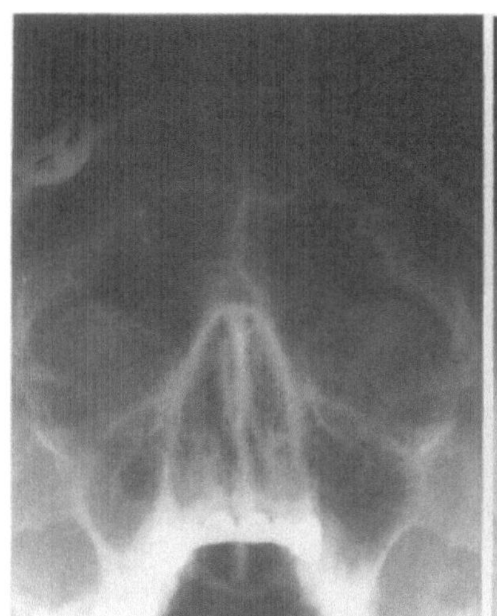

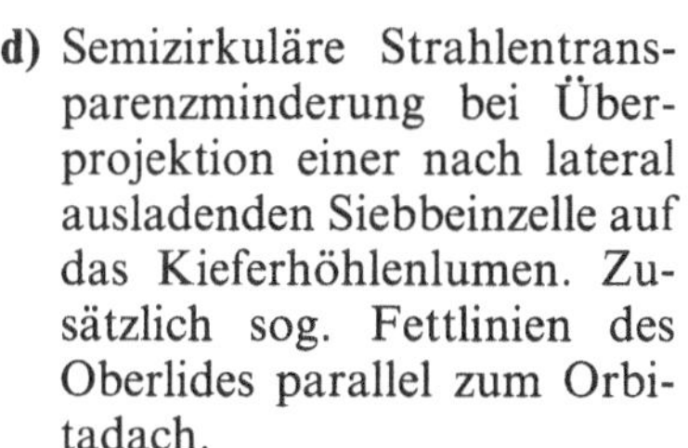

d) Semizirkuläre Strahlentransparenzminderung bei Überprojektion einer nach lateral ausladenden Siebbeinzelle auf das Kieferhöhlenlumen. Zusätzlich sog. Fettlinien des Oberlides parallel zum Orbitadach.

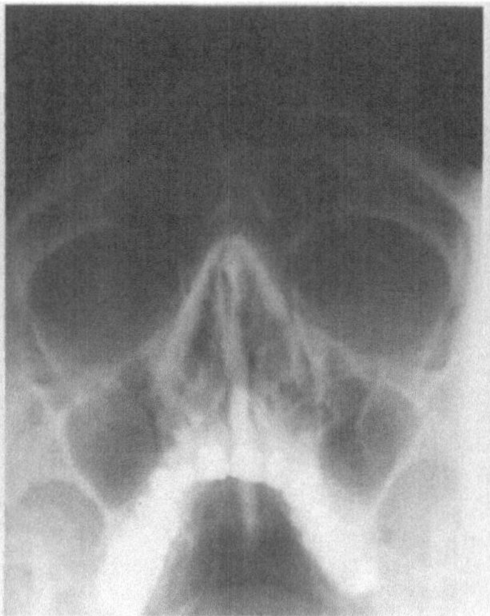

e) Strahlentransparenzminderung der seitlichen Kieferhöhlenabschnitte durch geringe Tiefe des Recessus zygomaticus (Trichterform der Kieferhöhle).

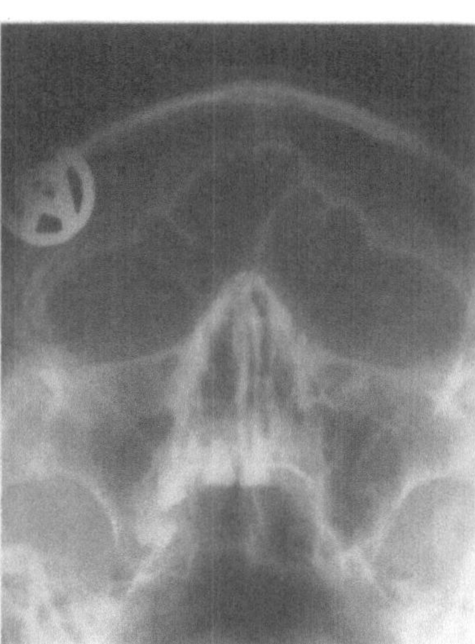

f) Pseudoverschattung am Kieferhöhlendach durch unterschiedlich große Tiefenausdehnung der oberen und unteren Abschnitte der Kieferhöhlen.

3.14 Pseudoverschattung der Kieferhöhle

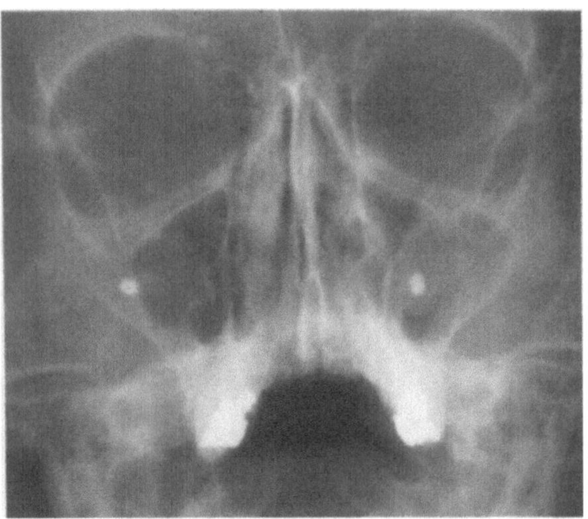

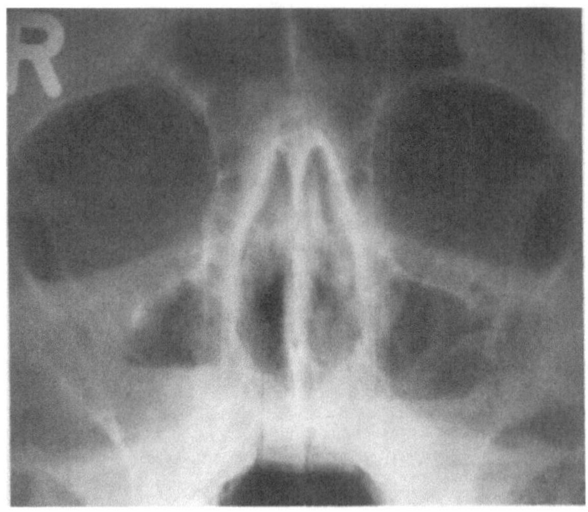

**3.15 Aspergillose beider Kieferhöhlen mit beidersei-
tiger Konkrementbildung**
(58 J., weiblich; s. 4.11)

Klinik: Zufallsbefund.
Befund: Wandständige Verschattung beider Kieferhöhlen, links zusätzlich zentrale Transparenz-
minderung. In beiden Kieferhöhlen finden sich
zwei 2–3 mm große, rundliche, stark schattendichte Konkremente durch Kalksalzablagerung
(Stammberger) in absterbenden Pilzhyphen, die an
Metallprojektile erinnern.

3.16 Pansinusitis purulenta (48 J., männlich)

Klinik: Rhinitis purulenta.
Befund: Spiegelbildung in beiden Stirn- und Kieferhöhlen, Verschattung der Siebbeinzellen.

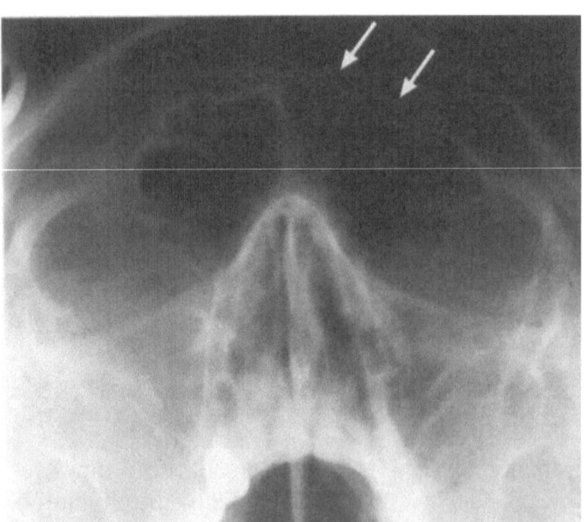

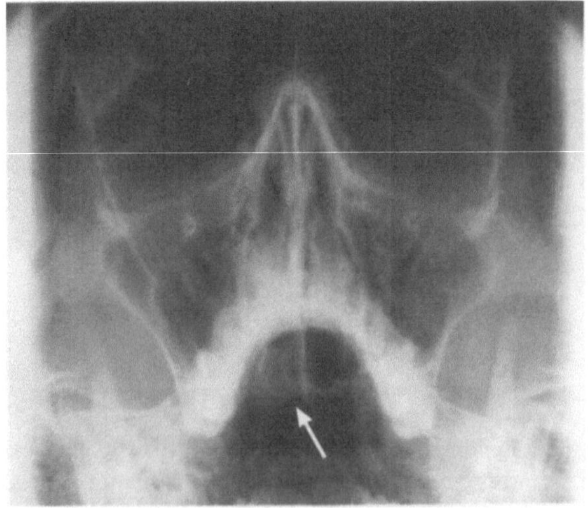

**3.17 Sinusitis frontalis links bei gekammerter
Stirnhöhle. Sinusitis maxillaris beiderseits**
(61 J., weiblich)

Klinik: Stirnkopfschmerzen, chronische Rhinitis.
Befund: Der mediale Recessus der linken Stirnhöhle (→) ist homogen in der Strahlentransparenz
gemindert, der Randsaum weitgehend ausgelöscht.
Beide Kieferhöhlen verschattet.

3.18 Isolierte purulente Sinusitis sphenoidalis rechts
(19 J., männlich; s. 28.18)

Klinik: Bohrender Kopfschmerz in Schädelmitte.
Befund: Weitgehend homogene Verschattung der
rechten Keilbeinhöhle (→) bei sonst unauffälligem
Nebenhöhlensystem.

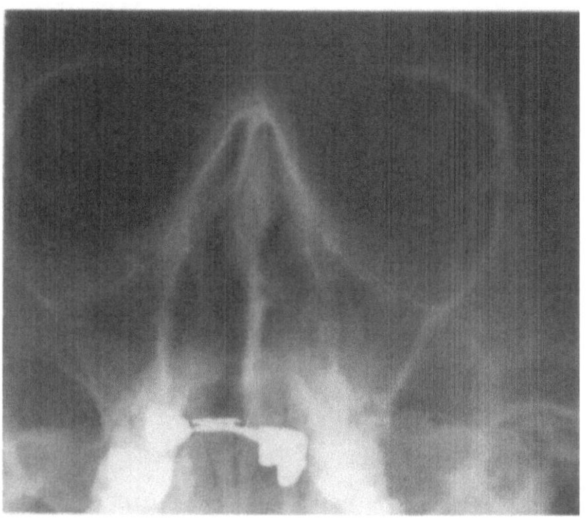

a

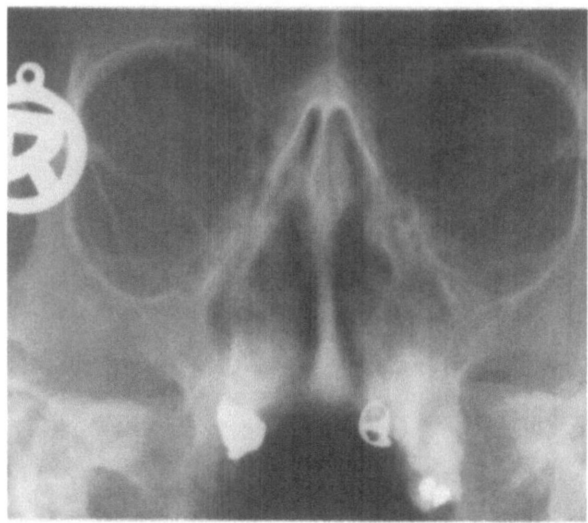

b

3.19 Narbige Kieferhöhlenobliteration zwanzig Jahre nach Caldwell-Luc (38 J., männlich)

Klinik: Chronische Sinusitis maxillaris beiderseits.
Befund: Verkleinerte, narbig geschrumpfte Kieferhöhlen mit Tiefstand des Orbitabodens und Verbreiterung sowie Spongiosierung der lateralen Kieferhöhlenwände bei Zustand nach Kieferhöhlenradikaloperation (**b**) wegen Sinusitis maxillaris (**a**).

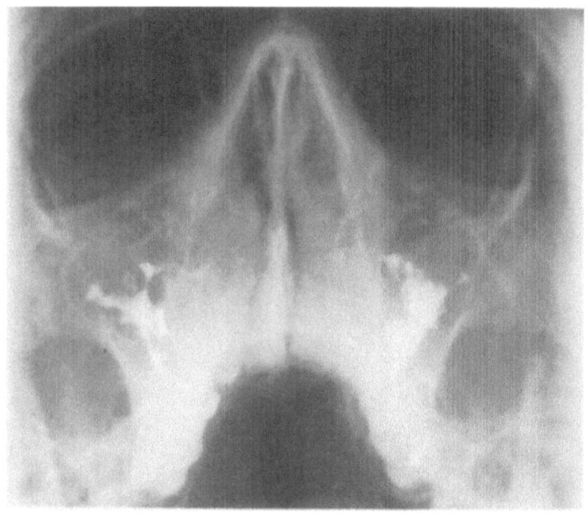

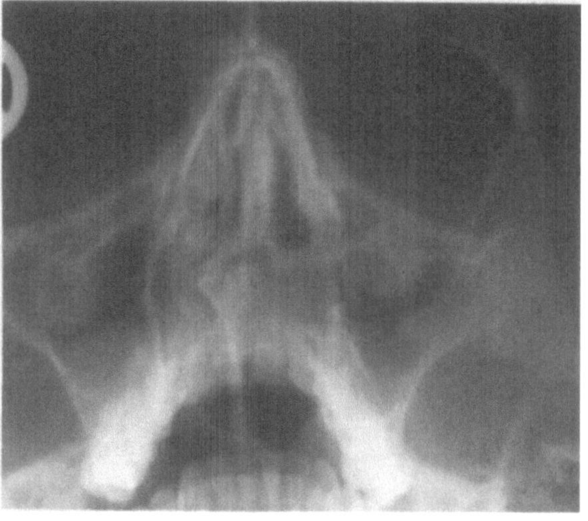

3.20 Chronisch polypöse Sinusitis maxillaris beiderseits (25 J., männlich)

Klinik: Dauerschnupfen, Wangenschmerzen.
Befund: Polypöse Schleimhauthyperplasie mit kleinen mit Kontrastmittel gefüllten Restlumina.

3.21 Sinusitis maxillaris polyposa chronica (44 J., männlich)

Klinik: Nasennebenhöhlendiagnostik bei Reinke-Oedem der Stimmbänder.
Befund: Mehrere kugelige Verschattungen an Dach, Boden und Seitenwand beider Kieferhöhlen.

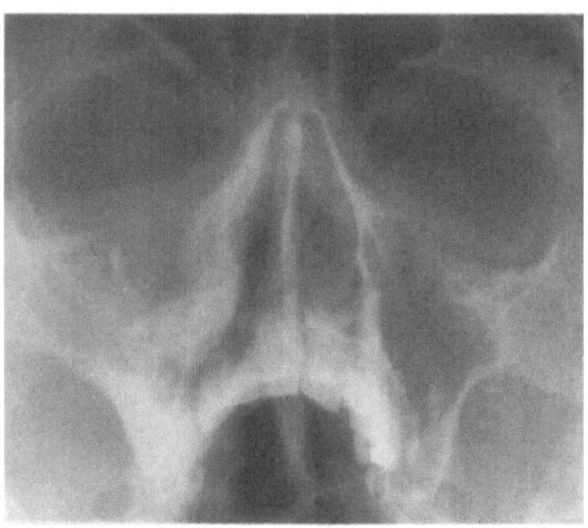

3.22 Mukozele rechte Kieferhöhle bei Zustand nach Radikaloperation (42 J., männlich)

Klinik: Zustand nach Kieferhöhlenoperation rechts vor 20 Jahren. Jetzt Schwellung und Sensibilitätsstörung rechte Wange.
Befund: Vollständige Verschattung rechte Kieferhöhle. Anhebung des Kieferhöhlendaches und Medianverlagerung der lateralen Nasenwand.

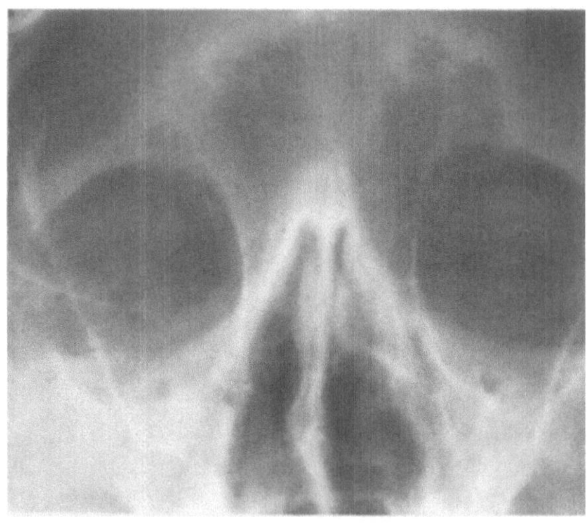

3.23 Chronische Stirnhöhlenentzündung mit Empyem und begleitender Osteomyelitis (67 J., männlich)

Klinik: Zustand nach Operation aller Nasennebenhöhlen.
Befund: Wolkige Verschattung beider Stirnhöhlen mit Auslöschung der Randkonturen und umgebendem unscharfen Sklerosesaum. Die Kieferhöhlen sind fast vollständig obliteriert.

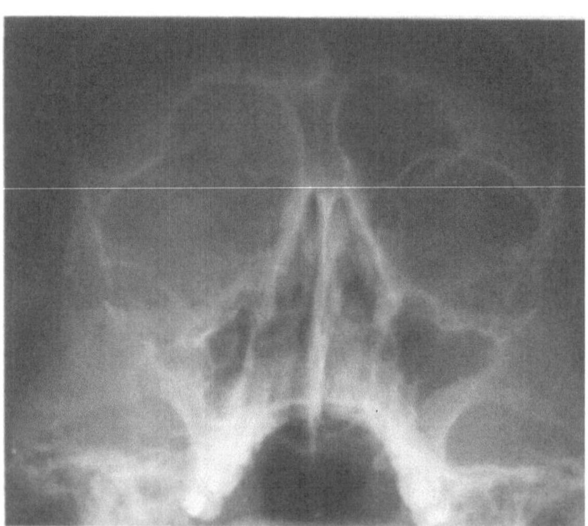

3.24 Pyozele der rechten Stirnhöhle (37 J., weiblich)

Klinik: Protrusio bulbi rechts und Stirnkopfschmerzen.
Befund: Verschattung der rechten Stirnhöhle mit Auslöschung des Stirnhöhlenbodens und Unschärfe des Stirnhöhlendaches.

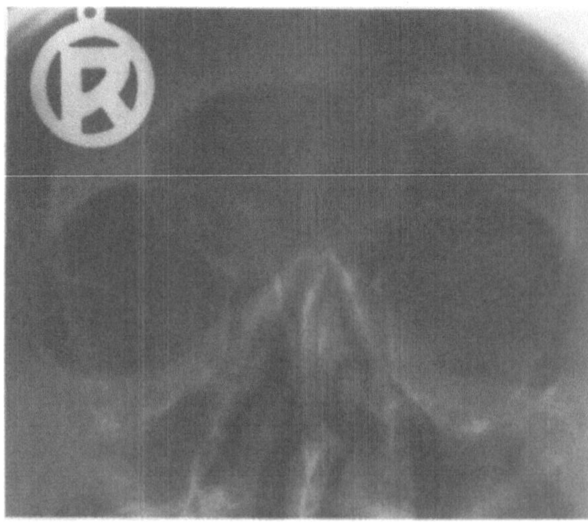

3.25 Mukozele rechte Stirnhöhle (76 J., männlich)

Klinik: Vor 12 Jahren Stirnhöhlenoperation rechts, seit 2 Jahren zunehmende, jetzt walnußgroße prallelastische Schwellung rechte Stirnseite.
Befund: Rundlicher Prozeß der rechten Stirnhöhle mit scharf begrenztem Sklerosierungsraum; konvexbogige Verlagerung aller Stirnhöhlenwände.

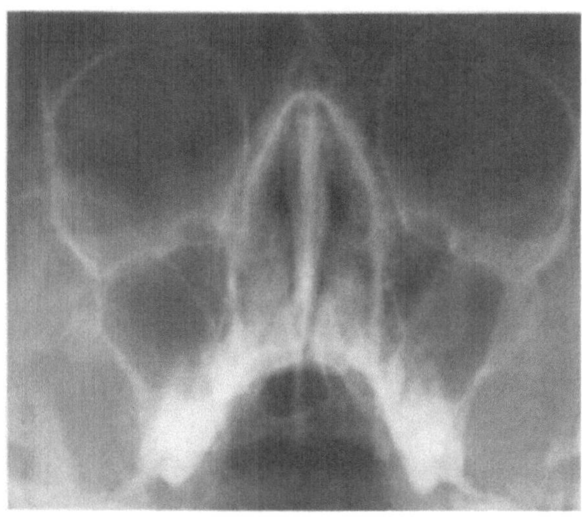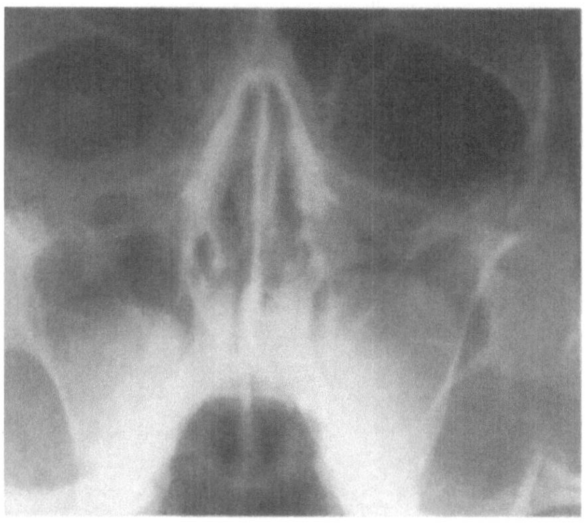

3.26 Gestielter, hängender Polyp der Kieferhöhle (13 J., männlich)

Klinik: Gehäufte Infekte der oberen Luftwege, Rachenmandelhyperplasie.
Befund: Vom Dach der linken Kieferhöhle ausgehende tropfenförmige ins Lumen ragende Weichteilverschattung.

3.27 Basale Retentionszysten in beiden Kieferhöhlen (24 J., männlich)

Klinik: Gehäufte Infekte der oberen Luftwege.
Befund: Kugelige weichteildichte Schwellung am Boden beider Kieferhöhlen.

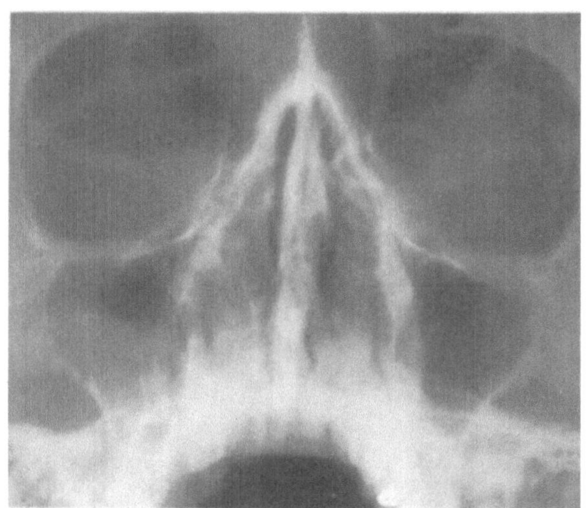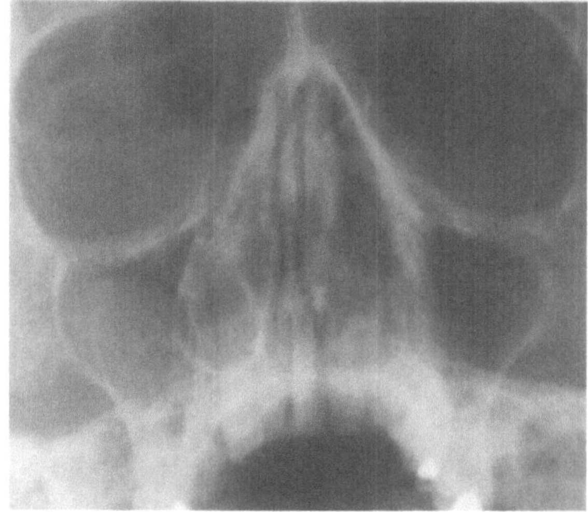

3.28
        3.29

3.28/3.29 Zyste rechte Kieferhöhle (39 J., männlich)

Klinik: Kopfschmerzen seit 2 Jahren, Schleimhauteiterung rechtes Mittelohr.
Befund: Bei sitzender Aufnahmeposition scheinbarer Flüssigkeitsspiegel in der rechten Kieferhöhle, bei liegender Aufnahmeposition aber rundlich-zystische Verschattung. Weiche Konsistenz der Zyste täuscht Flüssigkeitsspiegel vor.

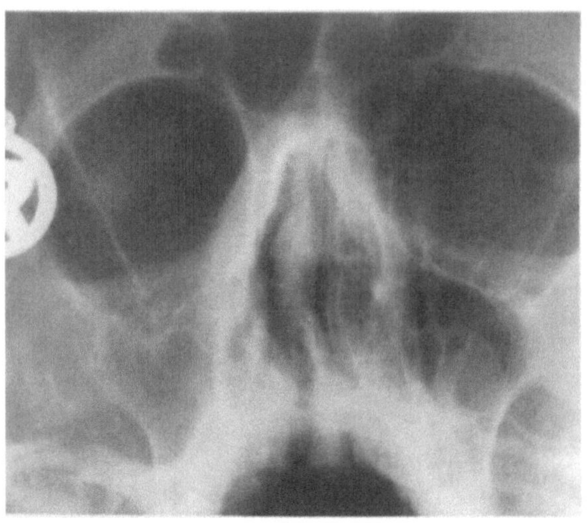

3.30 Retentionszysten beider Kieferhöhlen
(41 J., männlich)

Klinik: Dauerschnupfen bei Muschelhyperplasie, Otosklerose beiderseits.

Befund: Homogene, vollständige Verschattung rechte Kieferhöhle, rundliche Weichteilverschattung am Boden der linken Kieferhöhle. Endoskopisch gesicherte, große, von der Schleimhaut ausgehende Zyste, die das gesamte Lumen ausfüllt und zu einer kompletten Verschattung der rechten Kieferhöhle geführt hat.

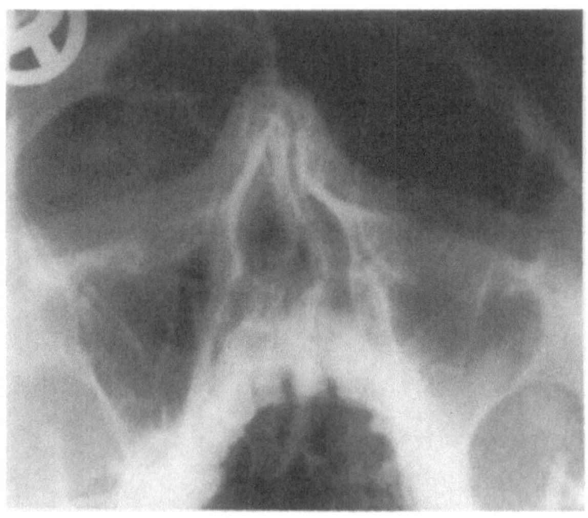

3.31 Zentrale Mittelgesichtsfraktur
(25 J., männlich)

Klinik: Sportunfall.
Befund: Stückbruch des frontalen Pfeilers der Maxilla links mit Fraktur von Orbitaboden und Nasenpyramide.

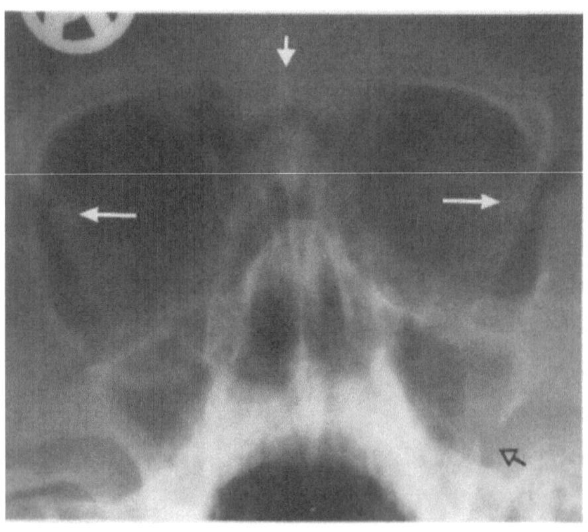

3.32 Zentrolaterale Mittelgesichtsfraktur
(Le Fort III) beiderseits (31 J., männlich)

Klinik: Zustand nach Verkehrsunfall, Sattelnase.
Befund: Sprengung der Sutura frontozygomatica (→) beiderseits. Breiter Frakturspalt am Nasenrücken (→) mit Trümmerfraktur von Nasenbein und vorderen Siebbeinzellen sowie Fraktur der lateralen Kieferhöhlenwand links (→).

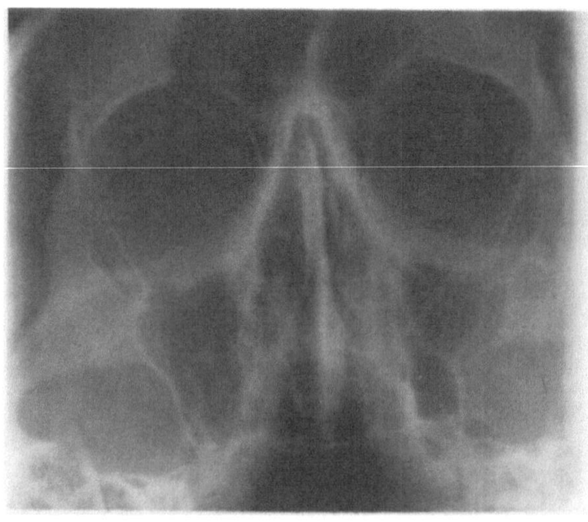

3.33 Fraktur der lateralen Kieferhöhlenwand
(56 J., männlich)

Klinik: Verletzung beim Fußballspiel.
Befund: Impression der Crista zygomaticoalveolaris links. Fehlende Blutung und fehlende Schleimhautschwellung sprechen für ein altes Trauma.

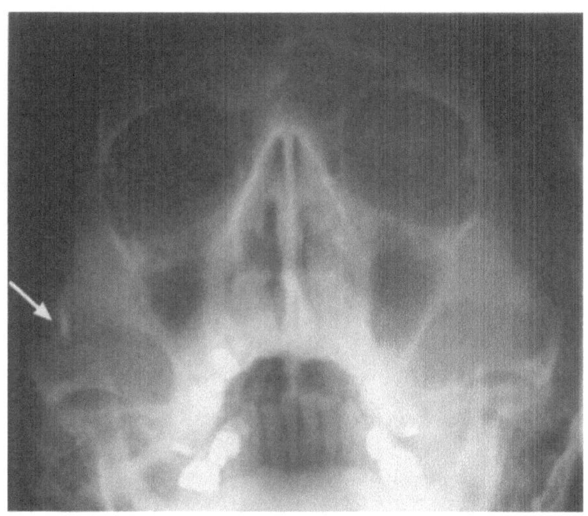

**3.34 Isolierte Jochbogenfraktur (Typ I der Joch-
beinfrakturen)** (35 J., männlich; s. 6.2)

Klinik: Laterales Gesichtstrauma.
Befund: Impression des rechten Jochbogens (→).
Zirkuläre Schleimhautschwellung der rechten Kie-
ferhöhle.

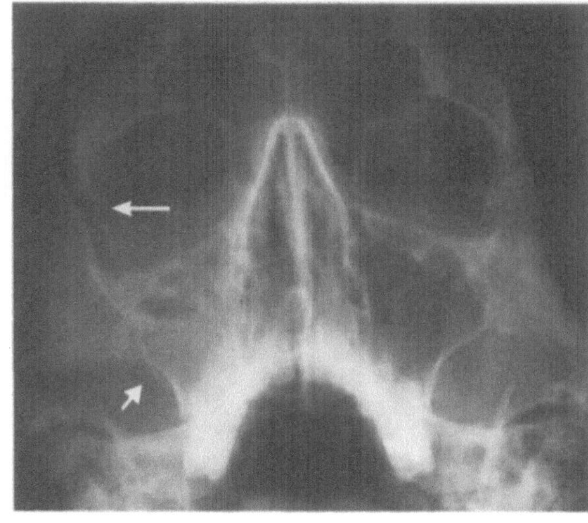

3.35 Jochbeinfraktur ohne Dislokation (Typ II)
(23 J., männlich)

Klinik: Schlag auf die rechte Gesichtshälfte.
Befund: Sprengung der Sutura frontozygomatica
(→) und Stückfraktur des Orbitabodens rechts.
Stufenbildung der lateralen Kieferhöhlenwand
(→). Verschattung der rechten Kieferhöhle. Keine
wesentliche Jochbeindislokation.

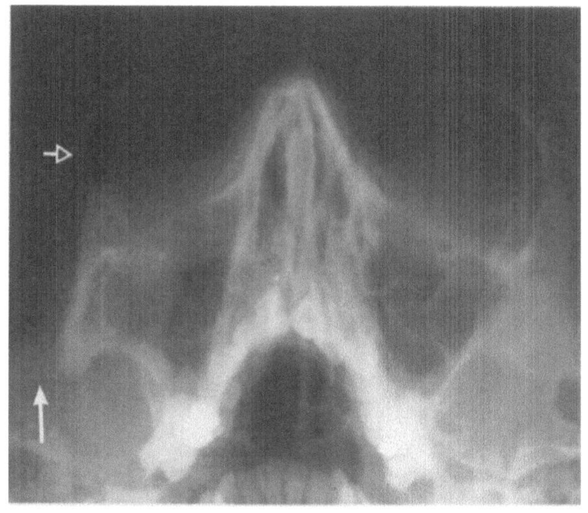

3.36 Jochbeinimpressionsfraktur (Typ IV)
(25 J., männlich)

Klinik: Jochbeintrauma.
Befund: Fraktur von Jochbogen (→), Orbitaboden, lateraler Kieferhöhlenwand und Sprengung
der Sutura frontozygomatica (⇢). Medialisierung
und Torquierung des rechten Jochbeins mit orbitaler und antraler Einstauchung.

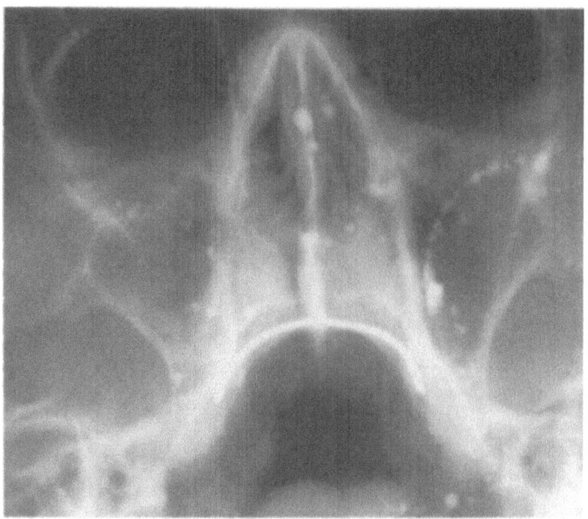

**3.37 Zustand nach Zisternografie mit öligem Kon-
trastmittel** (57 J., männlich)

Klinik: Rezidivierende Rhinitiden.
Befund: Tropfenförmiges kontrastreiches Fremdmaterial in unregelmäßiger Projektion auf den Gesichtsschädel. Oberkieferteilprothese.

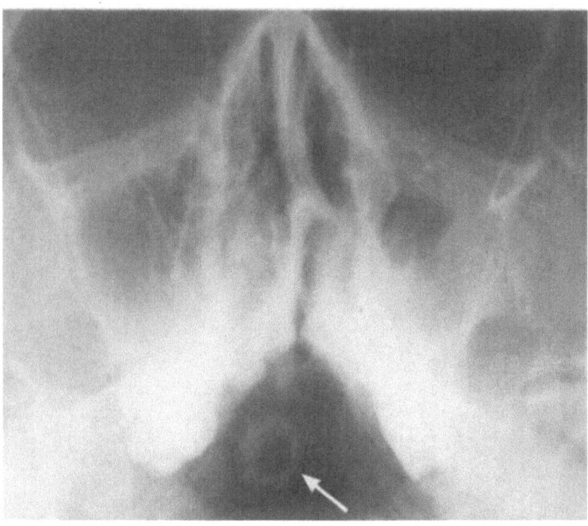

3.38 Persistierende Knochenlücke im Clivus (sog. pharyngeales Grübchen) (15 J., männlich)

Klinik: Diagnostik bei Sinusitis maxillaris.
Befund: Rundliche Aufhellung (→) mit sklerosiertem Randsaum in Projektion auf den Clivus.

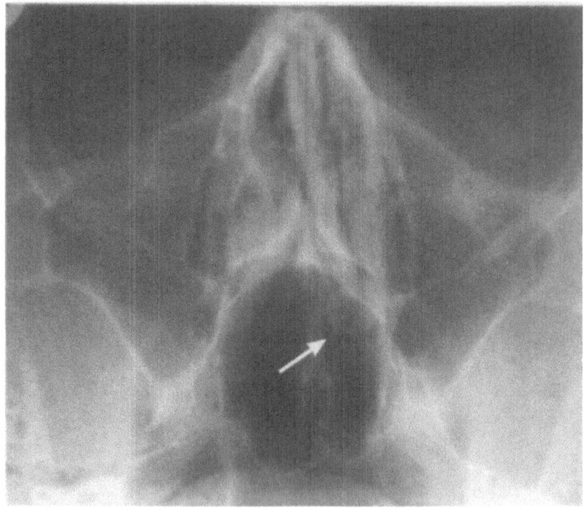

3.39 Nasenfremdkörper (Mirabellenkern) (50 J., männlich)

Klinik: Behinderte Nasenatmung links, Kopfschmerzen.
Befund: Geschichtete, rundliche, etwa 10 mm große Struktur in Projektion auf den hinteren Abschnitt der linken Nasenhaupthöhle (→). Ausgedehnte Pneumatisation aller Nasennebenhöhlen.

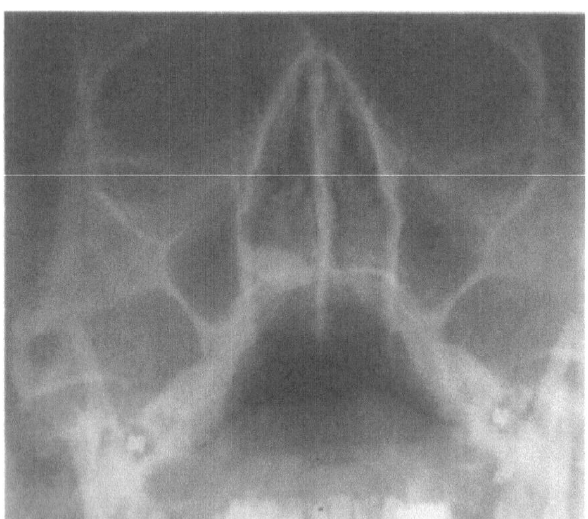

3.40 Dystopie des rechten oberen Eckzahnes. Paukenröhrchen beiderseits (74 J., weiblich)

Klinik: Gerberscher Wulst am Boden der rechten Nasenhöhle. Nasenrachenkarzinom mit Tubenmittelohrkatarrh. Zustand nach Paukenröhrcheneinlage beiderseits.
Befund: Retention des rechten oberen Eckzahnes. Sonst zahnloser Oberkiefer. In Projektion auf das Felsenbein beiderseits schattengebende Paukenröhrchen.

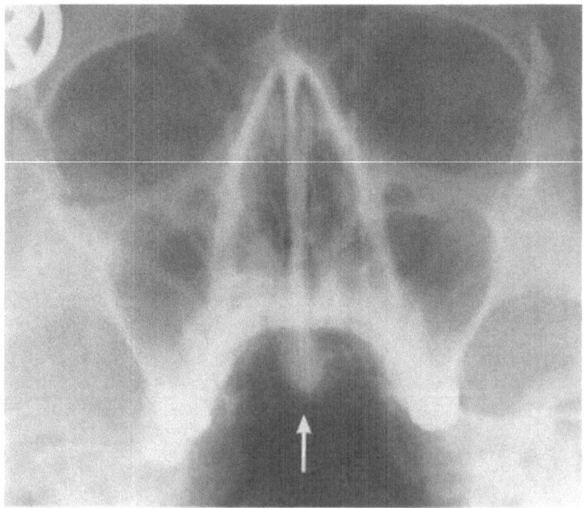

3.41 Torus palatinus (33 J., weiblich)

Klinik: Fokussuche.
Befund: Nasennebenhöhlen regelrecht. Als Nebenbefund in Projektion auf den harten Gaumen rundliche, knochendichte, glatt berandete Struktur (→) von 13 mm Durchmesser.

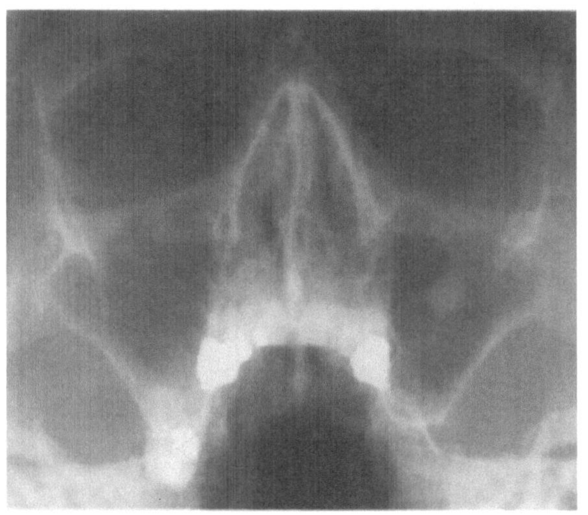

3.42 Fremdkörper (Sekuritsplitter)
(44 J., weiblich)

Klinik: Mittelgesichtsverletzung durch Autounfall.
Befund: Kantige, mäßig schattendichte Struktur in
Projektion auf die linke Kieferhöhle.

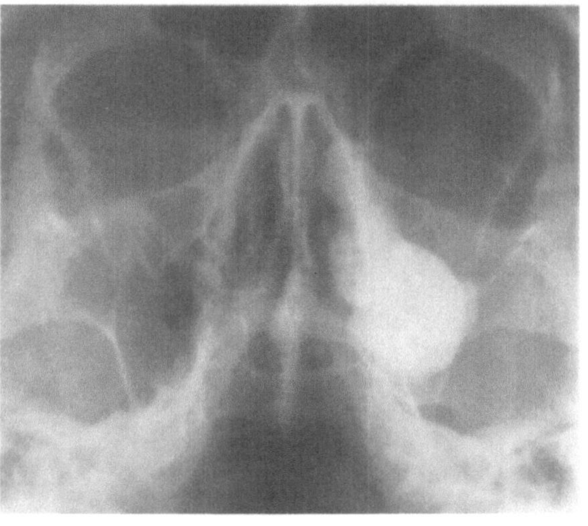

**3.43 Osteom der Kieferhöhle mit Beteiligung von
Siebbeinzellen und Nasenhaupthöhle**
(66 J., weiblich; s. 4.8, 5.4, 28.25, 28.26)

Klinik: Druckgefühl linke Wange.
Befund: Knochendichter, knolliger Prozeß, der
fast die gesamte linke Kieferhöhle und teilweise
die Siebbeinzellen sowie den oberen Teil der linken
Nasenhaupthöhle ausfüllt.

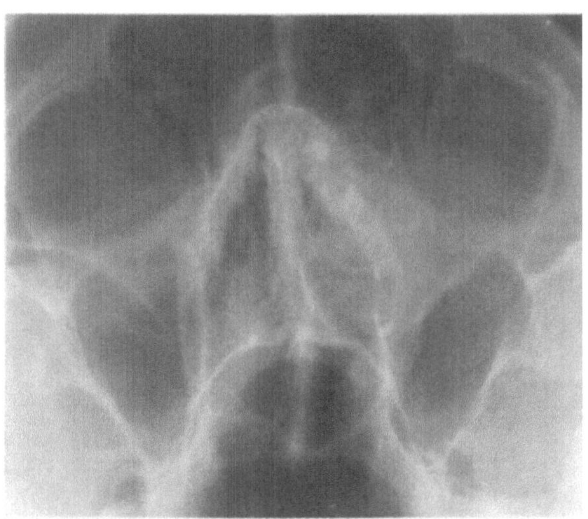

3.44 Ektopisches nasales Meningiom
(65 J., weiblich; s. 4.16)

Klinik: Behinderte Nasenatmung und Protrusio
bulbi links mit Doppelbildern.
Befund: Unregelmäßige, teils weichteildichte, teils
knochendichte Verschattung in Projektion auf
Siebbeinzellen, Orbita und Nasenhöhle.

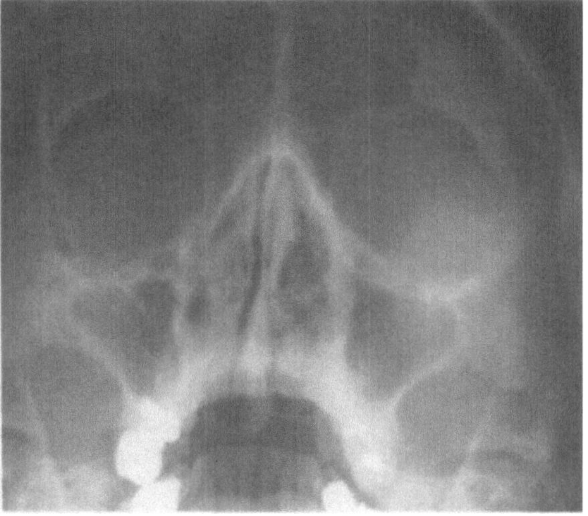

**3.45 Keilbeinmeningiom mit stark hyperostotischer
Reaktion** (46 J., weiblich; s. 2.10, 4.15, 28.45)

Klinik: Zunehmende Protrusio bulbi links und
Kopfschmerzen.
Befund: Unscharf begrenzte knochendichte Struktur in Projektion auf den äußeren unteren Anteil
der Orbita und des Recessus zygomaticus der Kieferhöhle.

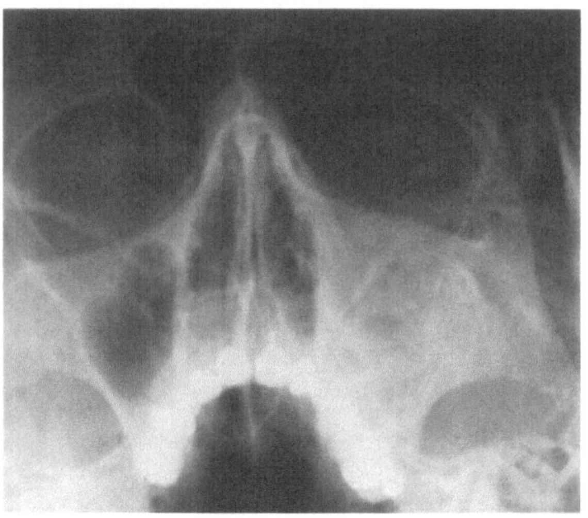

3.46 Fibröse Dysplasie von Oberkiefer und Jochbein
(36 J., weiblich)

Klinik: Kopfschmerzen und rezidivierende Wangenschwellungen links.
Befund: Inhomogene Verschattung linke Kieferhöhle mit Volumenzunahme des Oberkiefers.

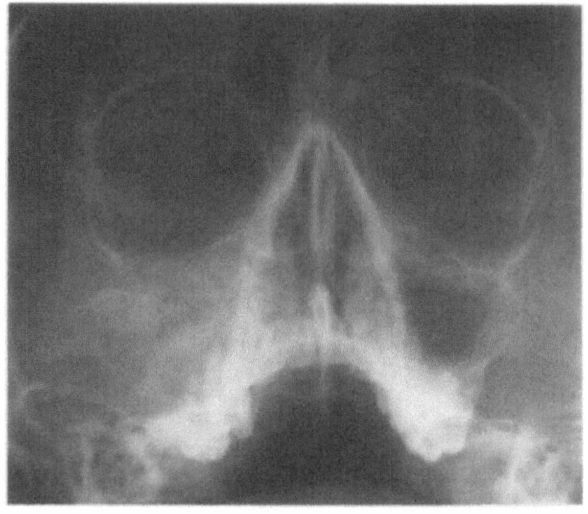

3.47 Ossifizierendes Fibrom der Kieferhöhle mit ausgeprägter reaktiver Knochenneubildung
(11 J., männlich; s. 28.50)

Klinik: Protrusio bulbi rechts mit Dislokation des Bulbus nach oben und zunehmende derbe Wangenschwellung.
Befund: Vollständige inhomogene Verschattung der rechten Kieferhöhle mit Anhebung des Orbitabodens und Auftreibung der Kieferhöhle nach außen. Reaktive Schleimhautschwellung der linken Kieferhöhle.

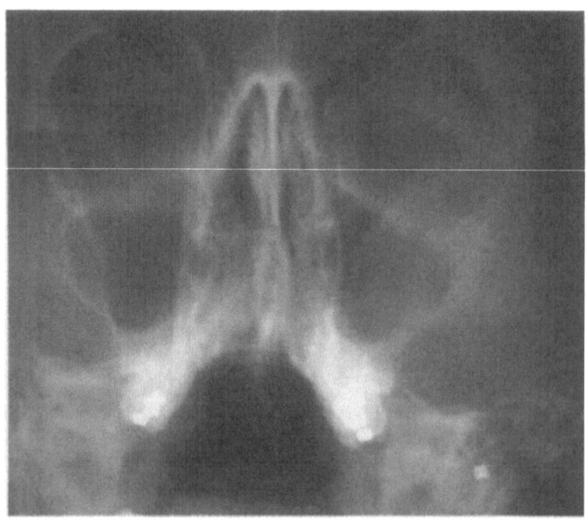

3.48 Fibröse Dysplasie des Keilbeins
(15 J., männlich; s. 28.46)

Klinik: Rezidivierender Tubenkatarrh links bei Zustand nach mehrmaliger Adenotomie.
Befund: Homogene Verschattung in Projektion auf das Jochbein, den äußeren unteren Orbitaquadranten und die Kieferhöhle links. Paukenröhrchen im linken Trommelfell.

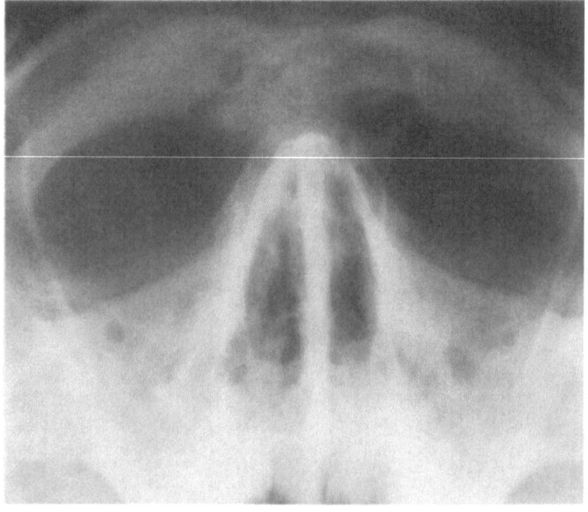

3.49 Hyperostosis frontalis externa
(36 J., männlich; s. 4.7)

Klinik: Pansinusitis bei Zustand nach Kieferhöhlen- und Stirnhöhlenoperation vor 4 Jahren.
Befund: Vollständige Verschattung beider Kieferhöhlen bei Zustand nach Radikaloperation. – Beiderseits hypoplastische Stirnhöhlen. Verstärkte Sklerosierung des Supraorbitalwulstes beiderseits mit glatter Berandung nach kranial.

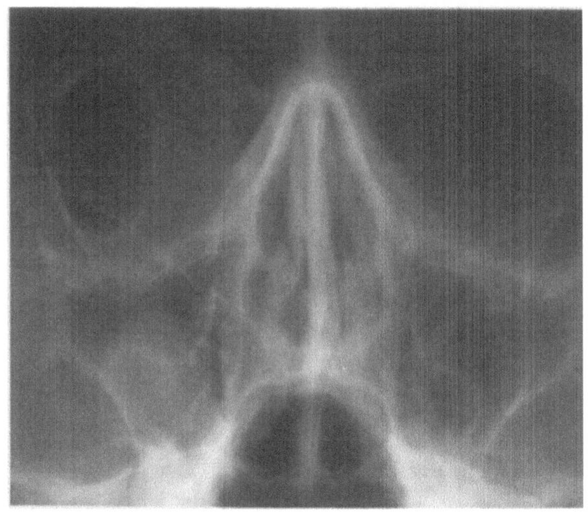

3.50 Epidermoid der Orbita (32 J., männlich)

Klinik: Exophthalmus des rechten Auges.

Befund: 2,2 × 3,6 cm messende ovaläre Aufhellung mit Sklerosierungssaum in der temporalen Orbitahälfte. Als Nebenbefund kugelige Weichteilverschattung am Boden der rechten Kieferhöhle durch Retentionszyste.

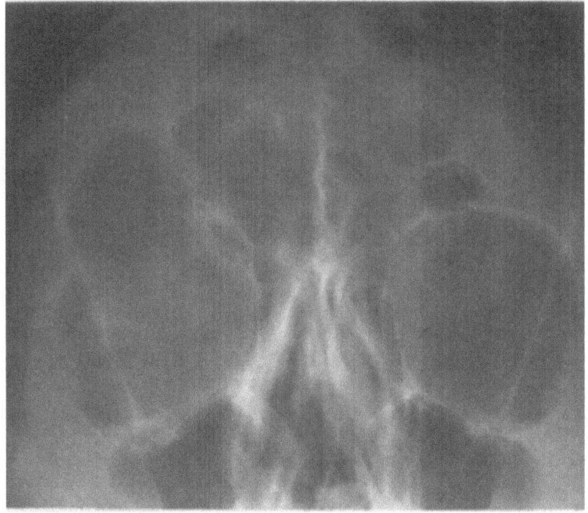

3.51 Knochenzyste (sog. brauner Tumor)
(32 J., männlich)

Klinik: Seit 2 Jahren Doppelbilder, Verdrängung des rechten Auges nach unten.

Befund: 2,5 × 2,8 cm großer, scharf begrenzter Defekt am Orbitadach, lateral der rechten Stirnhöhle. Nasennebenhöhlen unauffällig.

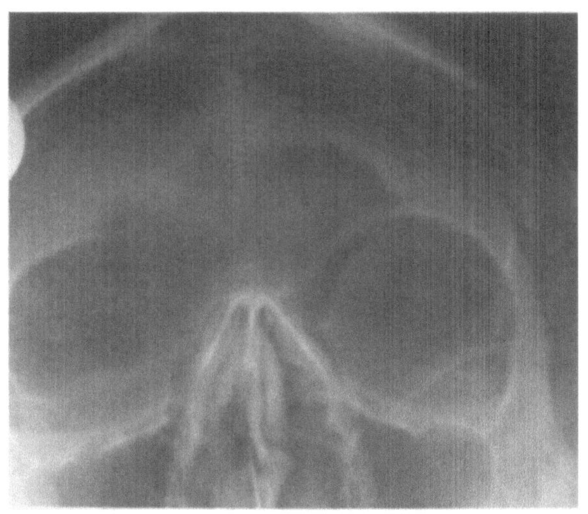

3.52 Entdifferenziertes Stirnhöhlenkarzinom
(80 J., weiblich)

Klinik: Schmerzhafte diffuse Schwellung über der Stirn rechts, Ober- und Unterlidödem, Doppelbilder beim Blick nach oben.

Befund: Auslöschung der Begrenzung von oberer und seitlicher Stirnhöhlenwand, Stirnhöhlenboden und Lamina papyracea. Inhomogene weichteildichte Verschattung beider Stirnhöhlen.

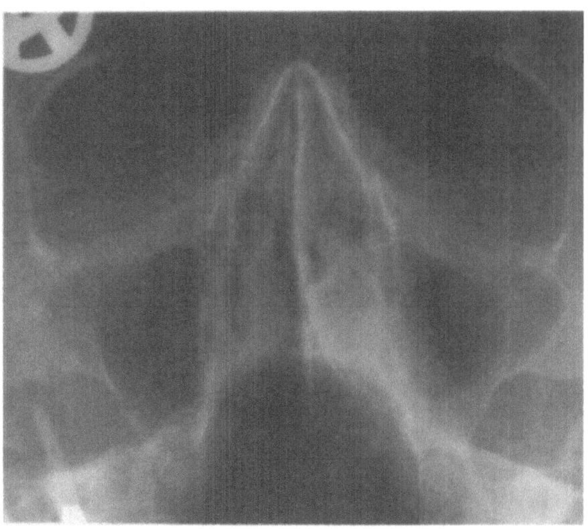

3.53 Lymphoepitheliales Karzinom von unterer Nasenmuschel und Kieferhöhle
(82 J., männlich; s. 26.11)

Klinik: Behinderte Nasenatmung links.

Befund: Verschattung des unteren Nasenabschnittes, der medialen Kieferhöhlenwand und des Kieferhöhlenbodens links. Streifenförmige kalkdichte Verschattung in Projektion auf die Stirnhöhlenmitte (Falxverkalkung).

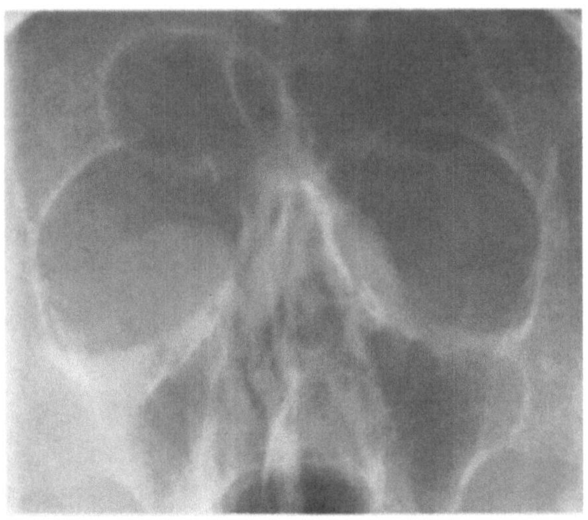

3.54 Pseudolymphom des Unterlides bei Zustand nach Kieferhöhlenoperation rechts (71 J., männlich; s. 28.6)

Klinik: Zunehmende Schwellung rechtes Unterlid.
Befund: Weichteildichte Verschattung in Projektion auf die untere Hälfte der Orbita. Kieferhöhlenlumen rechts kleiner als links mit Absenkung des Orbitabodens. Scheinbare Verschattung der lateralen Kieferhöhlenwand vorgetäuscht durch verstärkte Sklerosierung und Lumeneinengung nach Kieferhöhlenoperation. Als Nebenbefund Weichteilschatten im Bereich des Nasenrückens links bei Schiefnase.

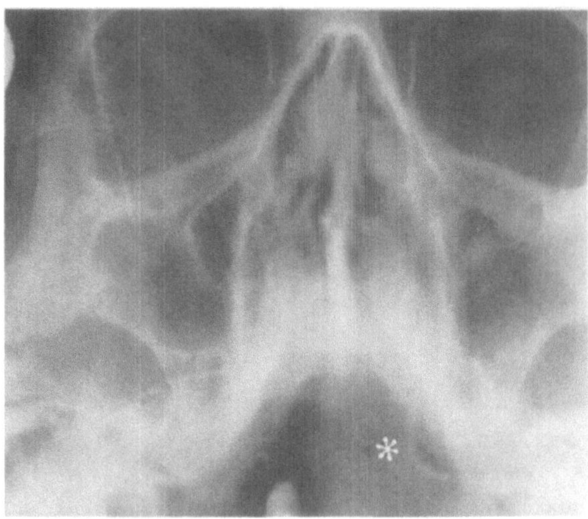

3.55 Extranodales malignes Lymphom im Nasopharynx (62 J., männlich; s. 5.6)

Klinik: Vollständige Verlegung des Nasenrachens und Vorwölbung des Gaumensegels links mit Tubenventilationsstörung beiderseits.
Befund: Durch den geöffneten Mund erkennbare weichteildichte Verschattung, die sich auf den Clivus (∗) projiziert.

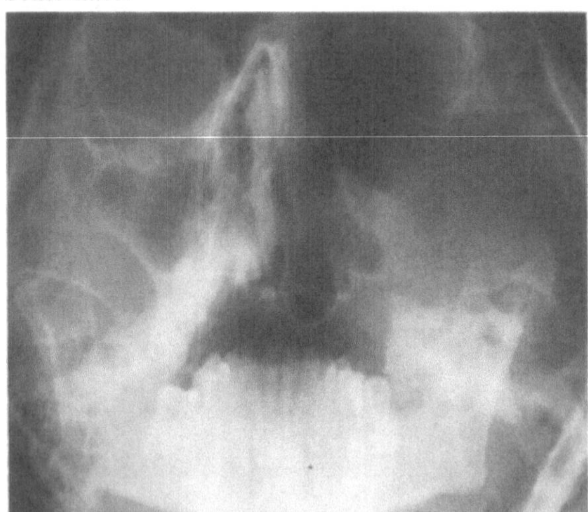

3.56 Zustand nach Oberkieferresektion und Exenteratio orbitae (68 J., weiblich)

Klinik: Tumornachsorge bei operiertem Kieferhöhlenkarzinom.
Befund: Erhöhte Strahlentransparenz der linken Gesichtshälfte. Es fehlen Orbitainhalt, Orbitaboden, Jochbein, Kieferhöhlenwände, harter Gaumen und Zähne, Nasenmuscheln und laterale Nasenwand. Kein Anhalt für Rezidiv.

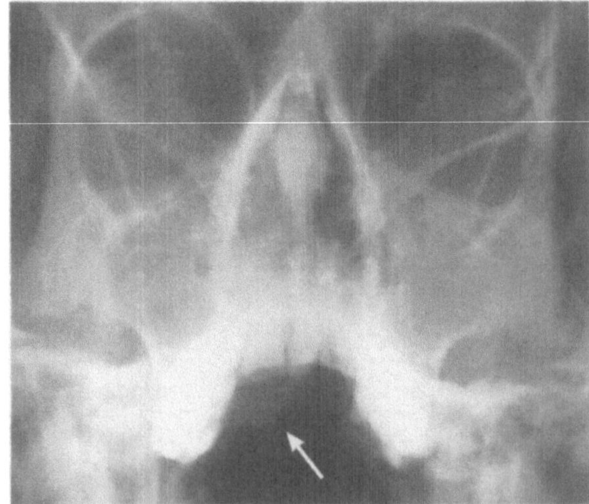

3.57 Ossifizierendes Fibrom der rechten Nasenhaupthöhle bis in den Epipharynx reichend (20 J., weiblich)

Klinik: Kopfschmerzen, Nasenventilationsbehinderung, Dauerschnupfen.
Befund: Vollständige Verschattung beider Kieferhöhlen und der rechten Nasenhaupthöhle. Zusätzliche konvexbogig begrenzte Verdichtung in Projektion auf den harten Gaumen rechts (→).

4 Nasennebenhöhlen lateral

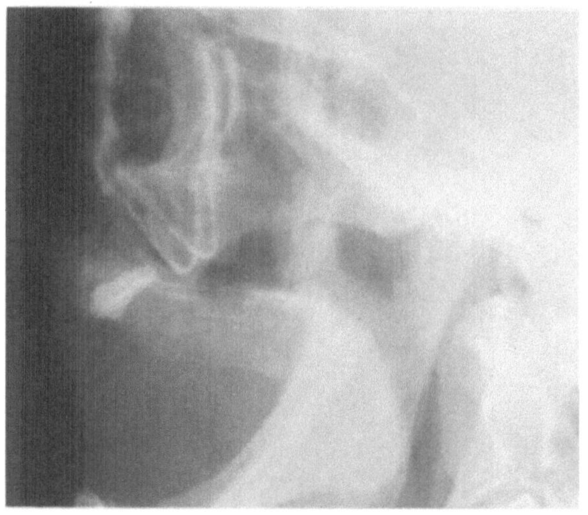

4.1 Dystoper, den Nasenboden anhebender Eckzahn (68 J., männlich)

Klinik: Gerberscher Wulst am Boden der rechten Nasenhaupthöhle.
Befund: Retinierter oberer Eckzahn im Alveolarfortsatz des Oberkiefers. Sonst zahnloses Gebiß.

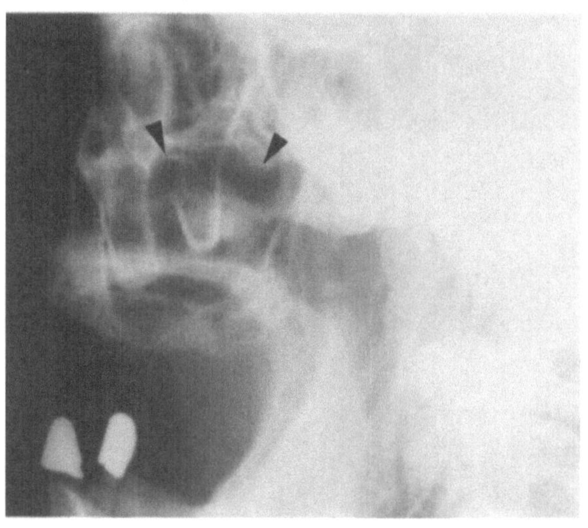

4.2 Basale Kieferhöhlen-Retentionszyste (70 J., männlich)

Klinik: Fokussuche.
Befund: Konvexbogige, scharf begrenzte Verschattung in der unteren Hälfte einer Kieferhöhle (▶).

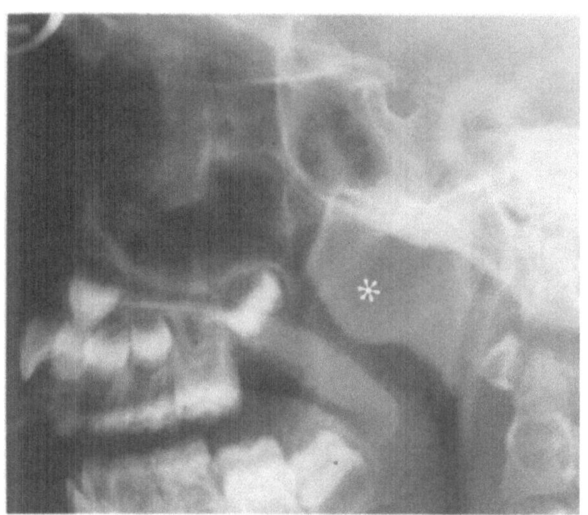

4.3 Rachenmandelhyperplasie (Adenoide) (6 J., männlich)

Klinik: Behinderte Nasenatmung, Dauerschnupfen, Schnarchen, Tubenkatarrh.
Befund: Weichteildichte, scharf begrenzte vom Rachendach ausgehende Verlegung (*) des Nasopharynx.

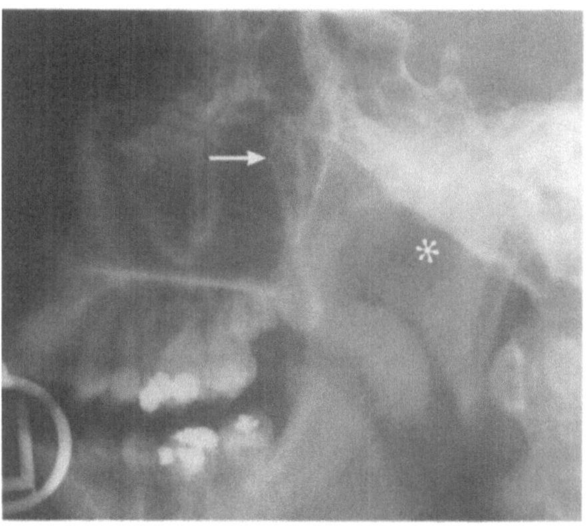

4.4 Juveniles Nasenrachenfibrom (16 J., männlich)

Klinik: Epistaxis bei behinderter Nasenatmung.
Befund: Weichteildichte Verbreiterung am Rachendach (*) übergehend auf die Pterygoidfortsätze. Einseitige Verbreiterung der Fossa pterygopalatina mit konvexbogiger Verlagerung der Kieferhöhlenhinterwand nach vorne („anterior bowing") (→).

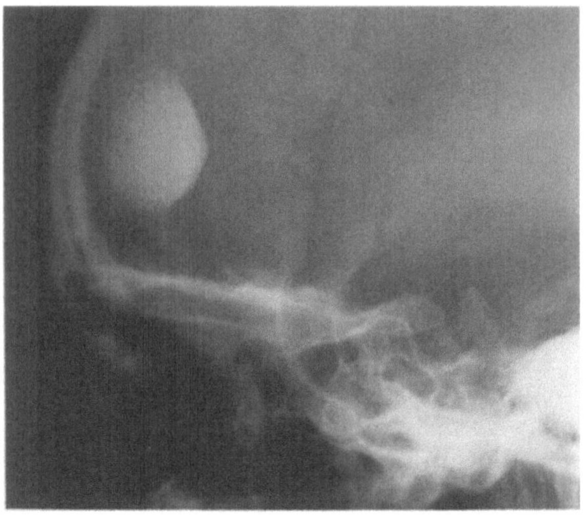

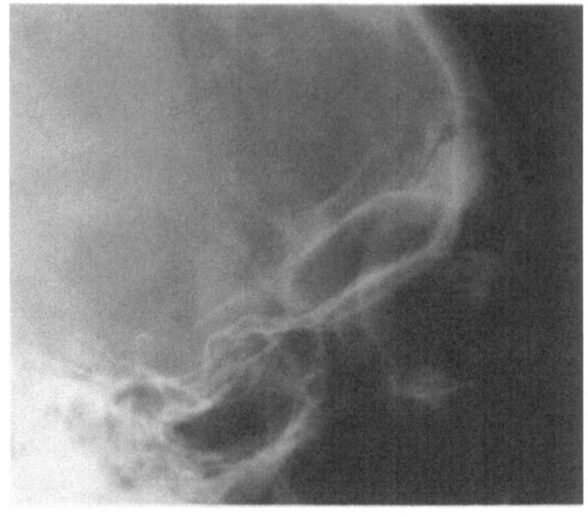

4.5 Osteom des Stirnbeins (31 J., weiblich; s. 1.4)

Klinik: Kopfschmerzen.
Befund: 2,0 × 2,5 cm großer knochendichter homogener, glatt berandeter Prozeß des Stirnbeins.

4.6 Osteom der Stirnhöhle (33 J., weiblich)

Klinik: Kopfschmerzen.
Befund: Von der Stirnhöhlenhinterwand ausgehender knochendichter gelappter Prozeß.

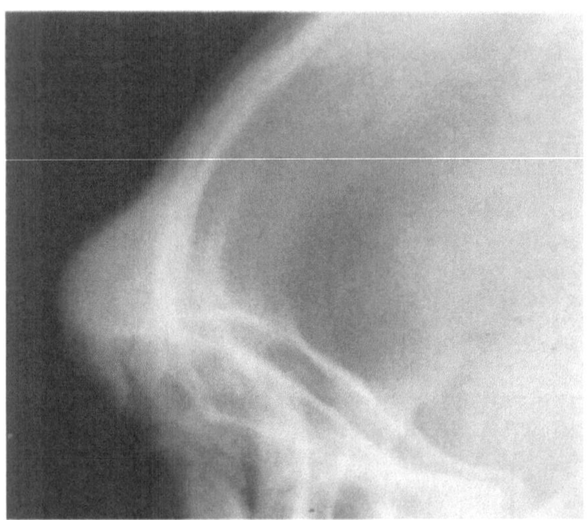

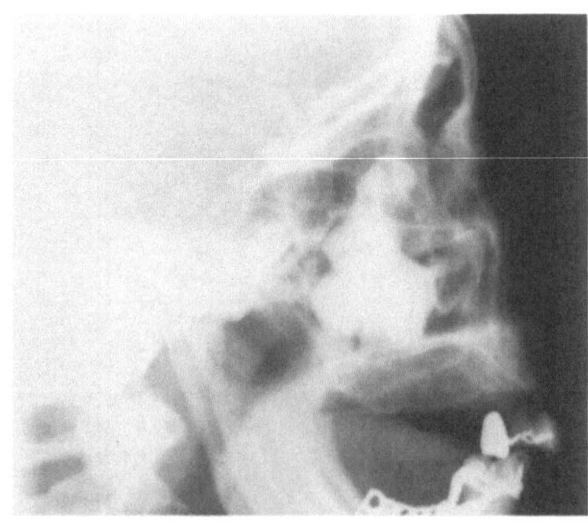

4.7 Hyperostosis frontalis externa
(36 J., männlich; s. 3.49)

Klinik: Zustand nach Kieferhöhlen- und Stirnhöhlenoperation vor einem Jahr. Kopfschmerzen.
Befund: Vorwölbung des Supraorbitalwulstes, der durchgehend verknöchert ist.

4.8 Ausgedehntes Kieferhöhlen-Osteom mit Beteiligung der Siebbeinzellen
(66 J., weiblich; s. 3.43, 5.4, 28.25, 28.26)

Klinik: Druckgefühl linke Wange.
Befund: Knochendichter, knolliger Prozeß, der das Lumen einer Kieferhöhle fast vollständig ausfüllt und in die vorderen Siebbeinzellen reicht. Basis der vorderen Schädelgrube nicht miteinbezogen.

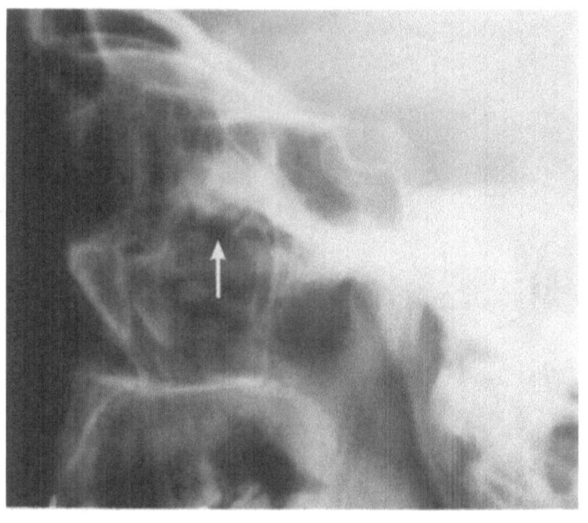

4.9 Osteom des Jochbeins (72 J., männlich; s. 2.8)

Klinik: Fokussuche.
Befund: Kleiner, rundlicher, knochendichter Prozeß oberhalb der Kieferhöhle (→).

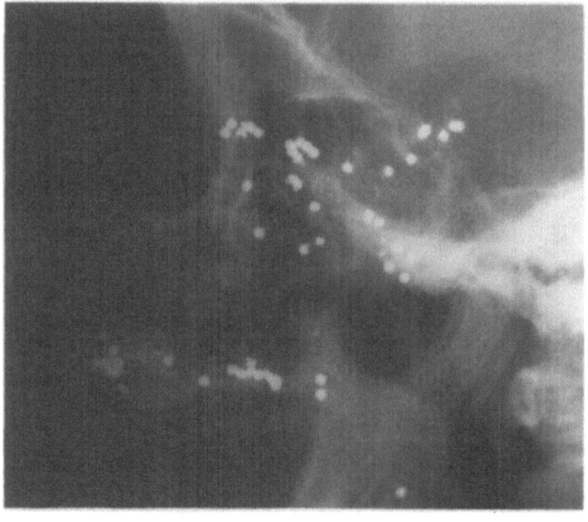

4.10 Schrotschußverletzung des Mittelgesichts
(60 J., männlich)

Klinik: Jagdunfall.
Befund: Zahlreiche, rundliche metalldichte Fremdkörper in Projektion auf den mittleren Abschnitt des Gesichtsschädels.

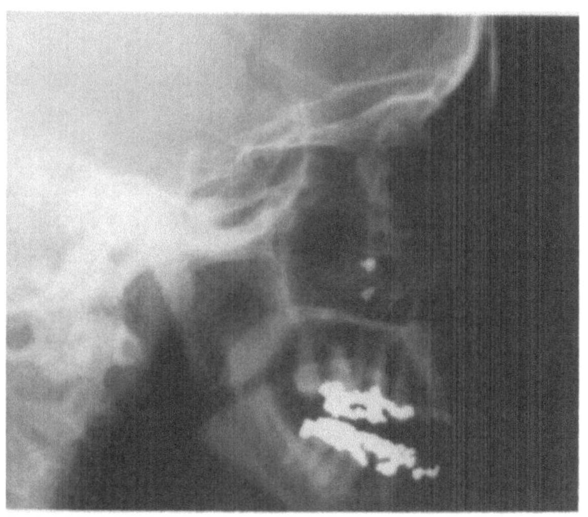

4.11 Aspergillose mit Konkrementbildung
(58 J., weiblich; s. 3.15)

Klinik: Zufallsbefund.
Befund: Zwei 2–3 mm große sehr dichte Konkremente projizieren sich auf die Mitte der Kieferhöhlen.

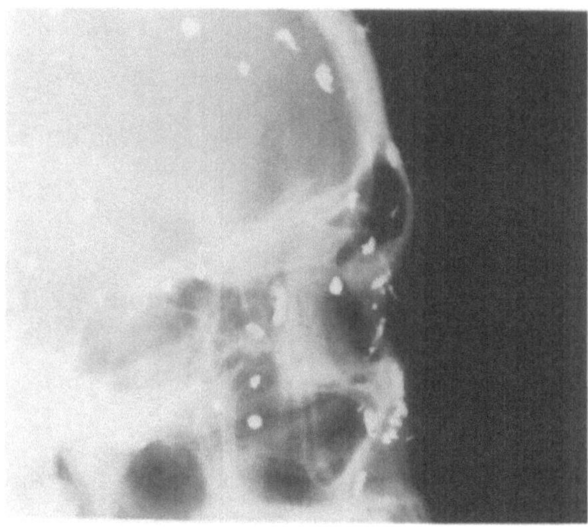

4.12 Schrotkugelverletzung des Gesichtsschädels
(22 J., männlich)

Klinik: Schußverletzung.
Befund: Zahlreiche, zum Teil geplatzte Schrotkugeln in Projektion auf Mittelgesicht, Orbita und Stirnregion.

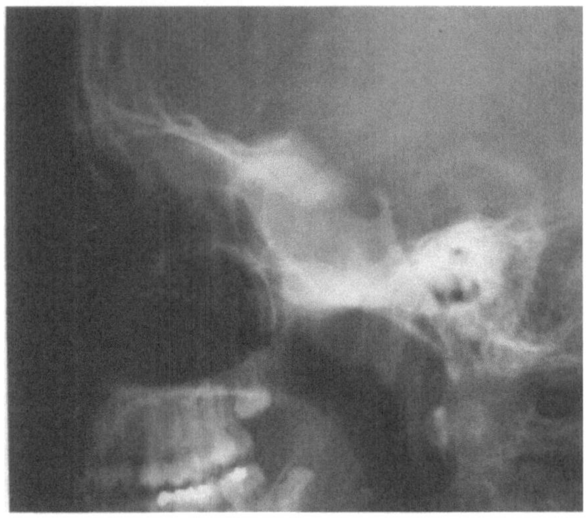

4.13 Fibröse Dysplasie von Keilbeinhöhle und Keilbeinkörper
(18 J., weiblich; s. 2.9, 5.1, 28.47)

Klinik: Erblindung des linken Auges mit Opticusatrophie.
Befund: Knochendichte, aufgetriebene Keilbeinhöhle und Verbreiterung der Klinoidfortsätze. Übrige Nasennebenhöhlen und Epipharynx unauffällig.

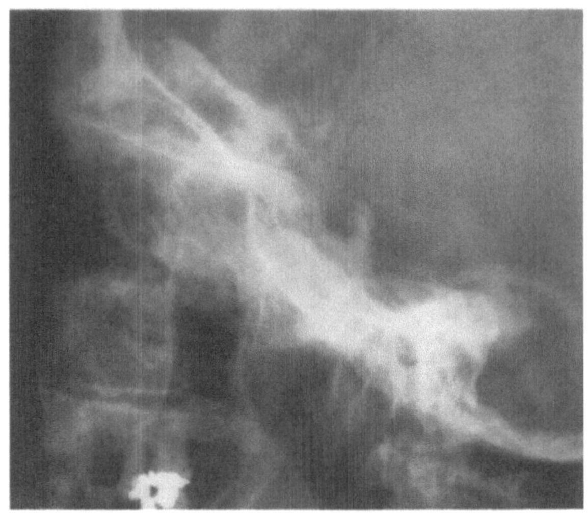

4.14 Fibröse Dysplasie von Gesichtsschädel, Schädelbasis und Schädeldach
(50 J., weiblich; s. 28.48)

Klinik: Protrusio bulbi und Gesichtsfeldeinschränkung rechts sowie Wangenverdickung.
Befund: Inhomogene wolkige Sklerosierung und Knochenverdichtung im Bereich von Schädeldach, Stirnbein, vorderer Schädelgrube und Keilbein.

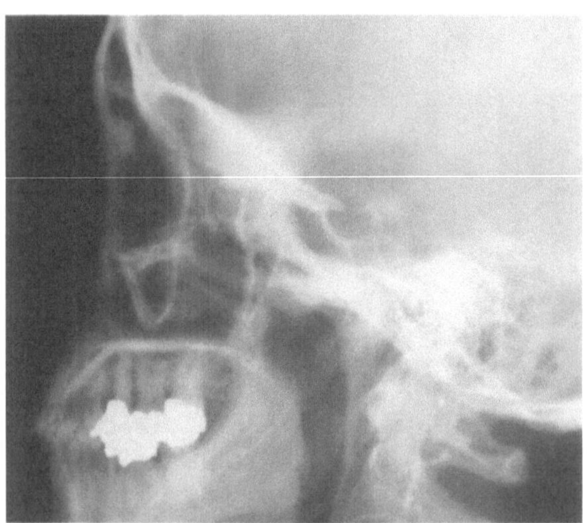

4.15 Keilbeinmeningiom mit stark hyperostotischer Reaktion (46 J., weiblich; s. 2.10, 3.45, 28.45)

Klinik: Protrusio bulbi links und Kopfschmerzen.
Befund: Unscharf begrenzter, knochendichter Prozeß in Projektion auf die kleinen Keilbeinflügel und die Basis der vorderen Schädelgrube.

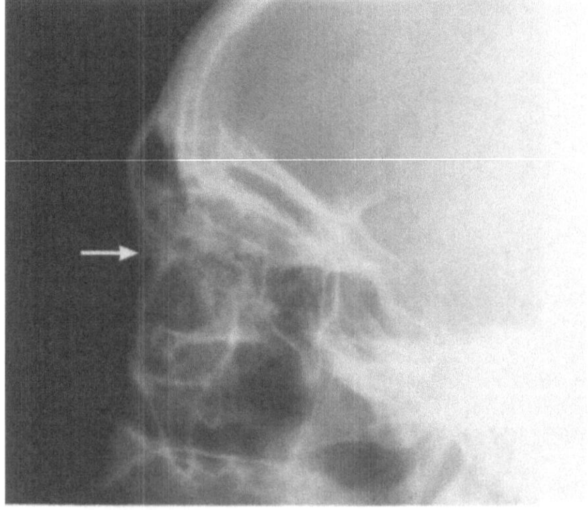

4.16 Rezidiv eines ektopischen Meningioms in Nasenhöhle und Siebbeinzellen
(65 J., weiblich; s. 3.44)

Klinik: Zustand nach Operation eines extrakraniellen Meningioms der linken Stirnhöhle.
Befund: Inhomogene, unregelmäßig begrenzte Verschattung mit scholligen, bizarren Verkalkungen in Projektion auf die vorderen Siebbeinzellen und Nasenhöhlen (→).

5 Schädelbasis axial

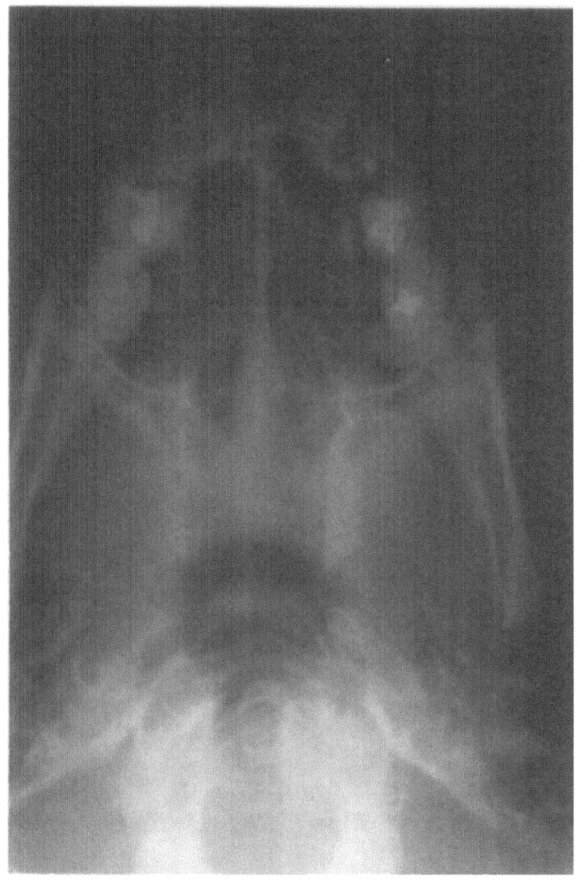

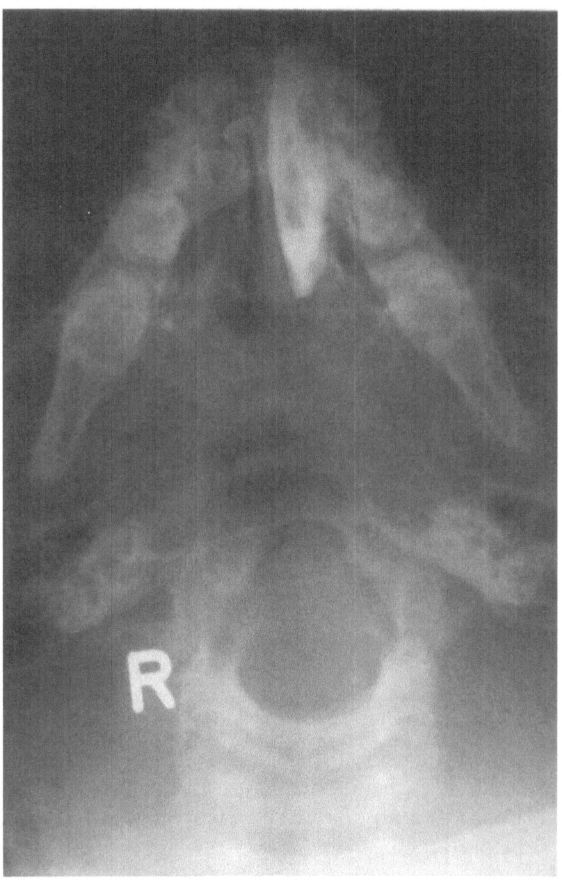

5.1 Fibröse Dysplasie des Keilbeins
(18 J., weiblich; s. 2.9, 4.13, 28.47)

Klinik: Erblindung links mit Opticusatrophie.
Befund: Homogene Verschattung in Projektion
auf den Keilbeinkörper und Auftreibung des linken vorderen Klinoidfortsatzes.

5.2 Choanalatresie (4 J., weiblich)

Klinik: Aufgehobene Nasenatmung links.
Befund: Kontrastmittelfüllung der linken Nasen-
höhle in Rückenlage. Kontrastmittelstopp in der
Choane.

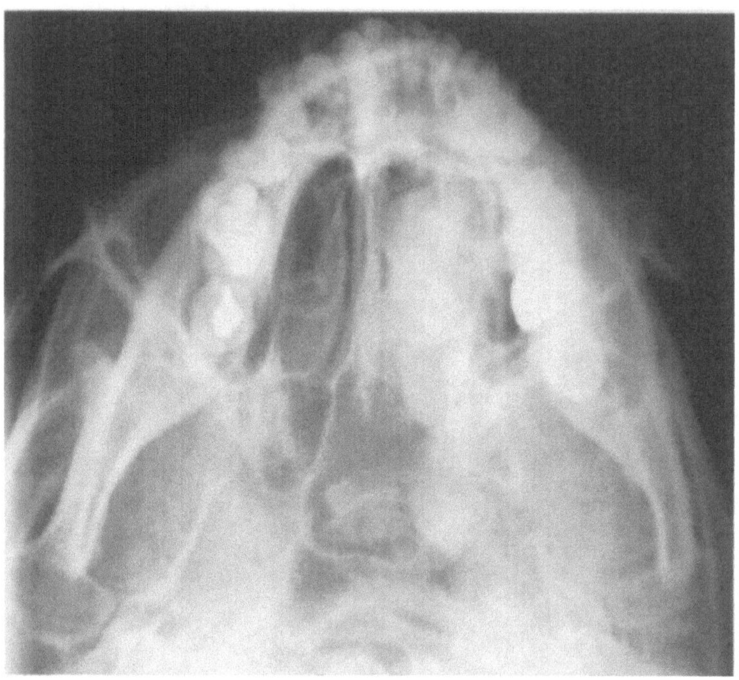

5.3 Ossifizierendes Fibrom von Siebbein und Keilbein (30 J., männlich)

Klinik: Protrusio bulbi links.
Befund: Knochendichte Raumforderung mit leicht inhomogener Struktur aber glatten Randkonturen in Projektion auf die linken Siebbeinzellen, die seitliche Partie der linken Keilbeinhöhle und den großen Keilbeinflügel.

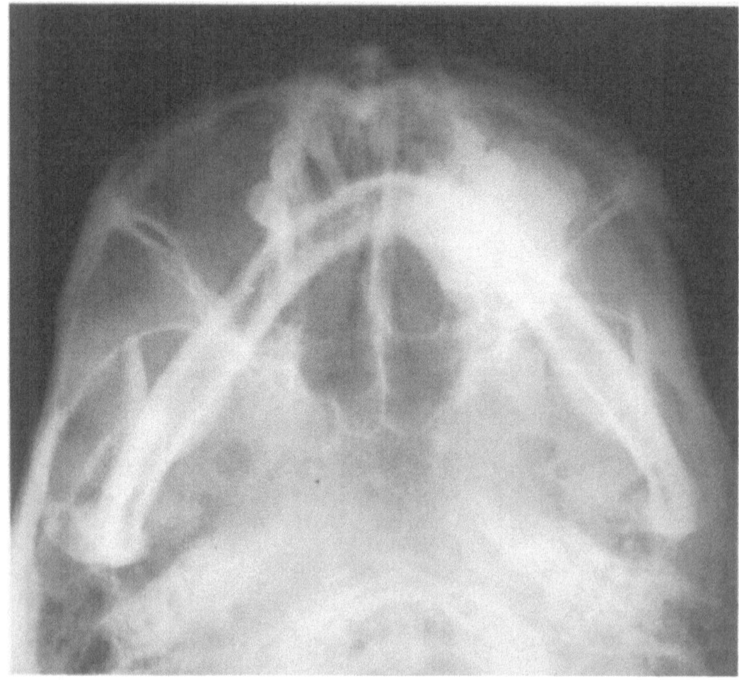

5.4 Osteom von Kieferhöhle und Siebbeinzellen (66 J., weiblich; s. 3.43, 4.8, 28.25, 28.26)

Klinik: Druckgefühl linke Wange.
Befund: Homogene, knochendichte Struktur mit scharfrandiger gelappter Oberfläche in Projektion auf die linke Kieferhöhle und Nasenhaupthöhle bzw. Siebbeinzellen.

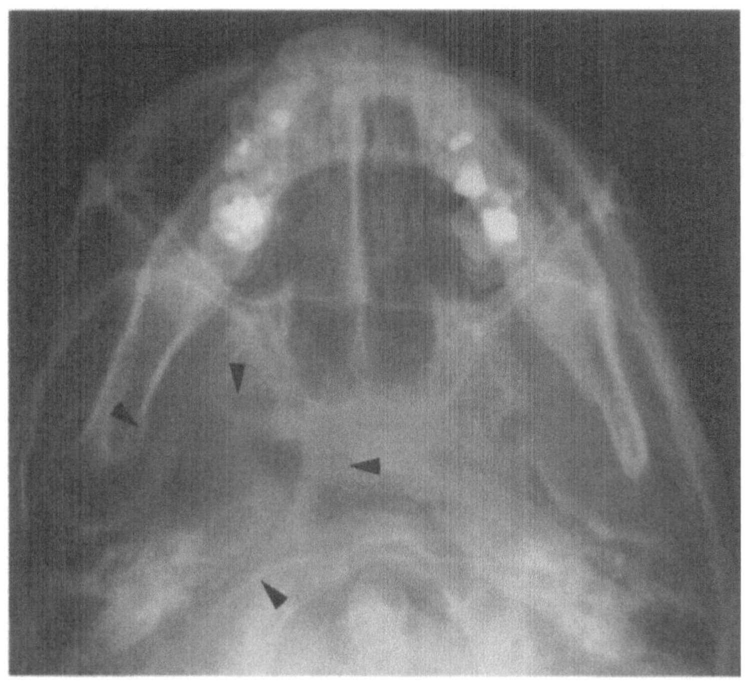

5.5 Immunoblastisches Lymphom der Schädelbasis (10 J., männlich)

Klinik: Rechtsseitiger Hirnnervenausfall V–XII. Lymphom rechte Gefäßscheide.
Befund: Ausgedehnte Osteolyse der rechten Felsenbeinspitze (▶), die vom Foramen lacerum bis zum inneren Gehörgang reicht.

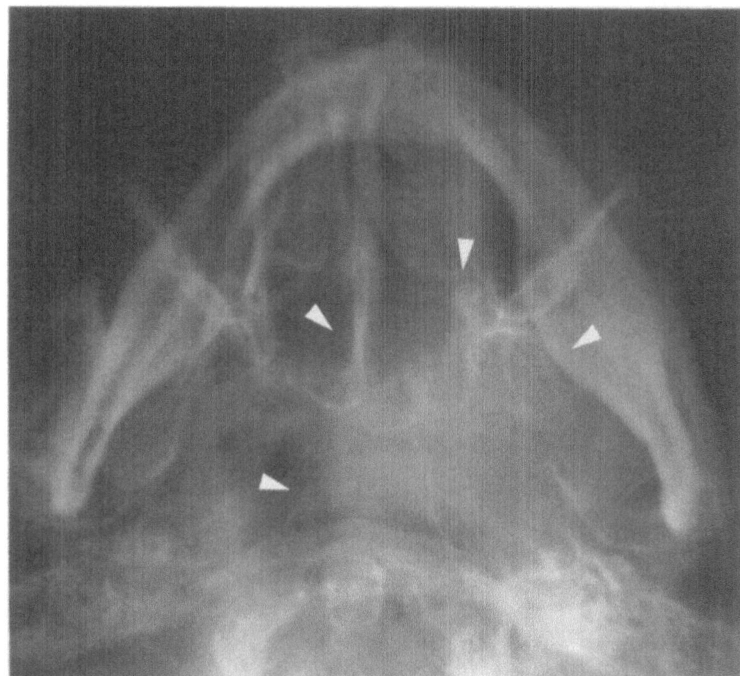

5.6 Extranodales malignes Lymphom im Nasopharynx (62 J., männlich; s. 3.55)

Klinik: Vollständige Verlegung des Nasenrachens und Vorwölbung des Gaumensegels links mit Tubenventilationsstörung beiderseits.
Befund: Ausgedehnte Weichteilverschattung in Projektion auf Pharynx und Parapharyngealraum (▶) links, keine eindeutigen ossären Destruktionen.

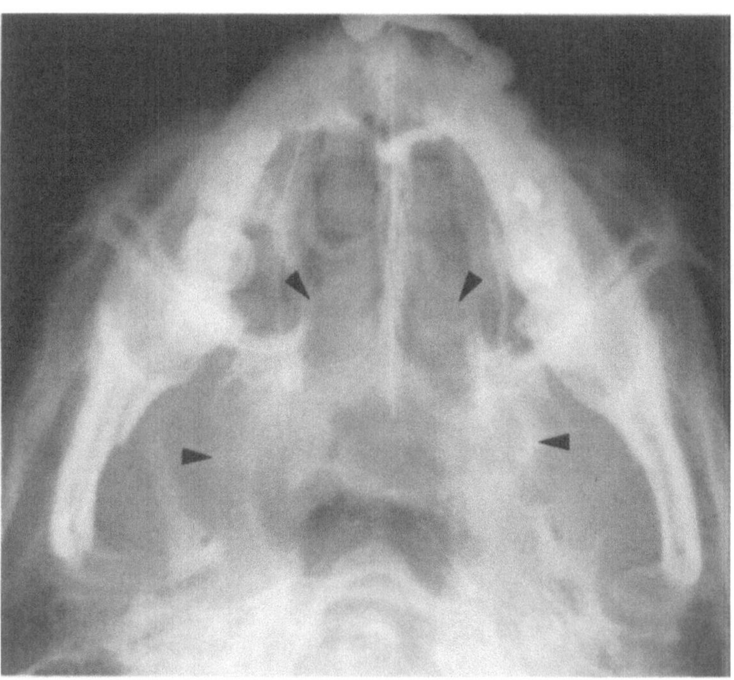

5.7 Undifferenziertes Karzinom des Nasopharynx mit Einbruch in die Schädelbasis (44 J., männlich)

Klinik: Seit $1^1/_2$ Jahren Druckgefühl im rechten Ohr, starke Schmerzen im Bereich der rechten Wange. **Befund:** Weichteildichte Verschattung in Projektion auf das Nasenrachendach unter Einschluß der dorsalen Siebbeinzellen (►). Die Wände der Keilbeinhöhlen sind ausgelöscht.

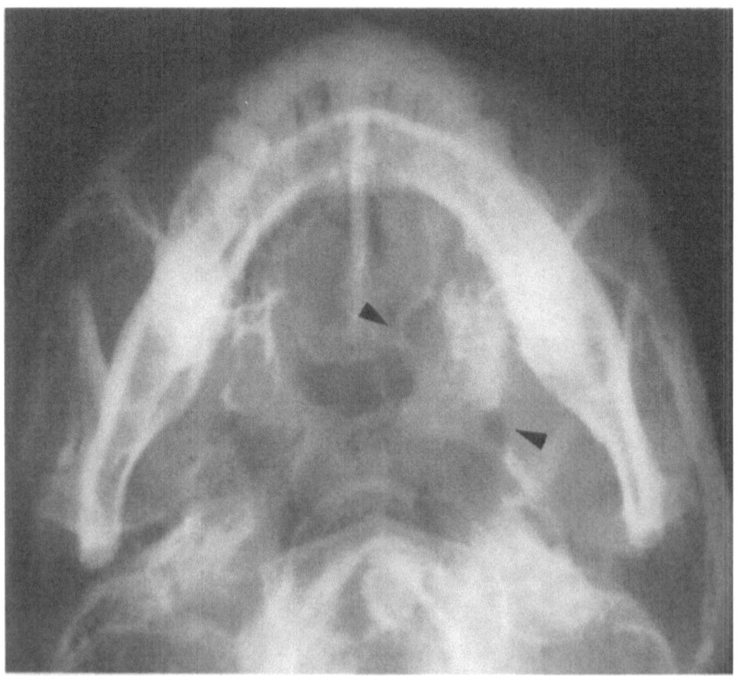

5.8 Nicht verhornendes Plattenepithelkarzinom des Nasenrachens mit Tumorinfiltration in Fossa pterygoidea und pterygopalatina (41 J., weiblich)

Klinik: Zunehmende Kopfschmerzen, Schwellung der Augenlider links und Doppelsehen. **Befund:** Erhöhte Schattendichte in Projektion auf den linken Pterygoidfortsatz bis zum Foramen ovale (►) reichend. Lamina medialis und lateralis sowie die Kieferhöhlenhinterwand sind unscharf gezeichnet.

6 Schädelbasis axial überkippt nach Welin

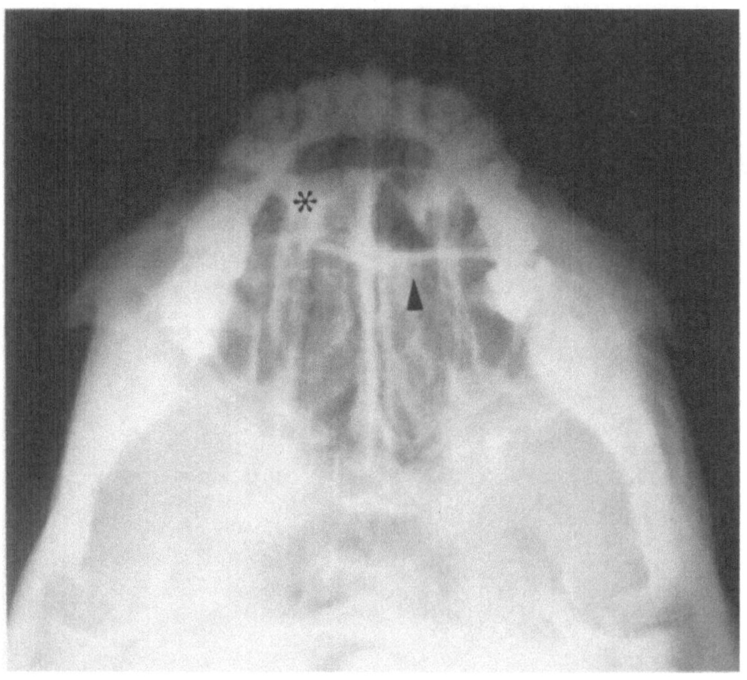

6.1 Einseitige Stirnhöhlenaplasie (24 J., männlich; s. 3.4)

Klinik: Stirnkopfschmerzen, Ausschluß einer Sinusitis frontalis.
Befund: Zwischen Lamina externa und interna des Stirnbeins findet sich rechts ein spongiöser Knochen (∗), während links ein kleines Lumen (▶) nachweisbar ist.

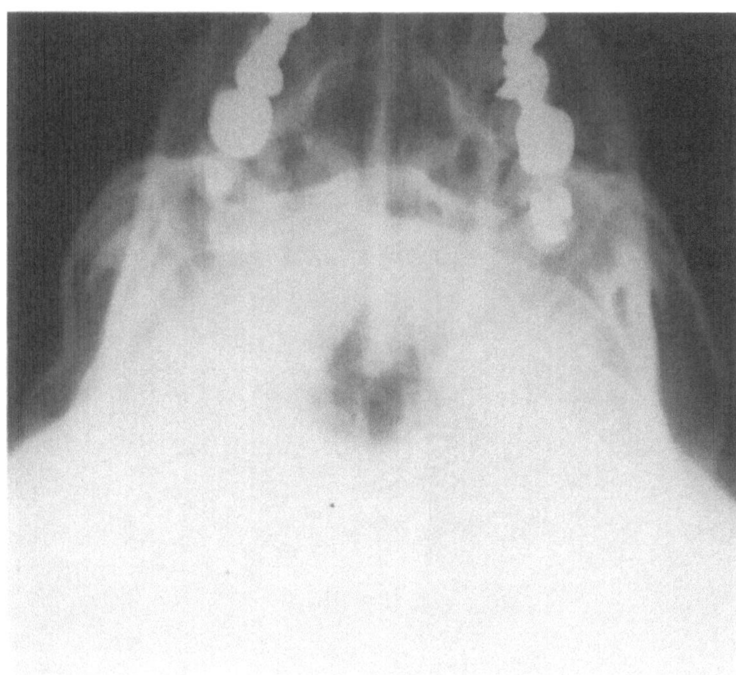

6.2 Jochbogenfraktur (Typ I der Jochbeinfrakturen) (35 J., männlich; s. 3.34)

Klinik: Laterales Gesichtstrauma.
Befund: Impression des rechten Jochbogens mit dreifacher Fraktur.

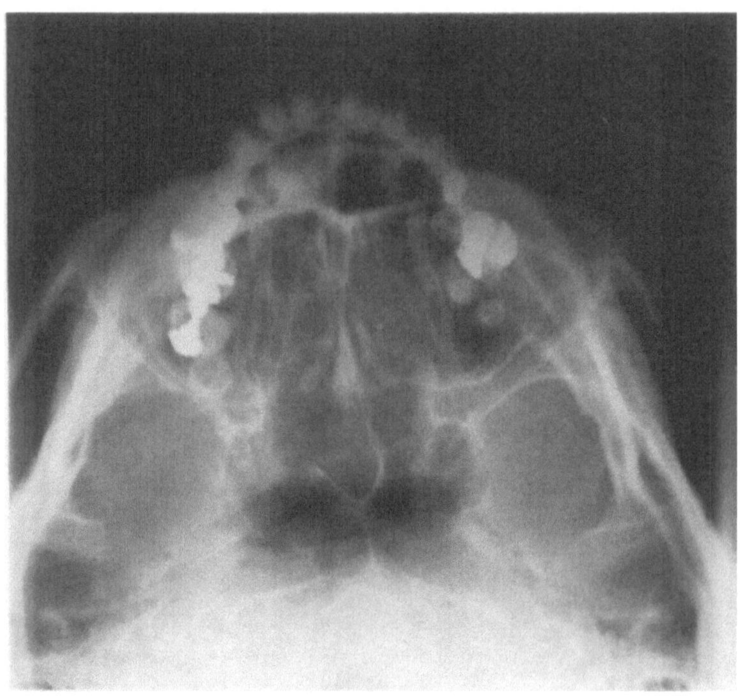

6.3 Osteom der Stirnhöhle (33 J., weiblich)

Klinik: Kopfschmerzen.
Befund: Verlegung des rechten Stirnhöhlenlumens durch eine knochendichte Raumforderung. Ein feiner Luftspalt zwischen Vorderwand und Prozeß deutet darauf hin, daß die Läsion von der Hinterwand ausgeht.

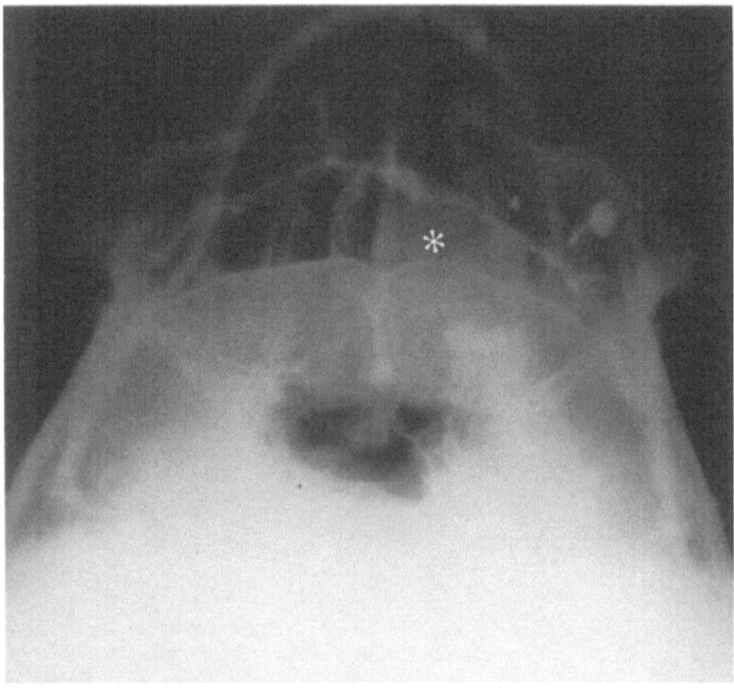

6.4 Stirnhöhlenpyozele (59 J., männlich; s. 2.1)

Klinik: Stirnkopfschmerzen bei Zustand nach Granatsplitterverletzung.
Befund: Kugelig konfigurierte, von einer Knochenlamelle begrenzte Verschattung in der linken Stirnhöhle (∗).

7 Nasenbein seitlich

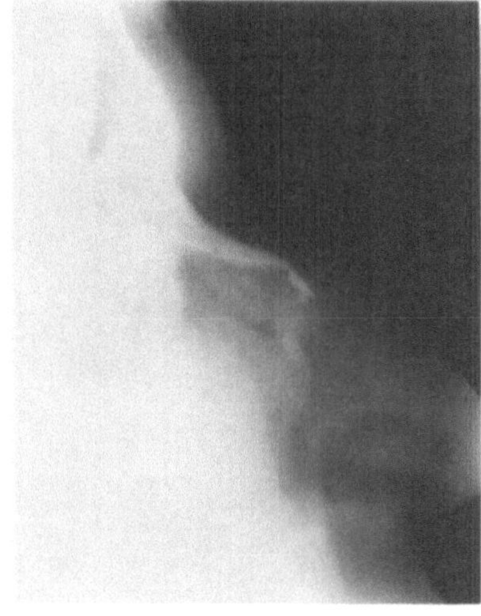

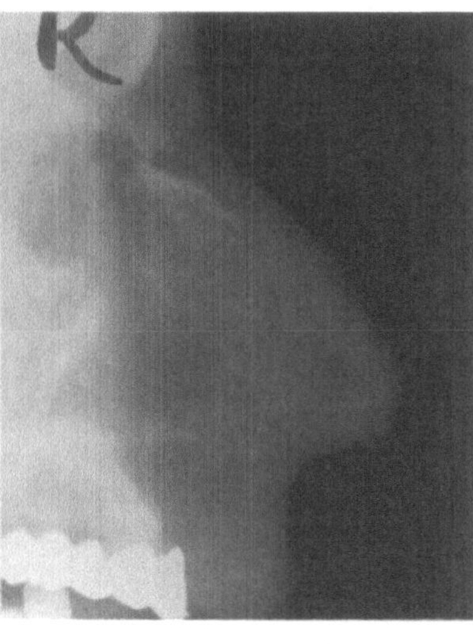

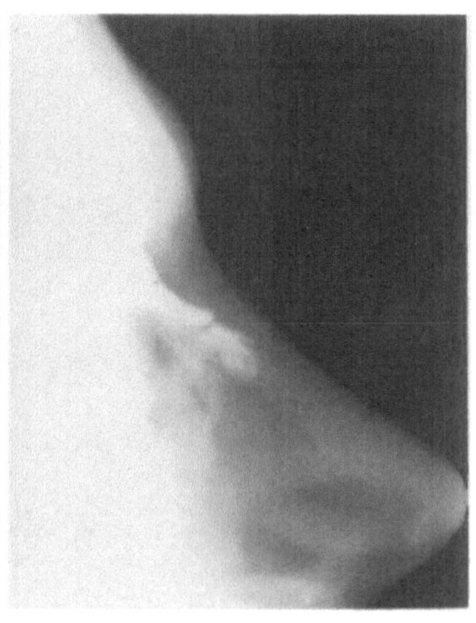

7.1 Leichte Impressionsfraktur (28 J., männlich)

7.2 Ausgeprägte Impressionsfraktur (28 J., weiblich)

7.3 Querverlaufende Fraktur bei kurzem Nasenbein (19 J., männlich)

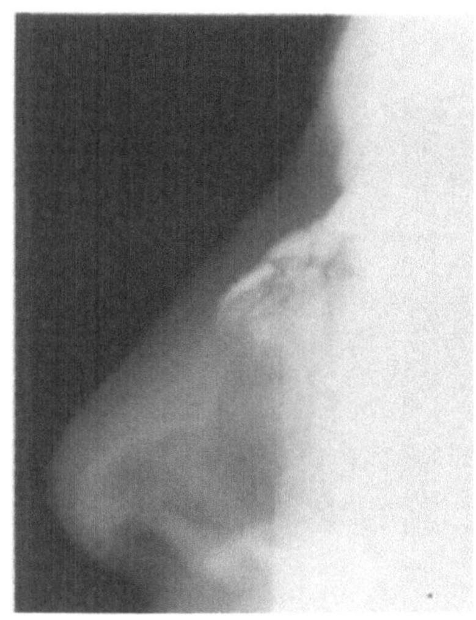

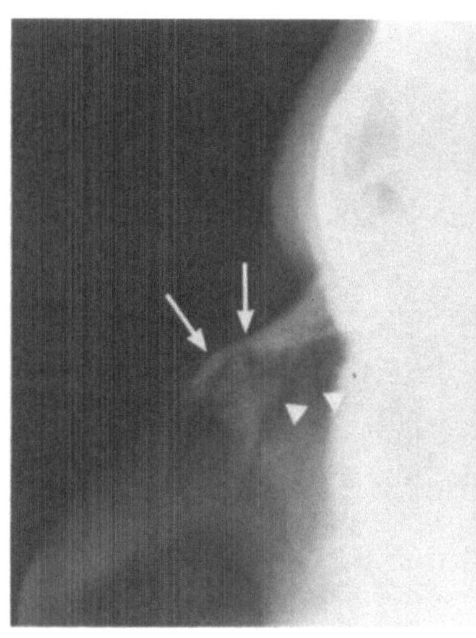

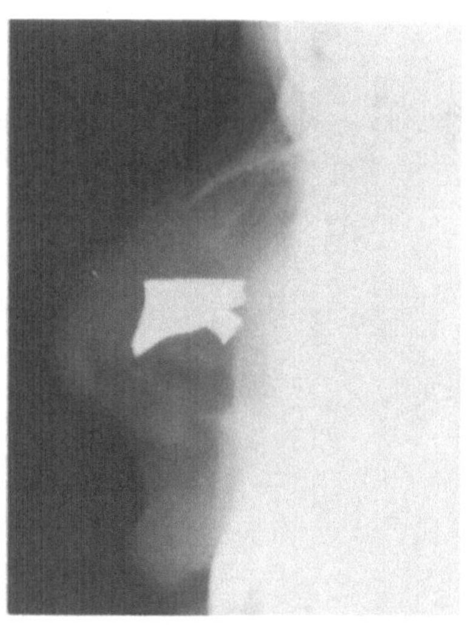

7.4 Trümmerfraktur (28 J., männlich)

7.5 Zwei **Frakturlinien** an der Spitze der knöchernen Nasenpyramide (→), **ausgeprägte Gefäßimpressionen** (►) (62 J., männlich)

7.6 Metalldichter scharfkantiger **Fremdkörper** (Platzpatrone) in Projektion auf die Nasenscheidewand (13 J., männlich)

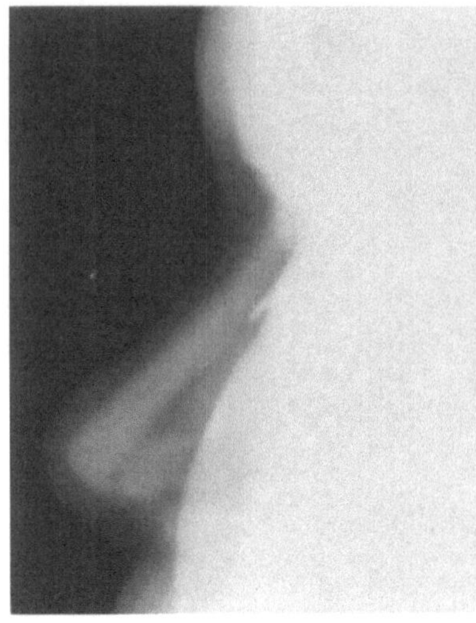

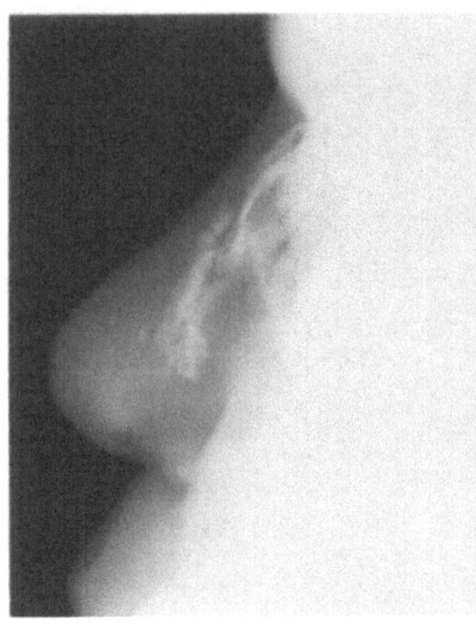

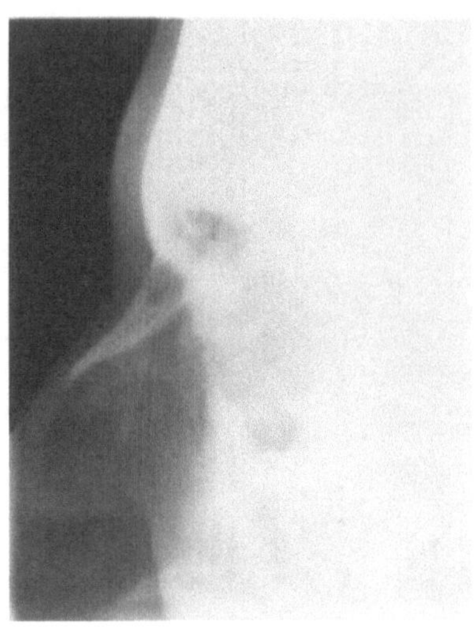

7.7 Zustand nach Septorhino-plastik mit Silikonspan (26 J., weiblich)

7.8 Zustand nach Septorhino-plastik mit autogenem Rippenknorpelspan (26 J., männlich)

7.9 Linsengroße, unscharf begrenzte Aufhellung in der Nasenwurzel. **Metastase eines malignen Melanoms** (63 J., weiblich)

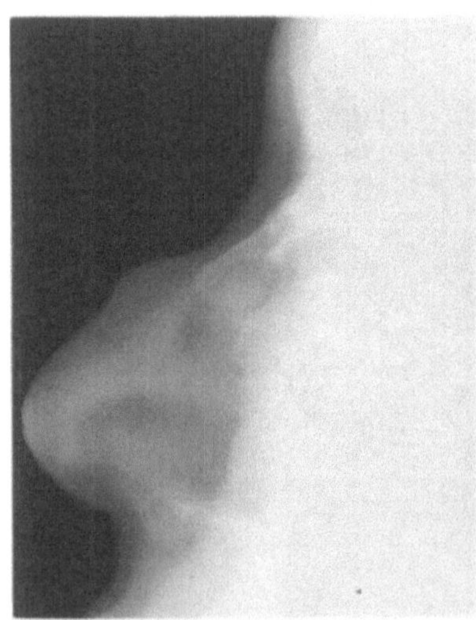

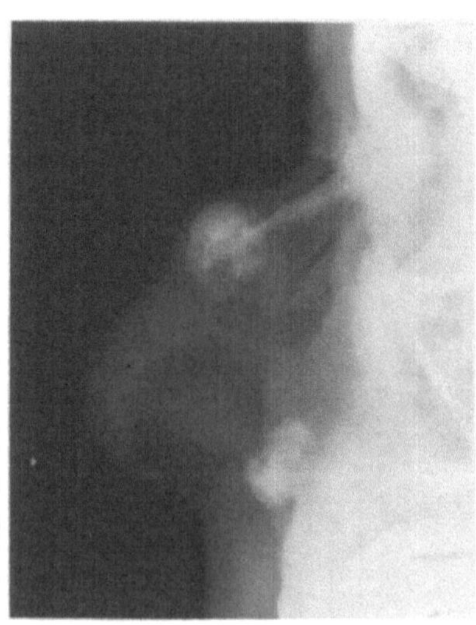

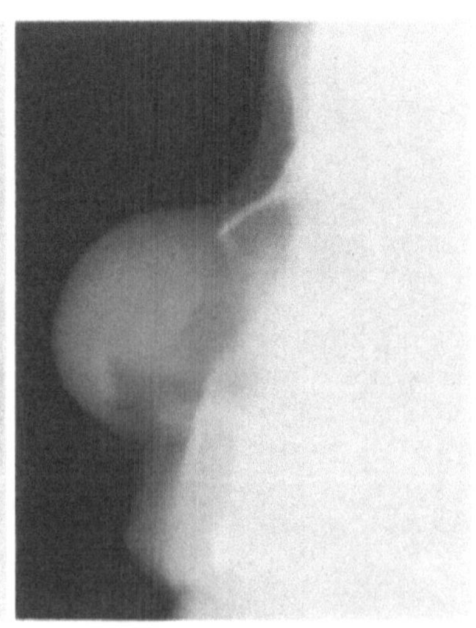

7.10 Ovalkonfigurierte Struktur mit Höckerbildung am Nasenrücken ohne Knochenbeteiligung. **Dermoidzyste** (19 J., männlich)

7.11 Knöcherne inhomogene rundliche Auftreibungen am Os nasale und an der Spina nasalis anterior. **Kartilaginäre Exostosen** (63 J., weiblich)

7.12 **Kugeliges Hämangiom** im Bereich der Nasenspitze ohne Beteiligung der knöchernen Nasenpyramide (5 J., männlich; s. 28.53)

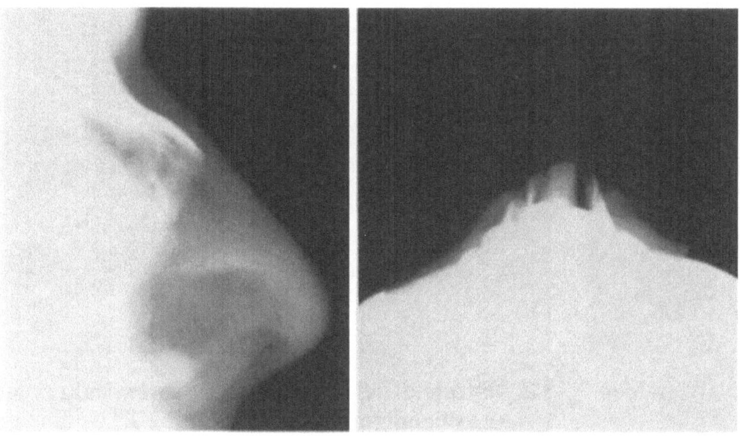

7.13 Laterale Impressionsfraktur links, die auf der seitlichen Nasenbeinaufnahme nicht erkennbar ist (24 J., männlich; s. 8.3, 8.4)

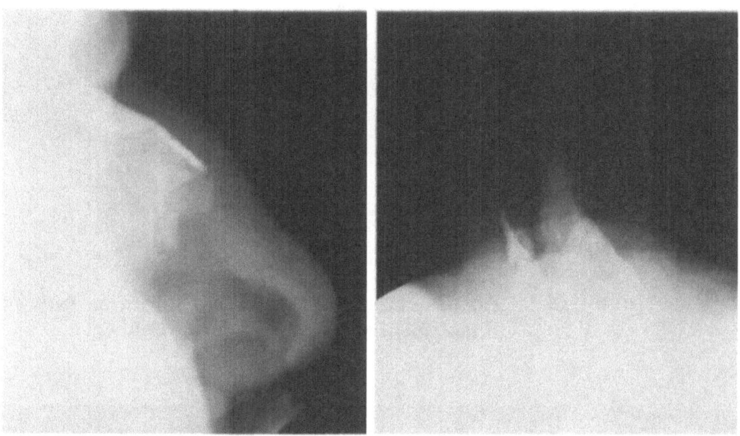

7.14 Die seitliche Aufnahme zeigt eine deutliche **Sattelnase**, während auf der axialen Aufnahme das gesamte Ausmaß der Nasenbeinfraktur sichtbar wird. **Pyramidenfraktur mit starker seitlicher Dislokation** (50 J., männlich)

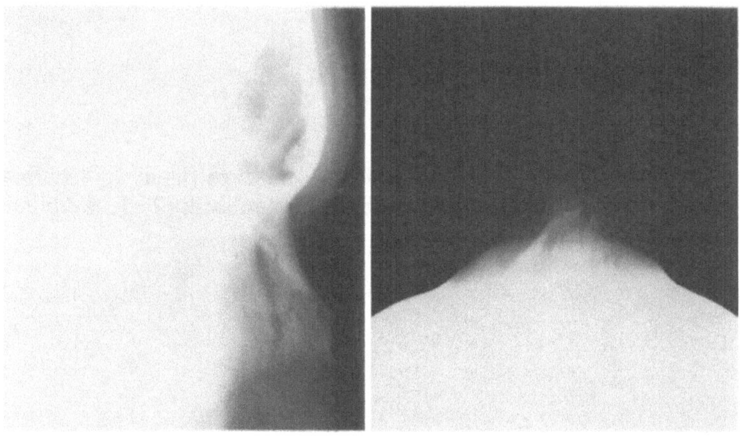

7.15 Mehrere kleine **Frakturlinien der Pyramidenspitze** werden auf der seitlichen Aufnahme dargestellt. Die Verbreiterung der Sutura nasomaxillaris spricht für eine **Nahtsprengung**. Die axiale Projektion beweist eine Dislokation und Impression des knöchernen Nasengerüstes (20 J., männlich)

8 Nasenbein axial

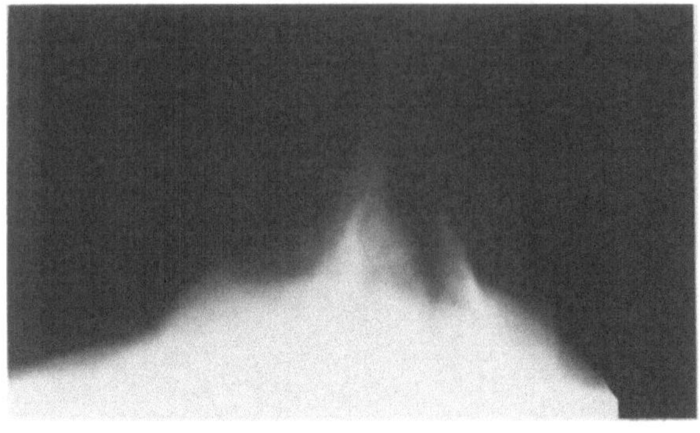

8.1 Traumatische Schiefnase infolge Pyramiden-dislokation (28 J., männlich)

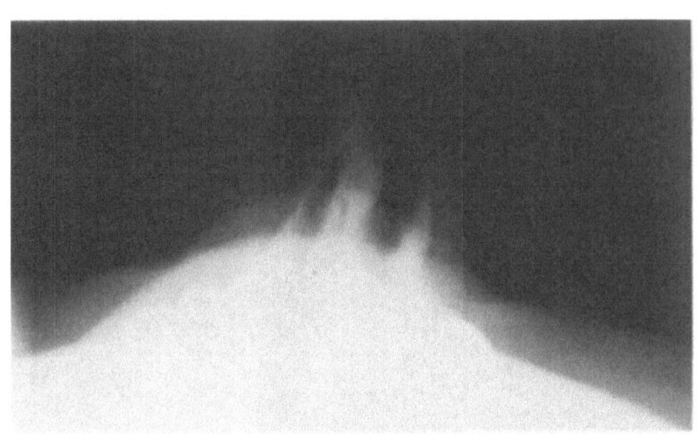

8.2 Pyramidendislokation und Septumfraktur mit Ausbildung einer Schiefnase (52 J., weiblich)

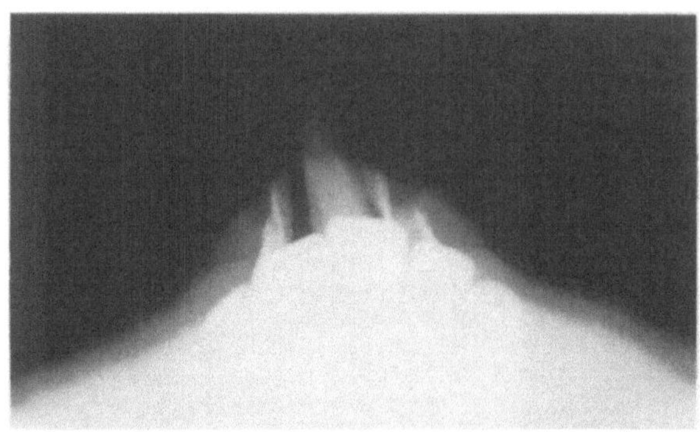

8.3 Laterale Impressionsfraktur, vor Reposition (24 J., männlich; s. 8.4)

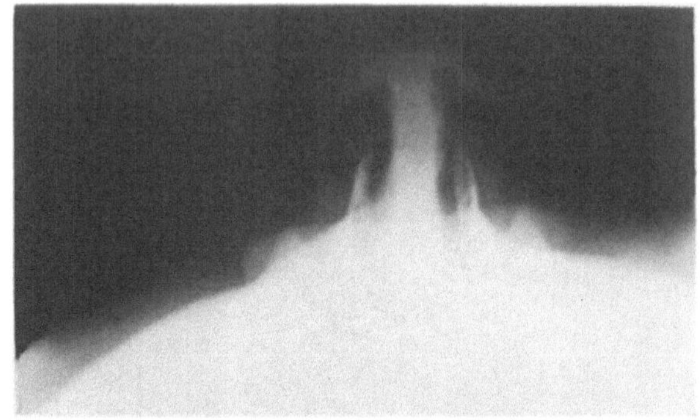

8.4 Zustand nach Reposition der lateralen Impressionsfraktur (24 J., männlich; s. 8.3)

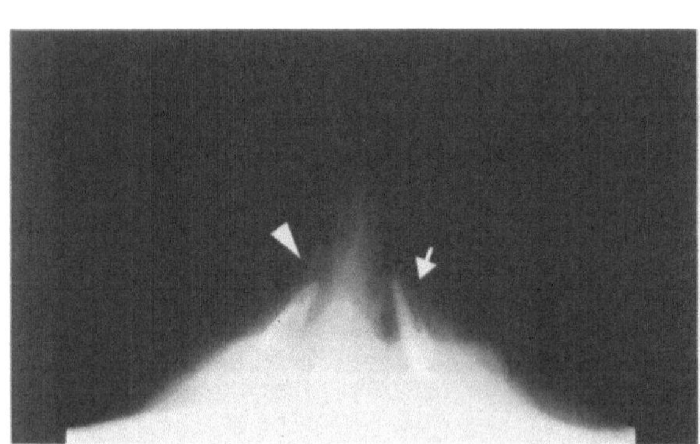

8.5 Leichte laterale Impressionsfraktur links (▶), Sutura nasomaxillaris rechts (→) (30 J., weiblich)

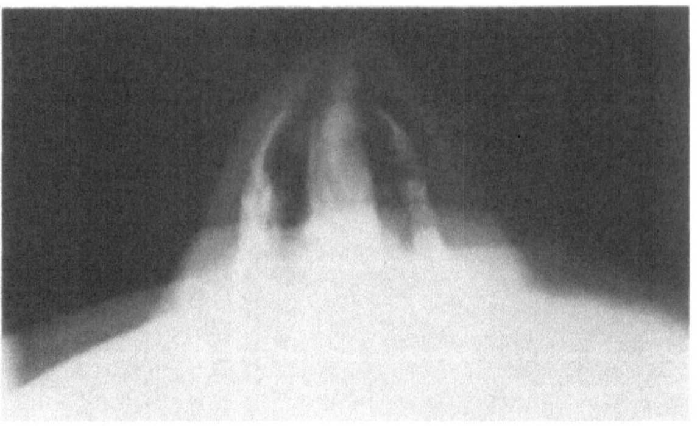

8.6 Höcker-Breitnase mit kräftigem knöchernen Septum vor Septorhinoplastik (26 J., weiblich)

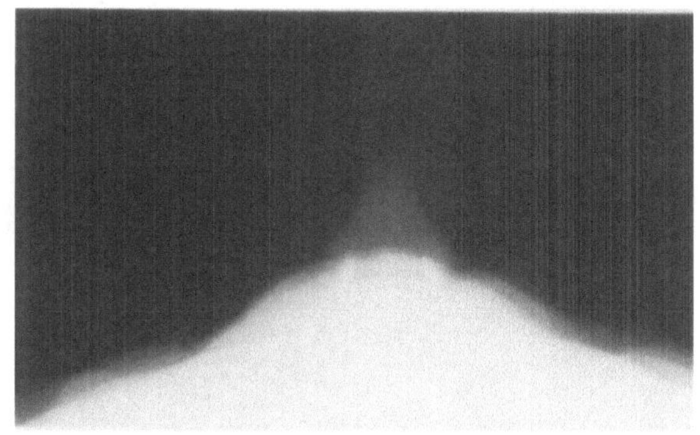

8.7 Verbreiterung der Nasenscheidewand nach Sturz. Septumhämatom (74 J., weiblich)

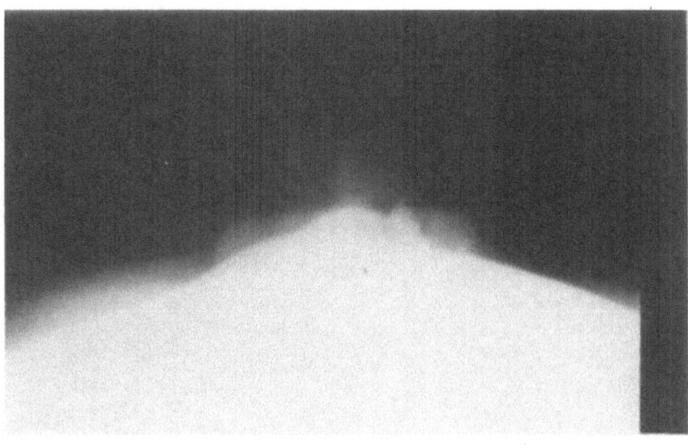

8.8 Ausgeprägte frontale Trümmerfraktur mit Sattel-Breitnase (48 J., männlich)

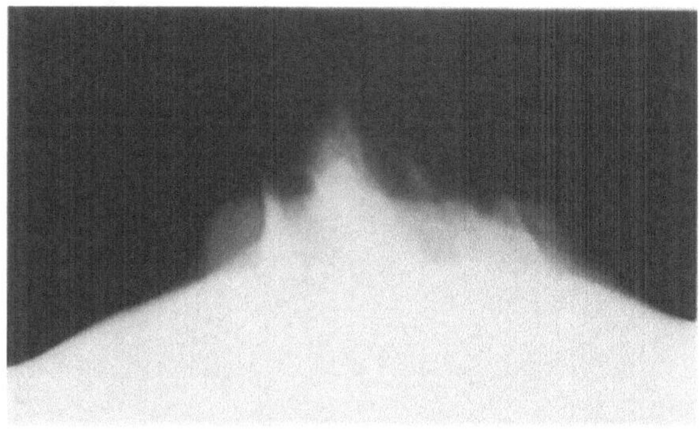

8.9 Trümmerfraktur mit Dislokation der Pyramide nach links (24 J., männlich)

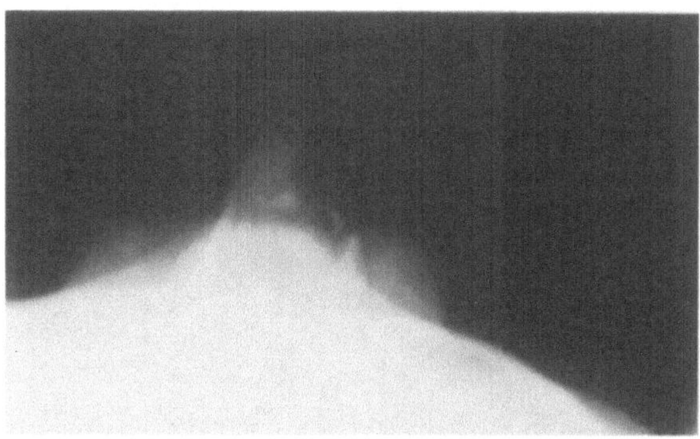

8.10 Frontale Impressionsfraktur mit Ausbildung einer Sattelnase (24 J., männlich)

9 Schläfenbein nach Schüller

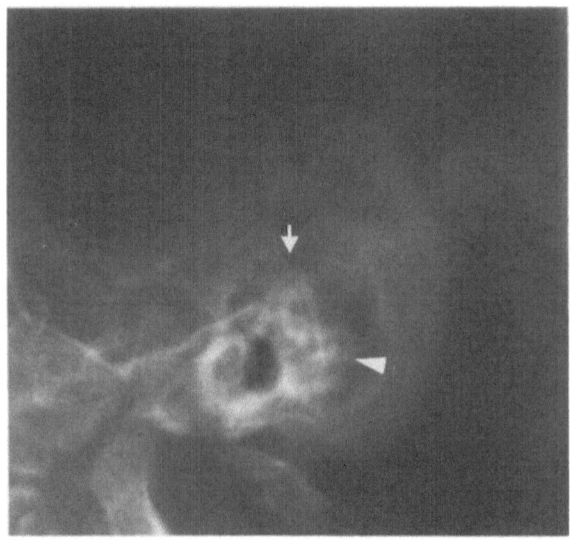

9.1 Beginnende Pneumatisation im 1. Lebensjahr.
Hinterer (▶) und oberer (→) Bogengang
sind im allgemeinen bis zum Alter von 2–
3 Jahren gut zu erkennen
(10 Mon., männlich)

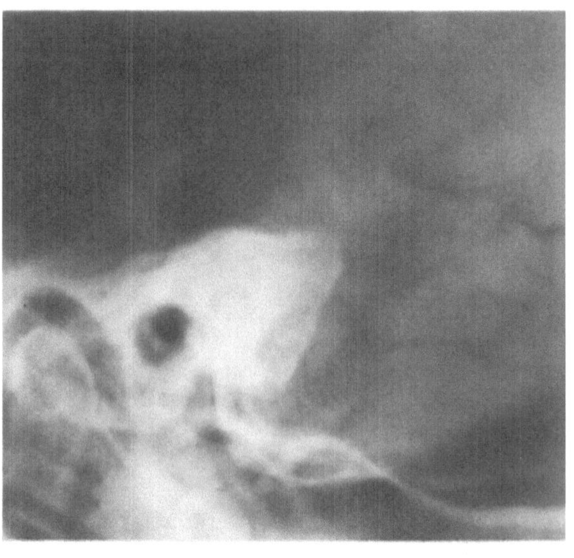

9.2 Kompakter Warzenfortsatz (64 J., weiblich)

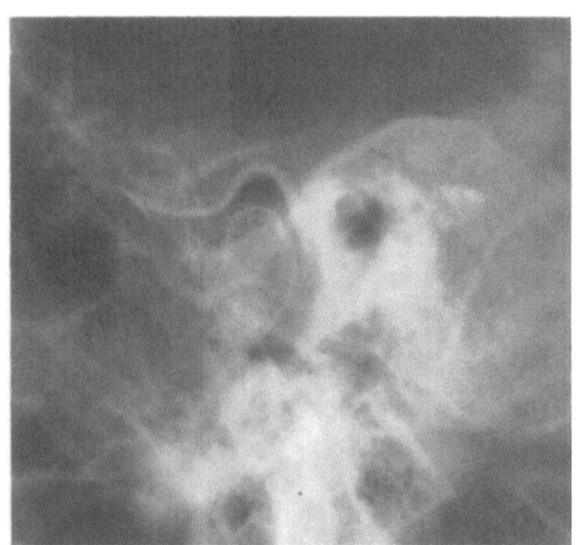

9.3 Spongiöser Warzenfortsatz (33 J., männlich)

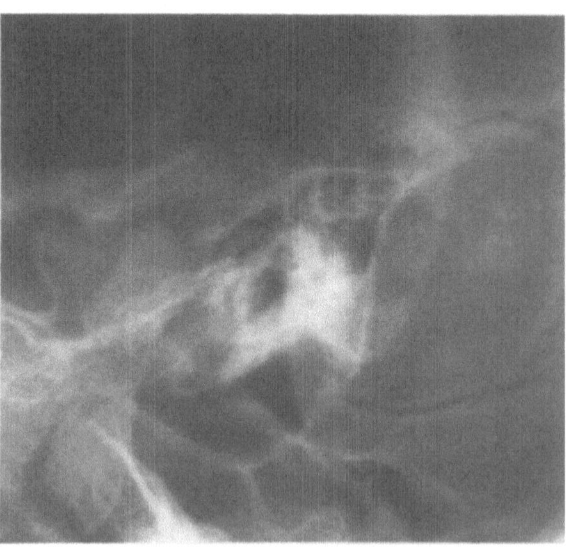

9.4 Periantral pneumatisierter Warzenfortsatz
(32 J., männlich)

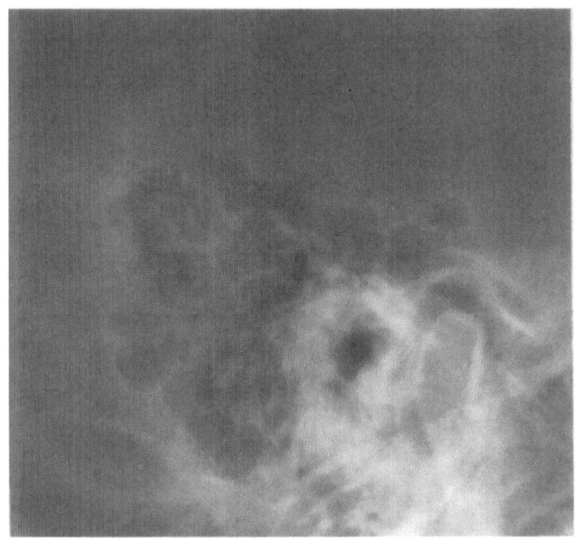

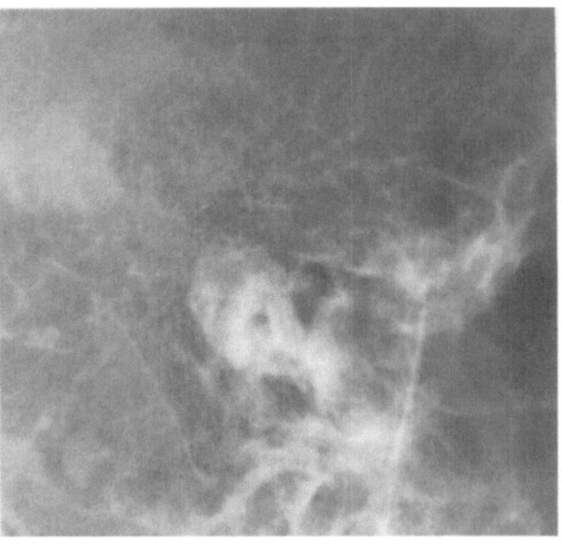

9.5 Ausgedehnte (ideale) Pneumatisation
(30 J., männlich)

9.6 Extreme Warzenfortsatzpneumatisation mit Ausdehnung in Schläfenbeinschuppe, Jochbogen und Felsenbeinpyramide (Das Labyrinthmassiv „schwimmt" in Zellen)
(34 J., männlich; s. 11.1)

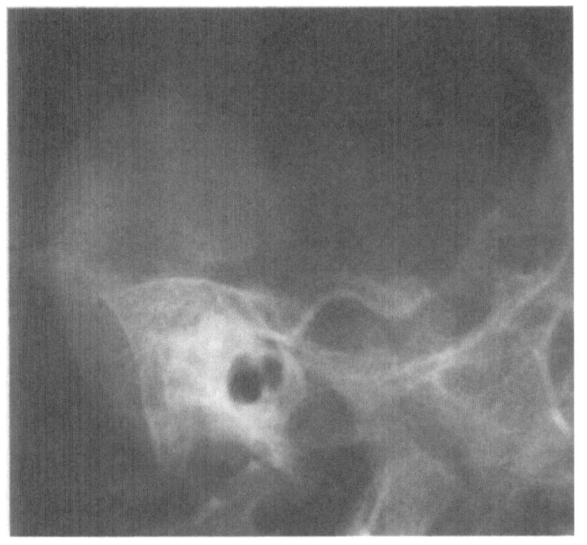

a

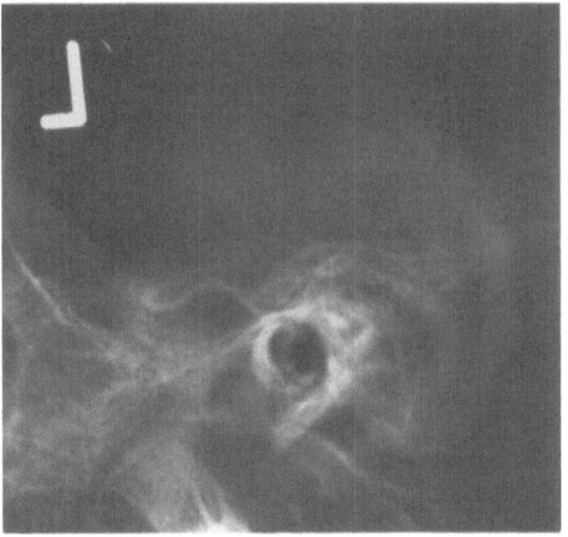

b

9.7 Diffuse Trübung der Mastoidzellen rechts (a) im Seitenvergleich (b) bei akuter Mastoiditis
(4 J., weiblich)

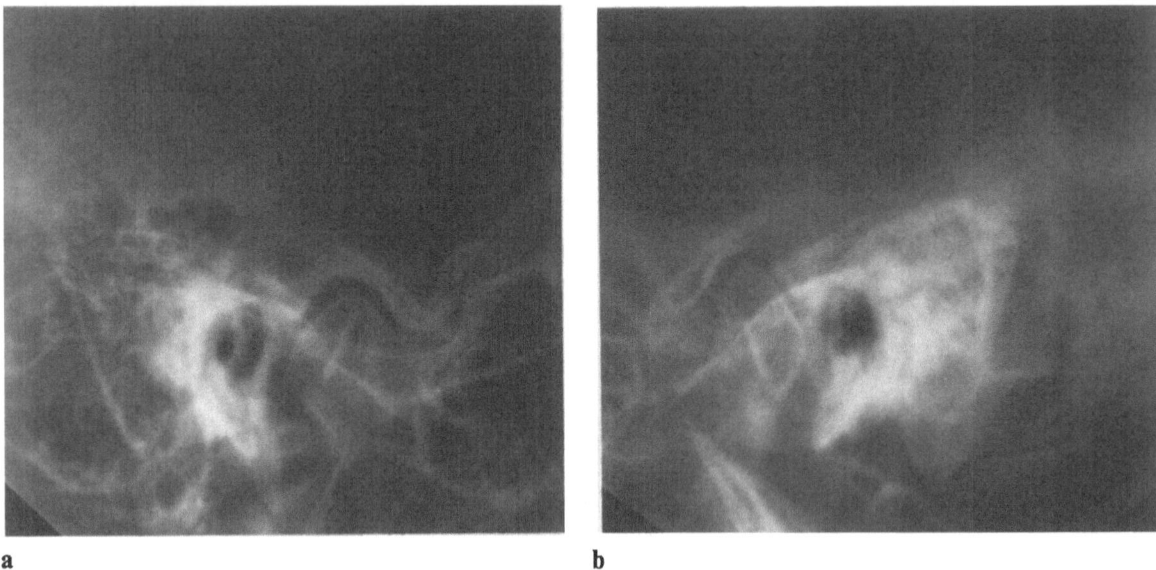

a   b

9.8 Inhomogene, verwaschene Sklerosierung („Schneeballphänomen") des spongiösen linken Warzenfortsatzes mit unregelmäßigen Aufhellungen bei **chronischer Mastoiditis** infolge chronischer Schleimhauteiterung; (32 J., weiblich) (**b**). Rechte gesunde Seite zum Vergleich (**a**)

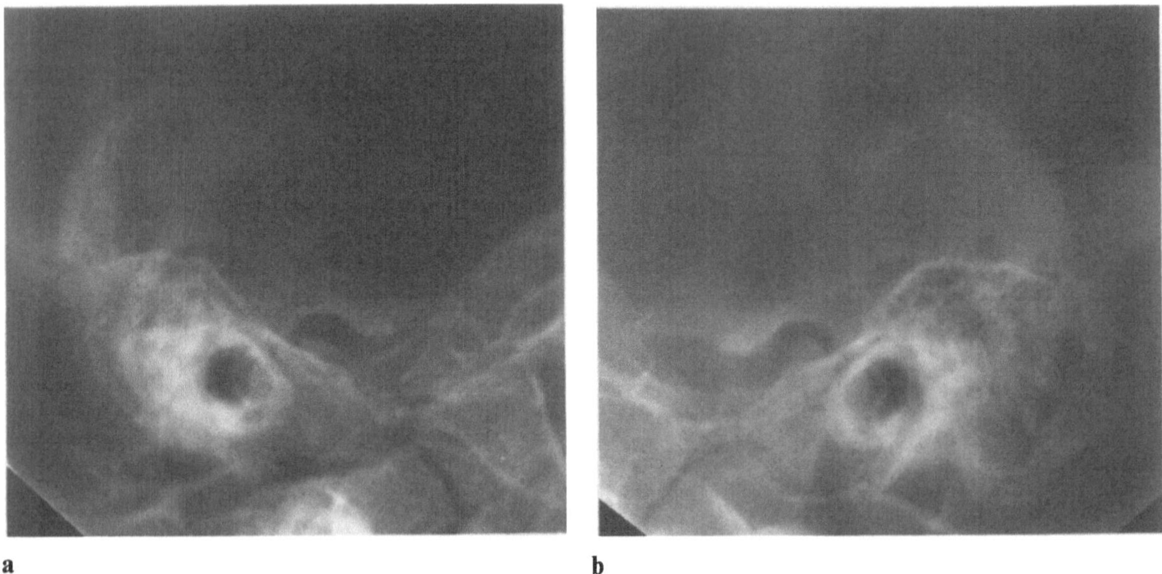

a   b

9.9 Inhomogene, fleckige Strahlentransparenzminderung der rechtsseitigen Mastoidzellen (**a**) gegenüber den linksseitigen (**b**) bei **malignem Lymphom** im Mastoidbereich (5 J., männlich)

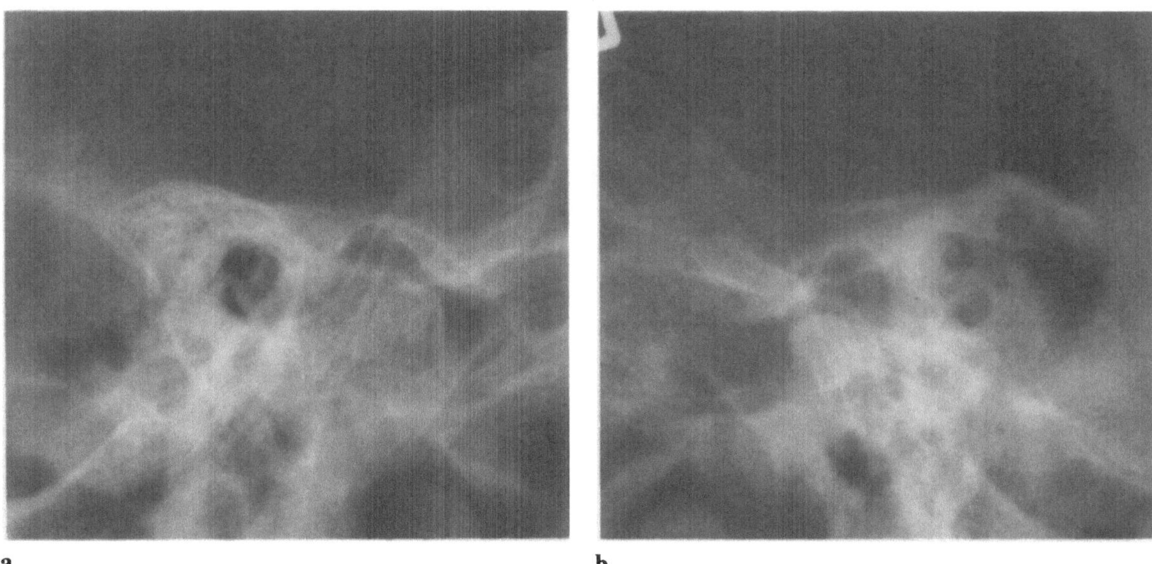

a   b

9.10 Unregelmäßige, miteinander konfluierende Aufhellungsfiguren im Bereich von Gehörgangshinterwand und angrenzendem Mastoid bei **Plattenepithelkarzinom** des linken Mittelohres (70 J., männlich)

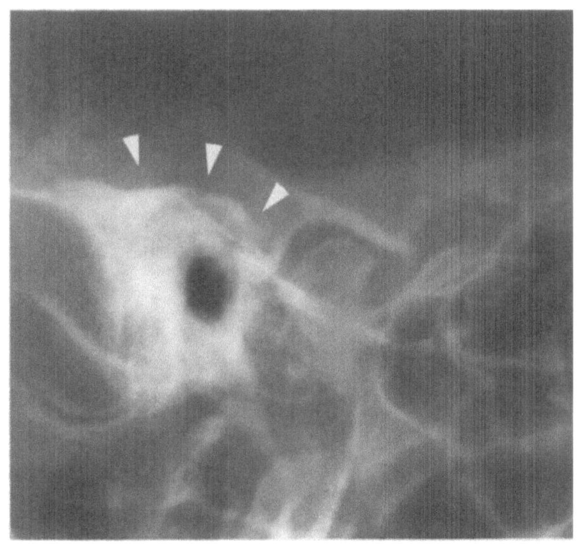

9.11 Scharf ausgestanzter Defekt (▶) im Bereich von Kuppelraum und Antrum infolge eines ausgedehnten, **labyrinthzerstörenden Cholesteatoms** (30 J., männlich)

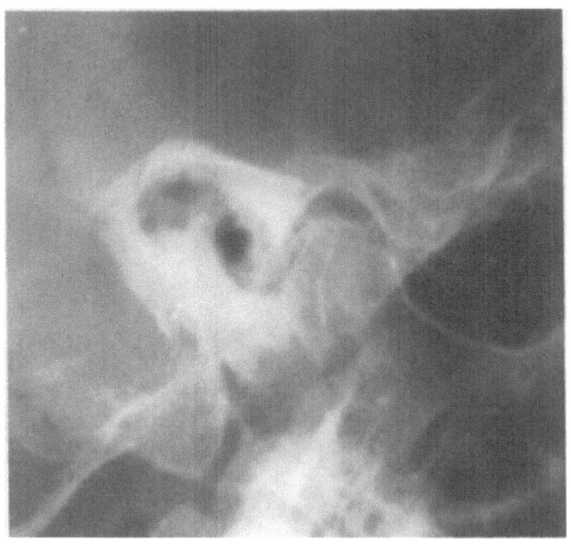

9.12 Unregelmäßig begrenzte Aufhellung im Antrumbereich bei kompaktem Warzenfortsatz ohne pathologischen otoskopischen Befund. **Mega-Antrum**, kein Cholesteatom (72 J., männlich)

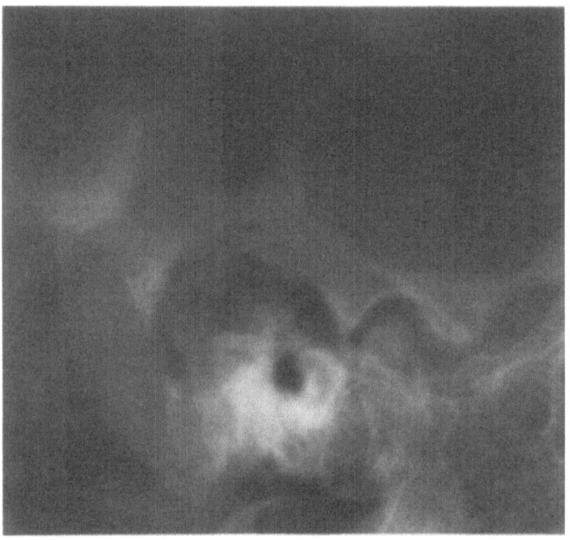

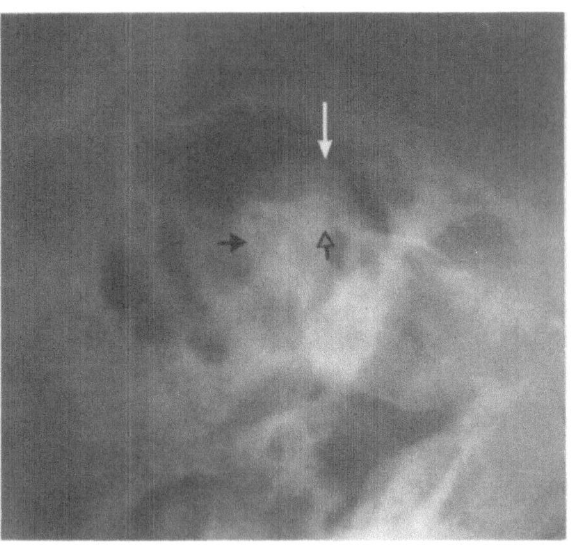

9.13 Durch einen ausgedehnten Knochenabbau, der sich über Kuppelraum und Antrum hinaus in die Schläfenbeinschuppe erstreckt, werden alle drei Bogengänge sichtbar. **Großes Cholesteatom** (13 J., weiblich)

9.14 Den Labyrinthblock umgreifende Osteolyse infolge eines weit fortgeschrittenen **kindlichen Cholesteatoms**. Oberer (→), hinterer (→) und horizontaler (⇢) Bogengang erkennbar (15 J., männlich)

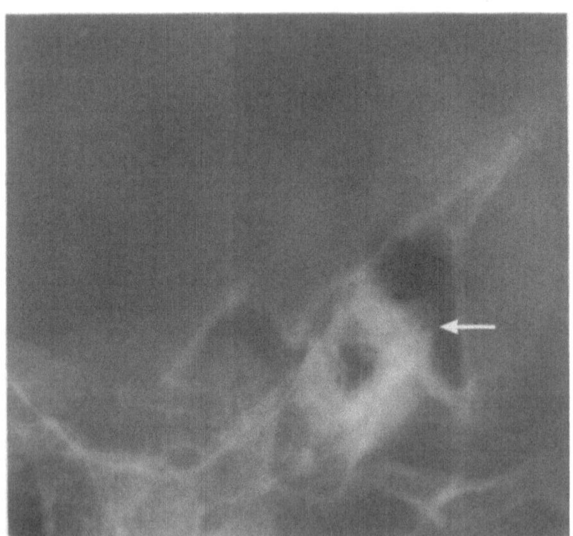

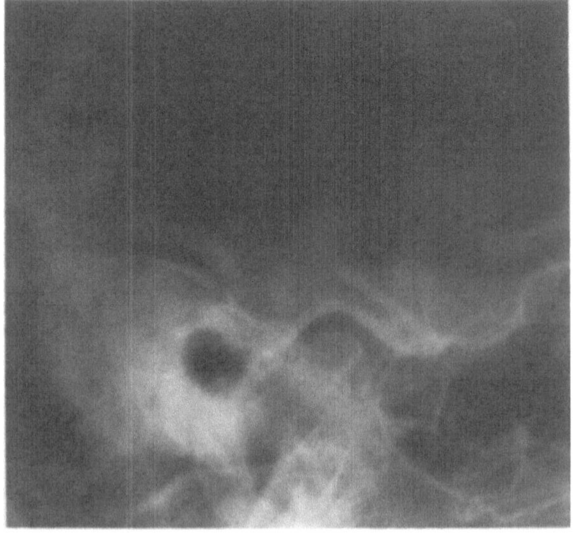

9.15 Zustand nach Mastoidektomie vor einem Jahr mit erhaltener hinterer Gehörgangswand. Gute Darstellung des hinteren Bogenganges (→) (5 J., männlich)

9.16 Homogene Darstellung des Mastoids bei **Zustand nach Mastoidektomie vor 38 Jahren,** Bogengänge daher gut sichtbar. Kein Cholesteatom (42 J., männlich)

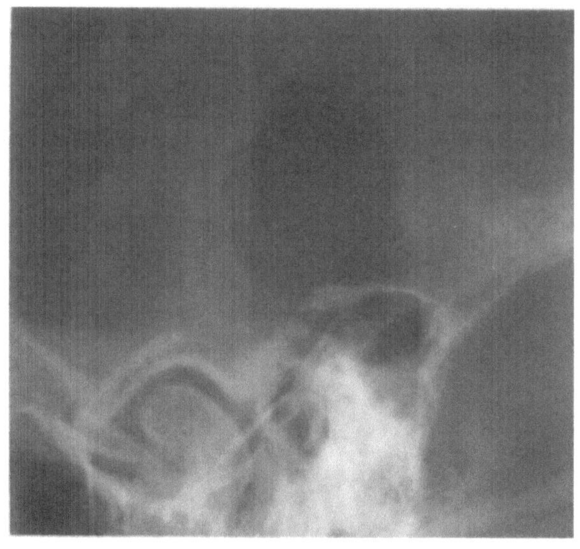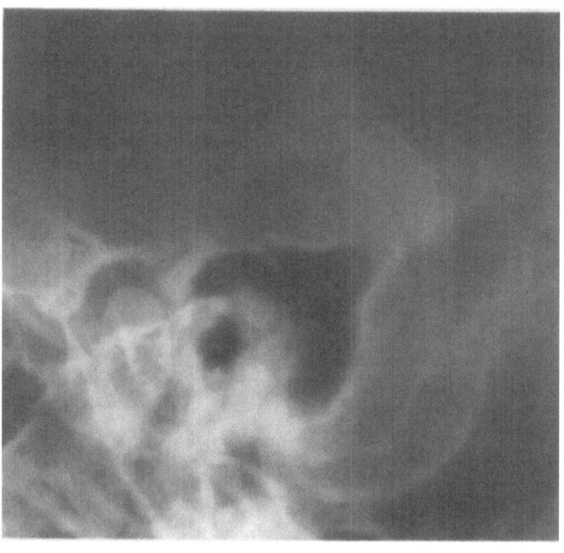

9.17 3,0 × 2,5 cm große Osteolyse von Schläfenbeinschuppe und periantralem Mastoidabschnitt als Folge eines **Fremdkörpergranuloms bei Zustand nach Mastoidektomie** (26 J., weiblich)

9.18 Zustand nach Radiakaloperation. Fehlen der hinteren Gehörgangswand. Bogengänge erkennbar (24 J., männlich)

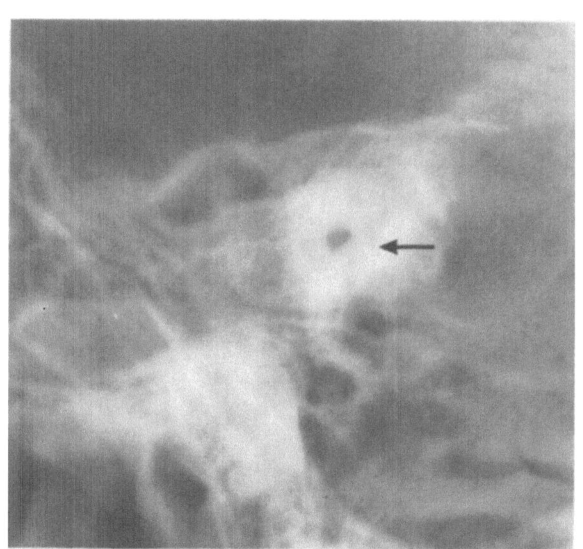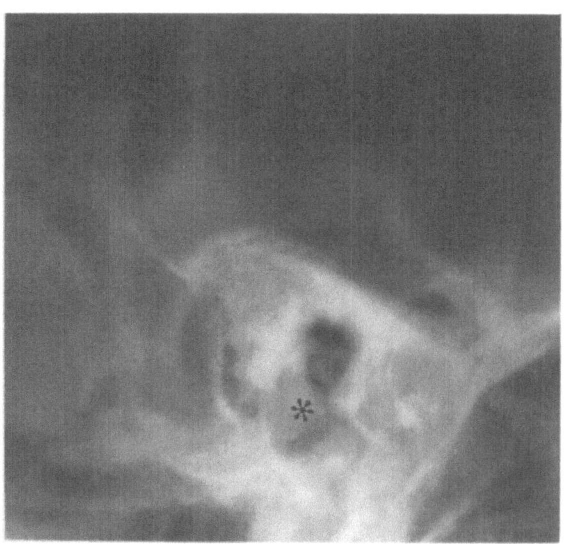

9.19 Hypoplasie des inneren Gehörganges (→) bei Atresie des äußeren Gehörganges (16 J., männlich)

9.20 Bogenförmige Aufhellung am Boden des äußeren Gehörganges (∗) durch einen **Bulbushochstand,** der bei der Tympanoskopie bis zum Steigbügel reichte (57 J., weiblich)

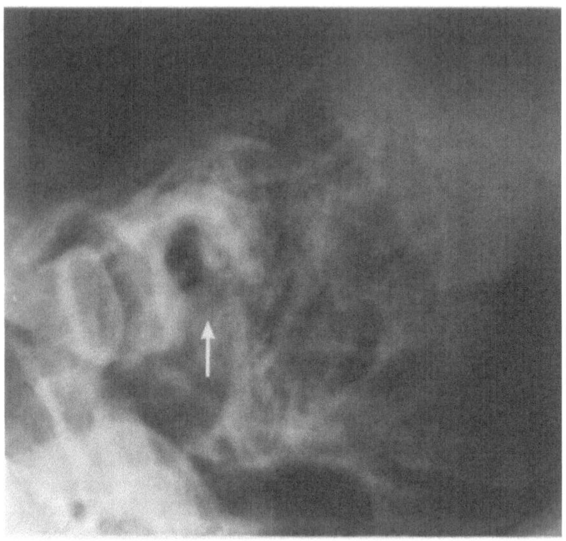

9.21 Aufhellung (→) am Boden des äußeren Gehörganges infolge eines ausgedehnten **Glomus jugulare-Tumors** (47 J., weiblich; s. 29.11)

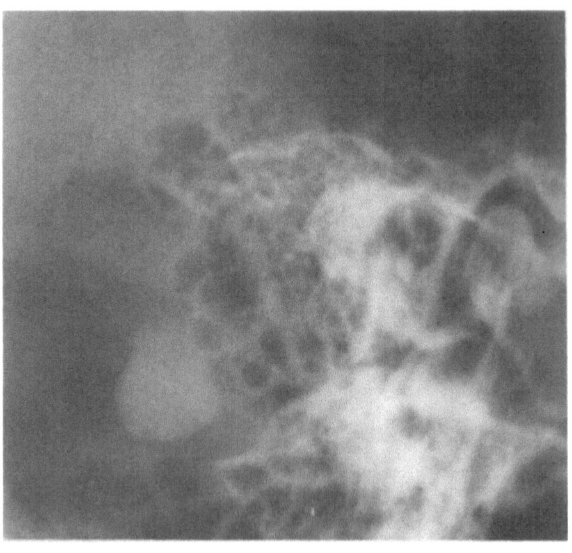

9.22 14 × 16 mm großes, glattberandetes **Osteom** dorsal der retrosinösen Mastoidzellen (47 J., weiblich)

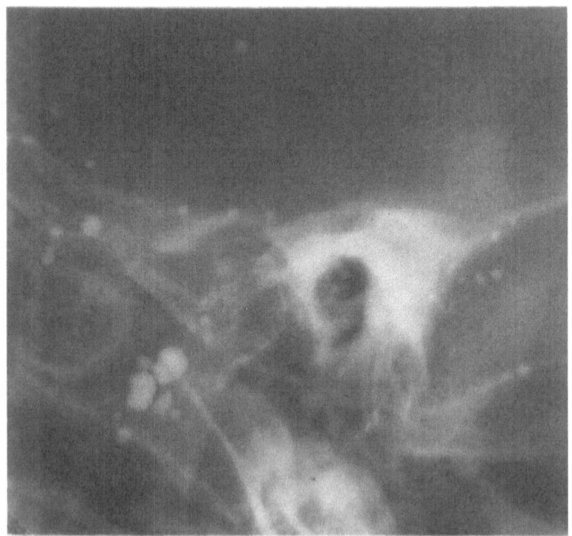

9.23 Zahlreiche kleine bis mittelgroße Tropfen am Boden der Schädelgruben bei **Zustand nach Zisternografie mit öligem Kontrastmittel** (57 J., weiblich)

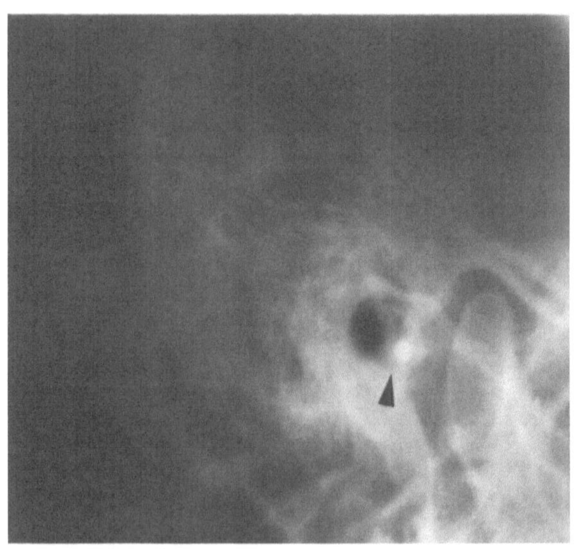

9.24 Kleines rundes metalldichtes **Konkrement** (▶) in Projektion auf die Vorderwand des äußeren Gehörgangs. **Zustand nach Schweißperlenverletzung des Mittelohres** (24 J., männlich)

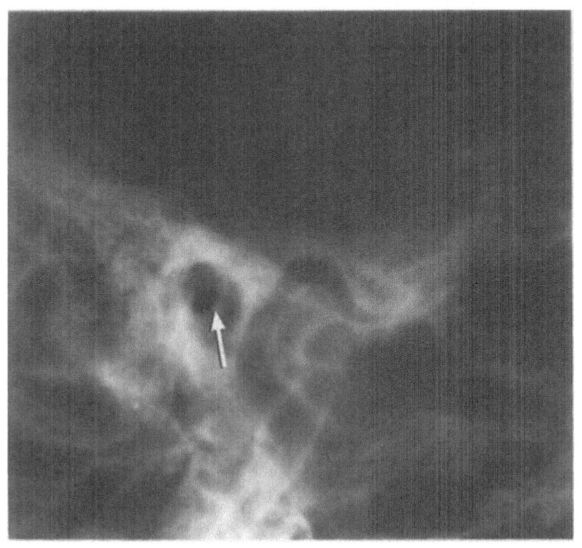 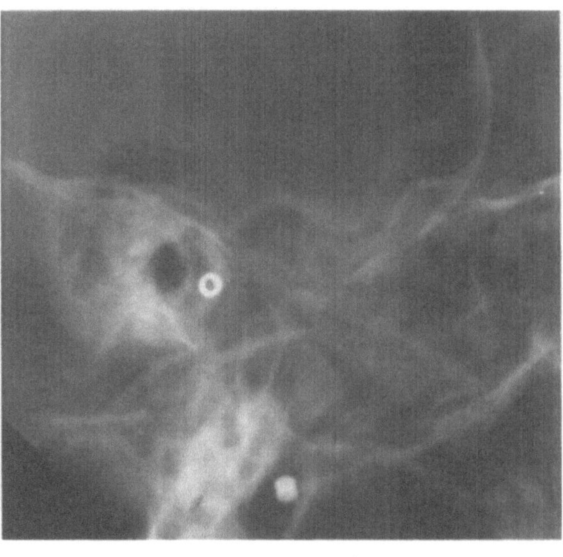

9.25 3 mm langes zartes **Drahtstückchen** (→) in Projektion auf den Gehörgang bei **Stapesplastik nach Schuknecht** (46 J., männlich)

9.26 Kleiner metalldichter „Ring" (**Paukenröhrchen**) in Projektion auf den vorderen unteren Trommelfellquadranten des rechten Ohres. Am unteren Bildrand ist das linksseitige Paukenröhrchen erkennbar (4 J., weiblich)

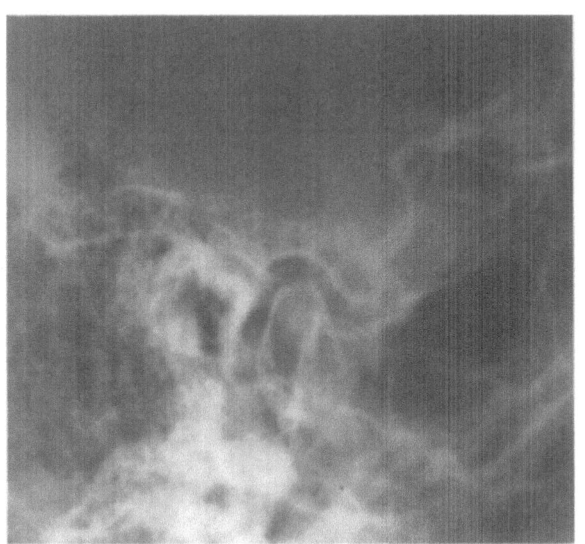 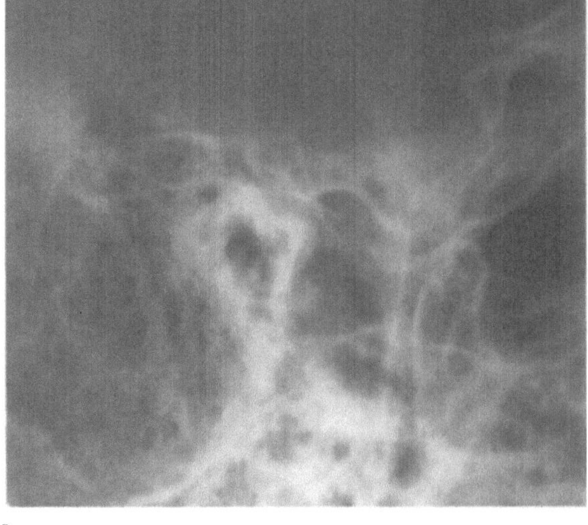

a

b

9.27 Funktionsaufnahme des Kiefergelenkes: geschlossener Mund (**a**); geöffneter Mund (**b**), dabei wandert das Kieferköpfchen unter und vor das Tuberculum articulare (57 J., männlich)

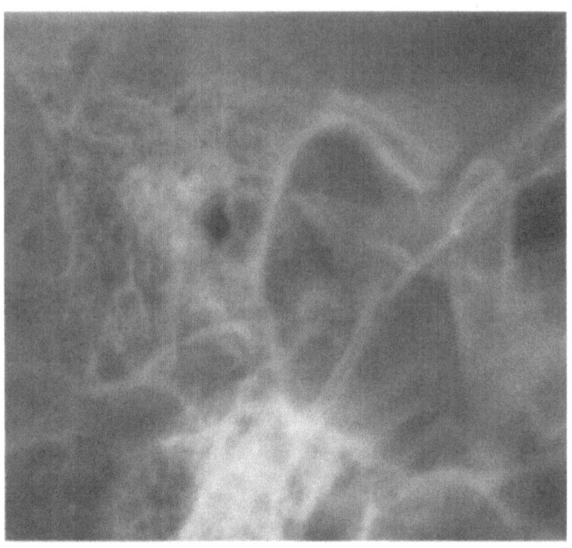

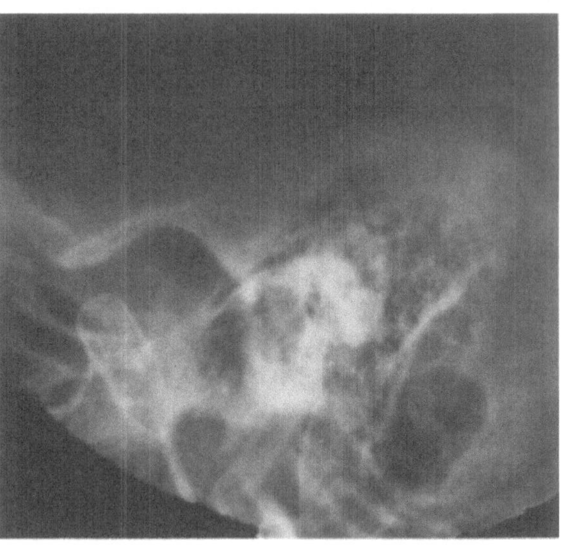

9.28 Kieferköpfchen infolge Gastroskopie vor dem Tuberculum articulare fixiert. **Kiefergelenksluxation** (45 J., männlich)

9.29 Kollumfraktur mit Luxation. Kieferköpfchen nach vorne und medial verlagert (38 J., männlich)

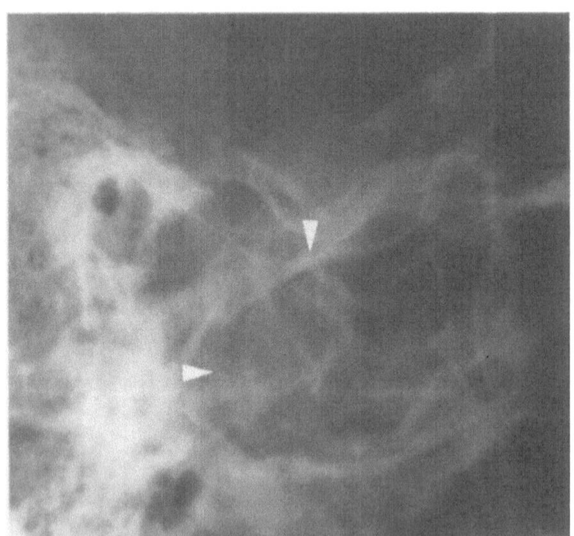

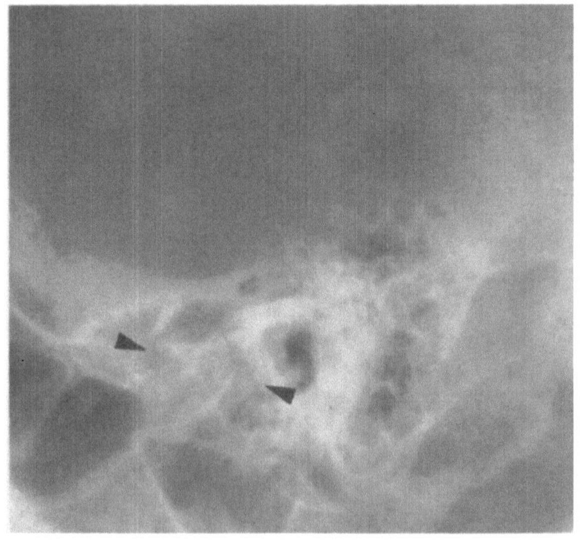

9.30 Hohe Kollumfraktur. Kieferköpfchen (▶) aus der Gelenkpfanne disloziert (48 J., männlich)

9.31 Intrakapsuläre Kieferköpfchenfraktur (▶) (16 J., männlich)

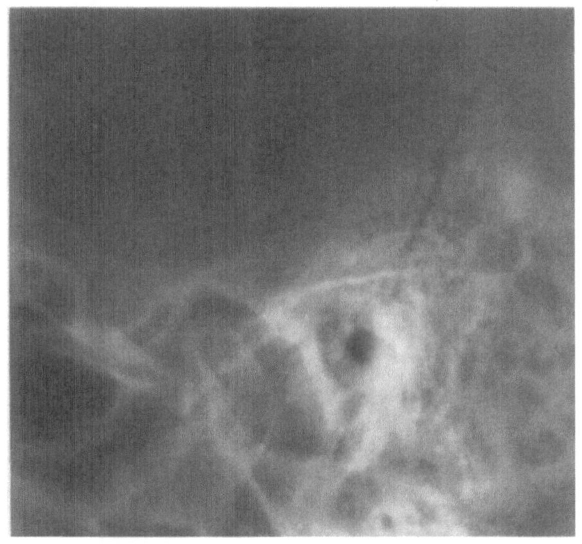

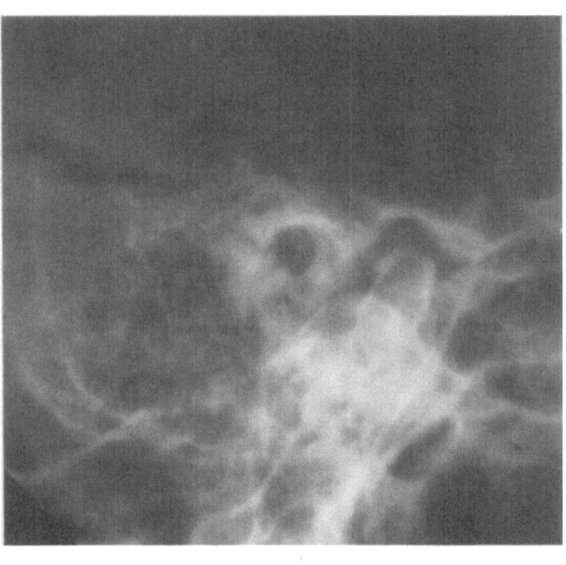

9.32 Frakturlinie läuft von hinten oben auf den äußeren Gehörgang zu. **Felsenbeinlängsfraktur** (20 J., männlich)

9.33 Von hinten kommender Frakturspalt mit Stufenbildung in der hinteren oberen Gehörgangswand. **Felsenbeinlängsfraktur** (50 J., männlich; s. 2.12)

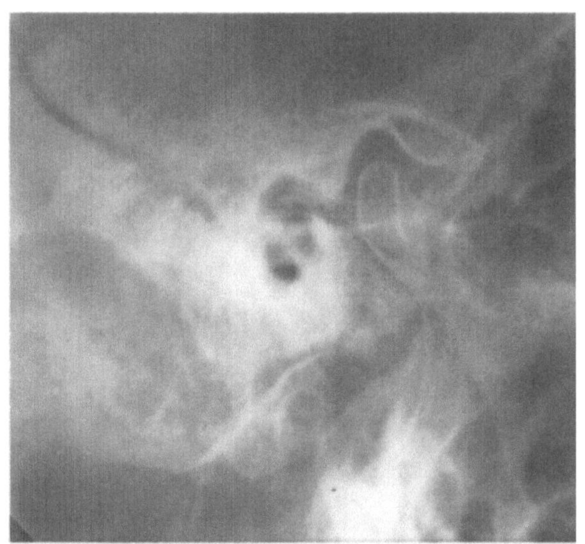

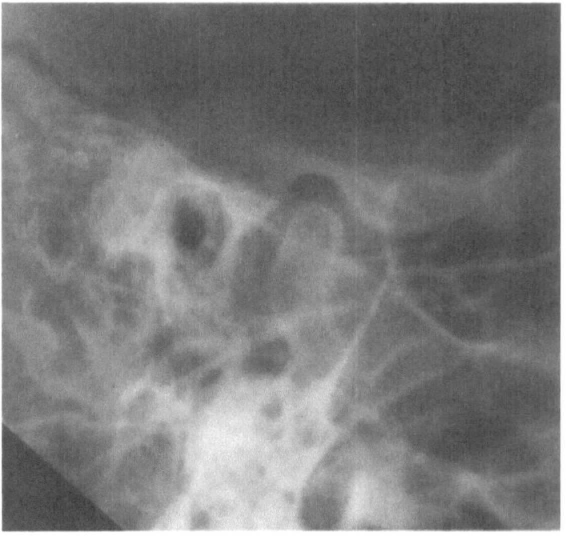

9.34 Fraktur von hinten oben in den äußeren Gehörgang einstrahlend. Stufenbildung sowohl der Vorder- als auch der Hinterwand. Dehiszenz in der Vorderwand. **Felsenbeinlängsfraktur** (49 J., männlich)

9.35 Die Bruchlinie zieht von hinten über den äußeren Gehörgang in das Kiefergelenk. **Felsenbeinlängsfraktur** (25 J., männlich)

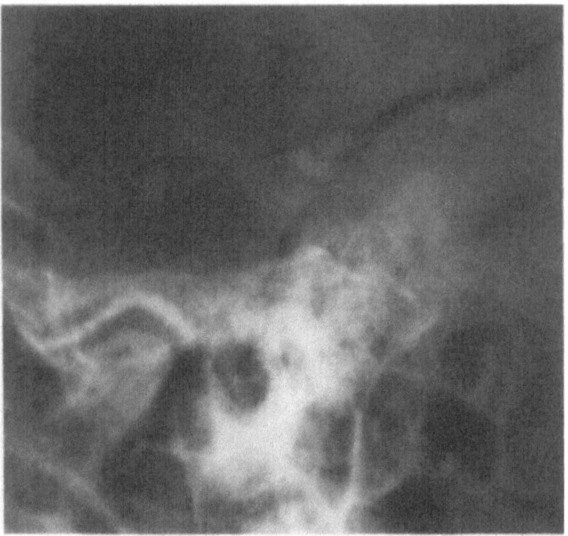

9.36 Y-förmige Fraktur, die mit einem Schenkel in den Gehörgang und mit dem anderen Schenkel vor den Jochbogen zieht. **Felsenbeinlängsfraktur** (71 J., weiblich)

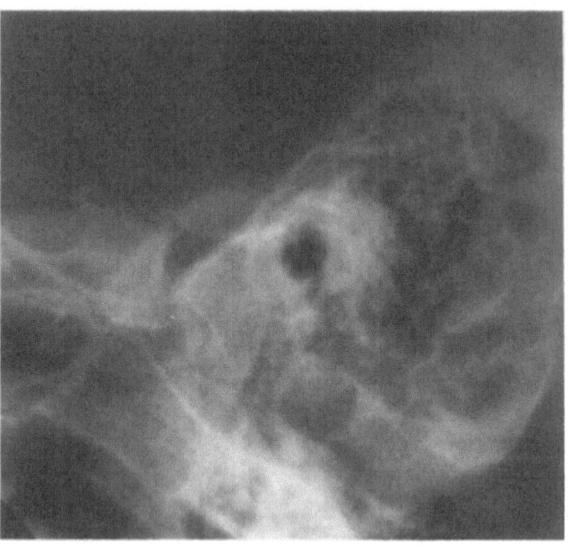

9.37 Frakturlinie im vorderen Anteil der Schläfenbeinschuppe, im Kiefergelenk, oberhalb des äußeren Gehörganges und im Mastoid. **Felsenbeinlängsfraktur** (64 J., männlich)

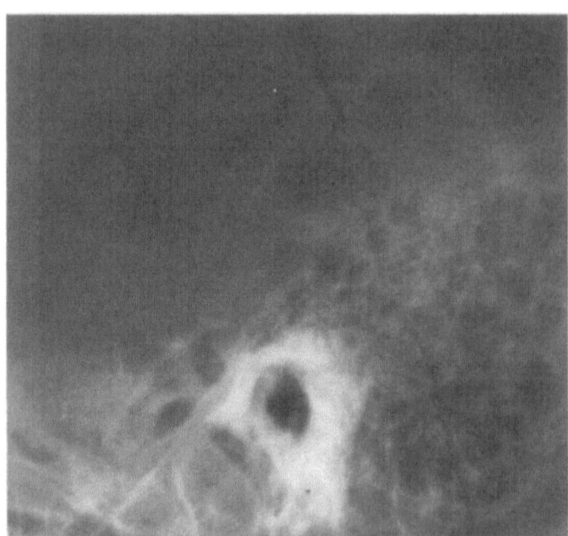

9.38 Frakturlinie, die durch die Temporalschuppe und das gut pneumatisierte Mastoid in Richtung Basis zieht. Die retrotympanale Verlaufsform korrespondiert mit dem Fehlen otologischer Symptome. **Mastoidfraktur** (24 J., männlich)

10 Schläfenbein nach E. G. Mayer

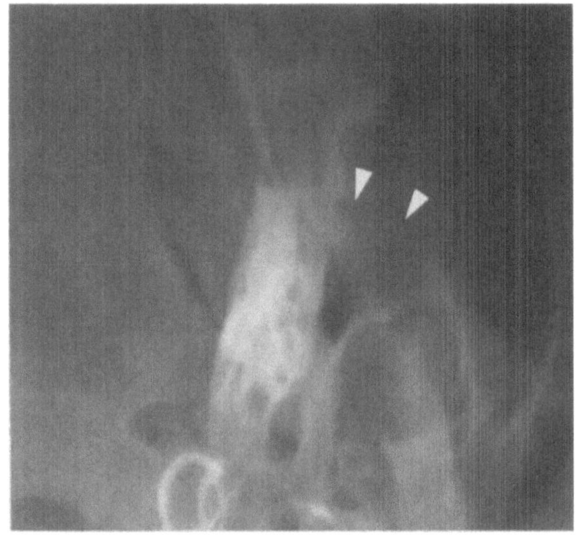

10.1 Arrosion der Brücke und flaue Überlagerung eines Knochendefekts (▶) im Bereich von Aditus und Tegmen antri. **Kuppelraum-Antrum-Cholesteatom** (47 J., weiblich)

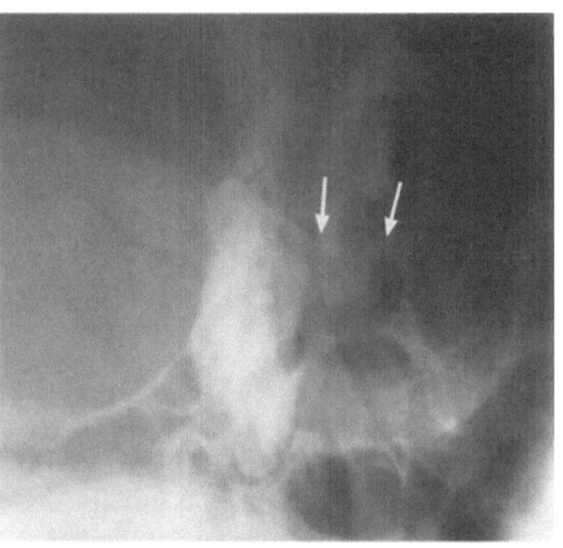

10.2 Fehlende Darstellung der Brücke und der hinteren Gehörgangswand. Ein großer Knochendefekt (→) erstreckt sich bis ins Mastoid. **Ausgedehntes Kuppelraum-Mastoid-Cholesteatom** (56 J., weiblich)

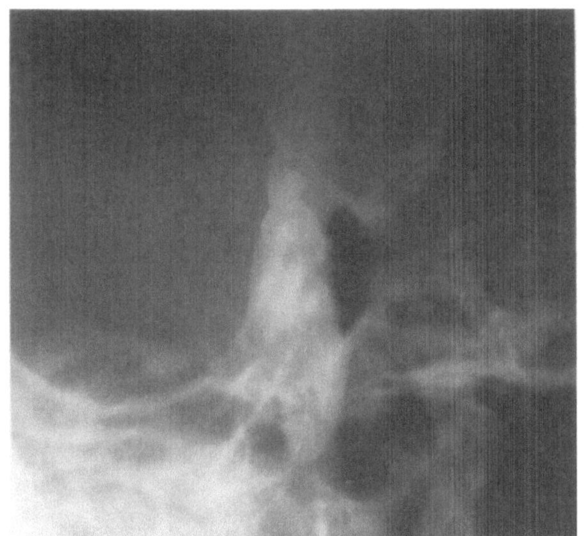

10.3 Operationsbedingter Defekt **(Radikalhöhle)** im Bereich von Gehörgang, Kuppelraum und Antrum mit fehlender Darstellung der Brücke, Eburnisation der Mastoidspitze (56 J., weiblich)

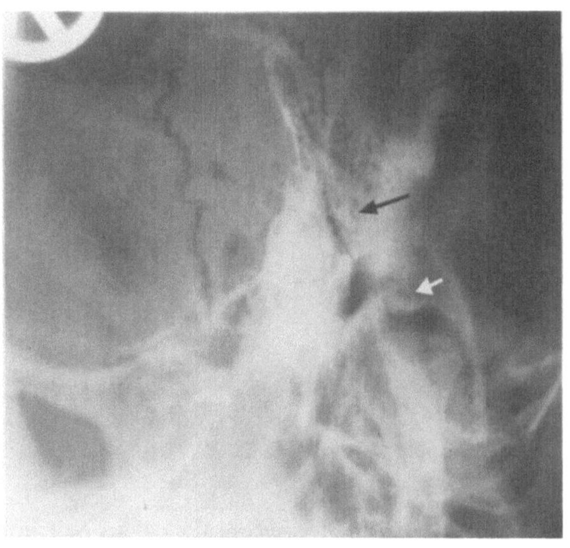

10.4 Eine Aufhellungslinie zieht von hinten oben durch Schuppenzellen, Antrum und Kuppelraum und durchsetzt die Brücke (→) sowie das Kiefergelenksdach (→). **Felsenbeinlängsfraktur** (49 J., männlich)

11 Felsenbein nach Stenvers

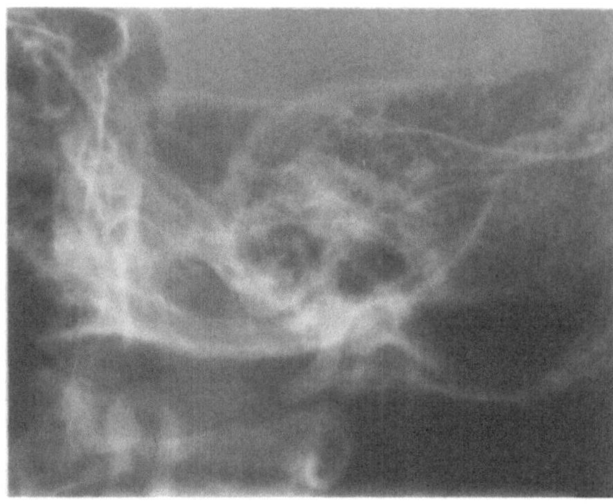

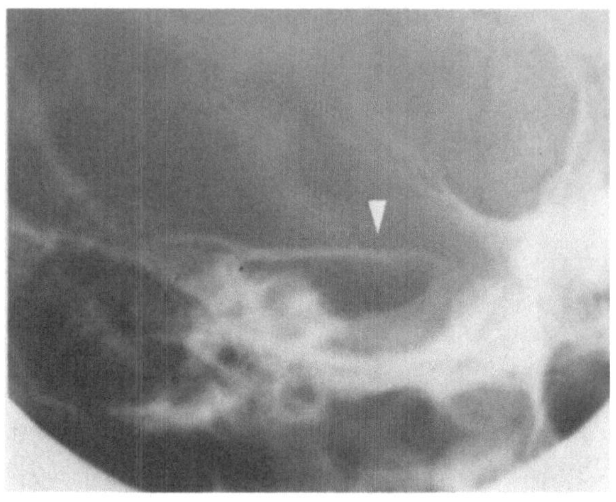

11.1 Sehr **ausgedehnte klein- bis mittelzellige Pneumatisation** des Warzenfortsatzes, des Felsenbeins und der Schläfenbeinschuppe. Typischerweise sind die Labyrinthkonturen und der innere Gehörgang durch die starken Zellüberlagerungen schlecht bzw. nicht abgrenzbar (34 J., männlich; s. 9.6)

11.2 **Große Pyramidenspitzenzelle (▶)**, die den inneren Gehörgang teilweise überlagert (7 J., weiblich)

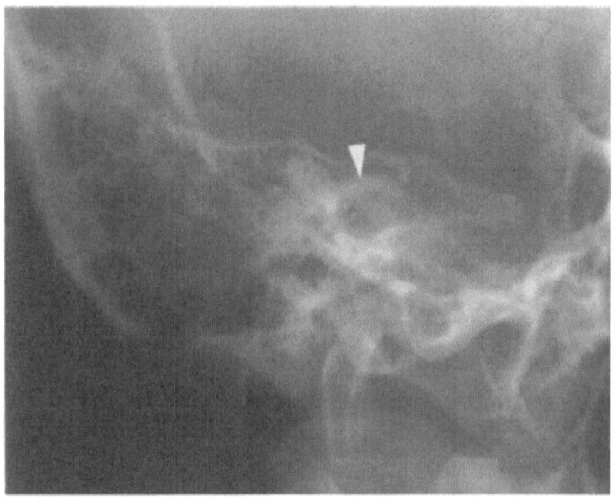

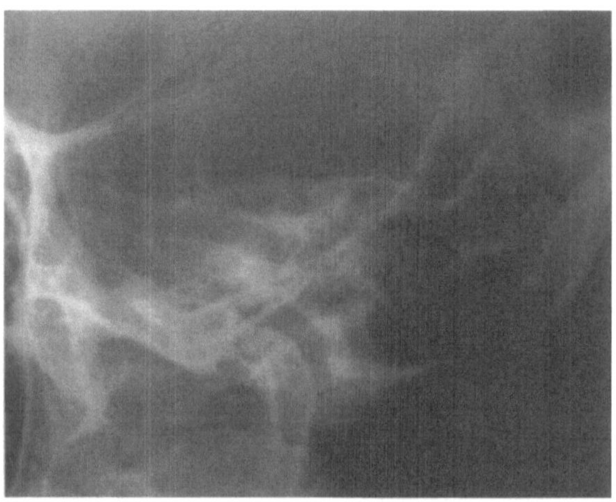

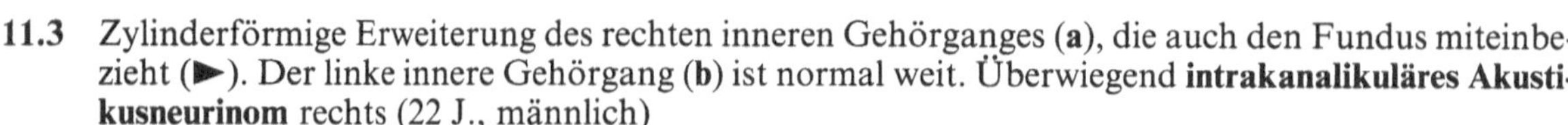

a   b

11.3 Zylinderförmige Erweiterung des rechten inneren Gehörganges (**a**), die auch den Fundus miteinbezieht (▶). Der linke innere Gehörgang (**b**) ist normal weit. Überwiegend **intrakanalikuläres Akustikusneurinom** rechts (22 J., männlich)

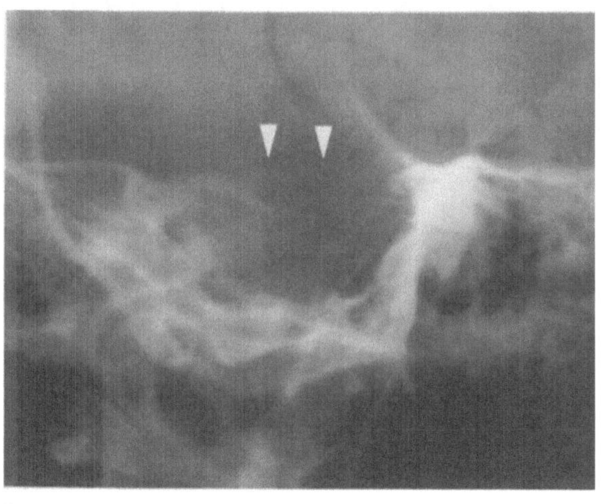 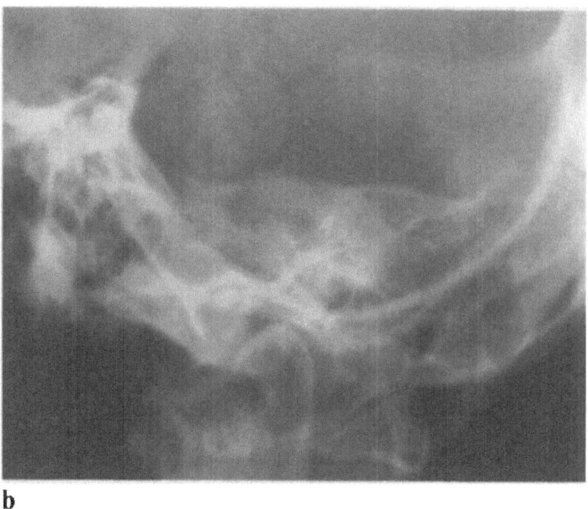

a b

11.4 Fundus des Meatus acusticus internus seitengleich und normal weit, aber Ausweitung des Porus m.a.i. rechts und erhöhte Strahlentransparenz (▶) durch Knochenabbau im Bereich der medialen Pyramidenfläche. **Extrakanalikuläres Akustikusneurinom** rechts (45 J., weiblich)

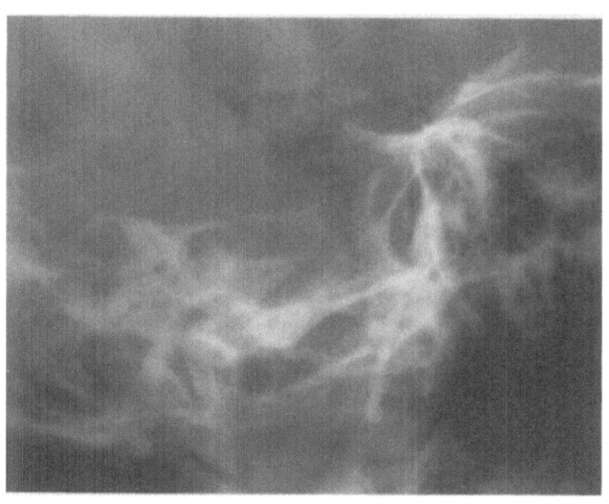 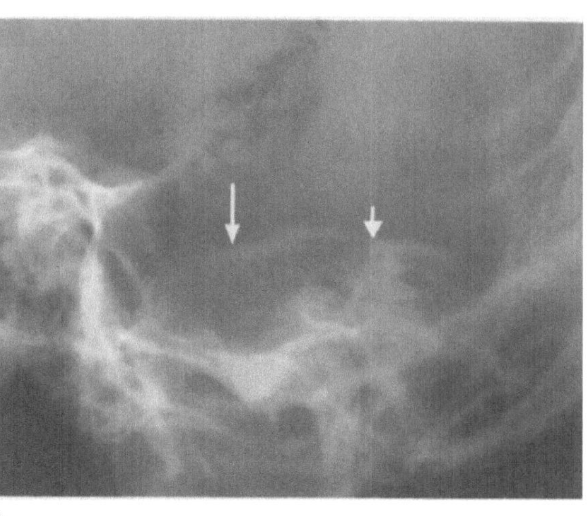

a b

11.5 Der linke innere Gehörgang (**b**) ist nicht mehr abgrenzbar. Die Knochendestruktion reicht bis zur Pyramidenoberkante (→) und bis zum oberen Bogengang (→). Unauffälliger Befund der Gegenseite (**a**). **Ausgedehntes Akustikusneurinom** (25 J., männlich)

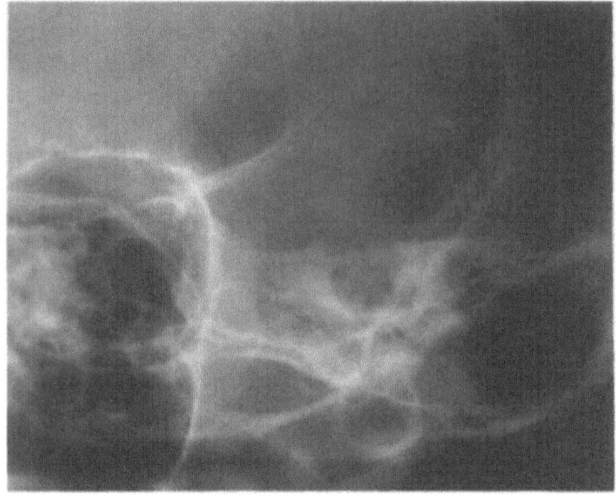

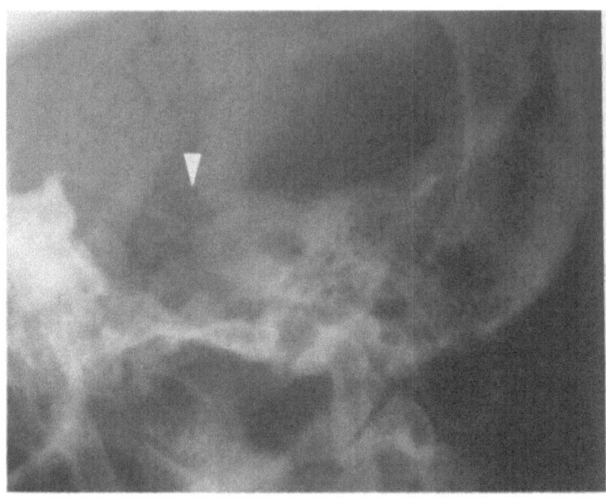

11.6 1,5 × 1,4 cm großer, scharfkantiger Knochendefekt im mittleren Bereich des Felsenbeins, der vom inneren Gehörgang bis zur Pyramidenoberkante reicht. Klinisch bestand ein vollständiger Labyrinthausfall mit Fazialisparese aufgrund eines **großen Akustikusneurinoms** (46 J., männlich)

11.7 Großer unregelmäßiger Knochendefekt (▶) der Pyramidenspitze bei ausgedehntem **Nasopharynxkarzinom** (69 J., männlich; s. 28.32)

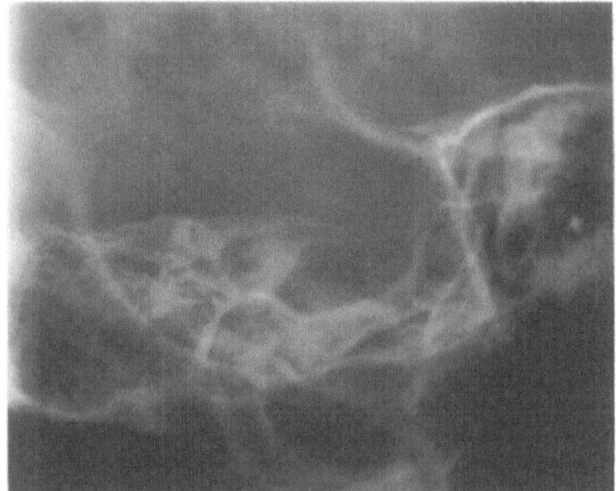

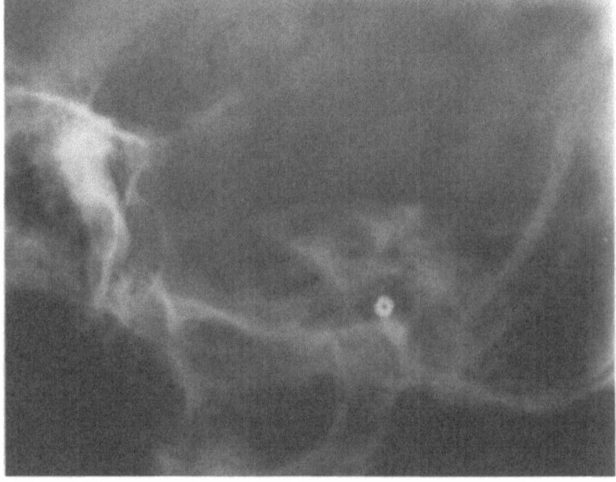

a   b

11.8 Aufhellungen der Pyramidenoberkante links (**b**) mit partieller Auslöschung und Knochenabbau im Bereich der Pyramidenspitze sowie in der benachbarten Temporalisschuppe bei **metastasierendem Mammakarzinom**. Paukenröhrchen wegen Paukenerguß infolge tumorbedingtem Tubenverschluß. Rechtsseitige Stenversaufnahme (**a**) zum Vergleich. Hier projiziert sich das Paukenröhrchen in die rechte Orbita (74 J., weiblich)

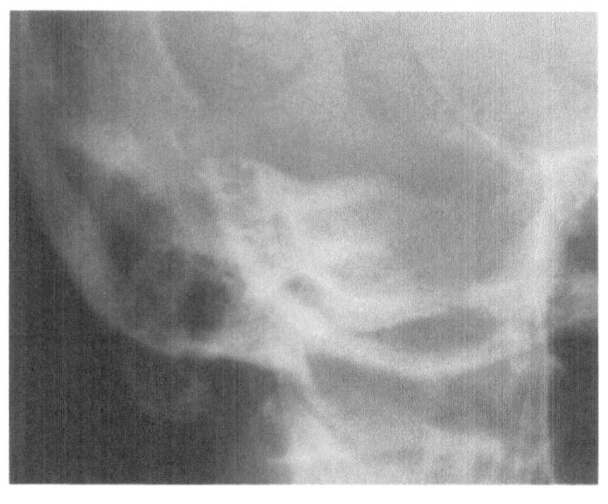
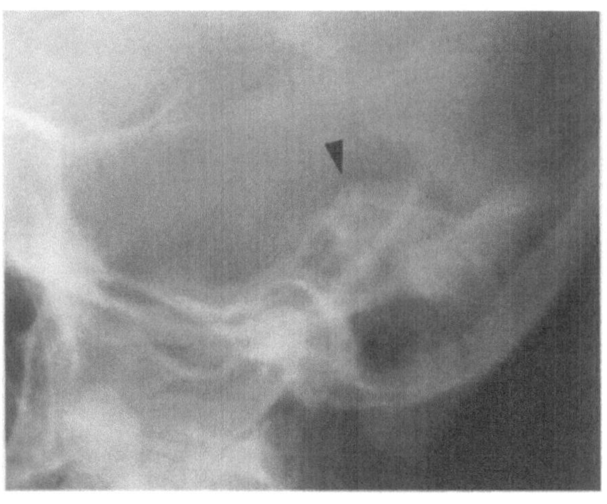

a   b

11.9 Vollständiges Fehlen der vorderen zwei Drittel des Felsenbeins links (**b**). Oberer Bogengang (▶) noch erkennbar. Ausfall des IV.–XII. Hirnnervs infolge eines **ausgedehnten Epidermoid im Kleinhirnbrückenwinkel** (51 J., männlich)

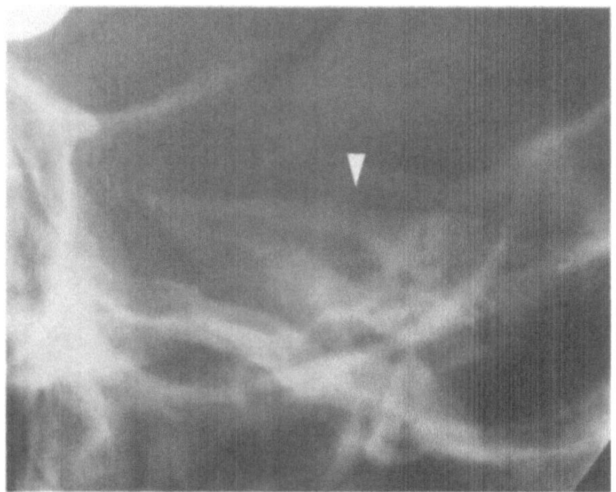
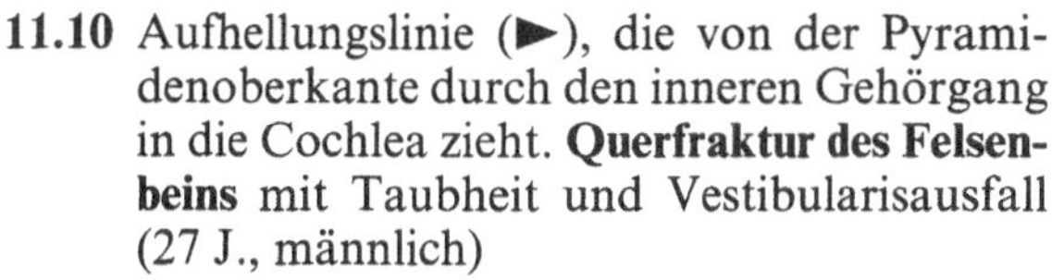
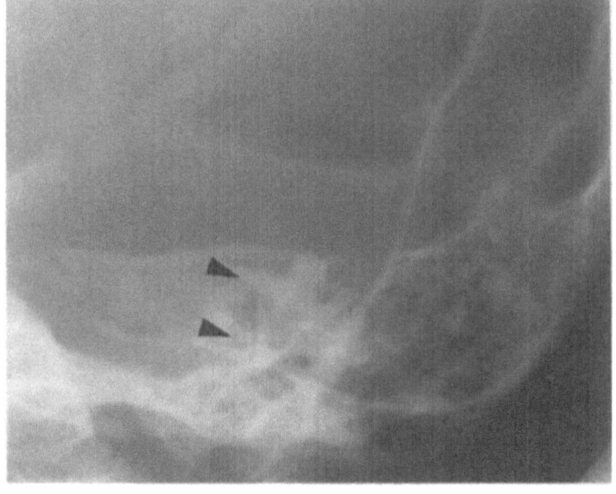

11.10 Aufhellungslinie (▶), die von der Pyramidenoberkante durch den inneren Gehörgang in die Cochlea zieht. **Querfraktur des Felsenbeins** mit Taubheit und Vestibularisausfall (27 J., männlich)

11.11 Ein Frakturspalt (▶) durchsetzt den Fundus des inneren Gehörganges, die Cochlea und zieht über die Fissura sphenopetrosa nach kaudal. **Querfraktur des Felsenbeins** mit vollständigem Labyrinthausfall und Fazialisparese (38 J., weiblich)

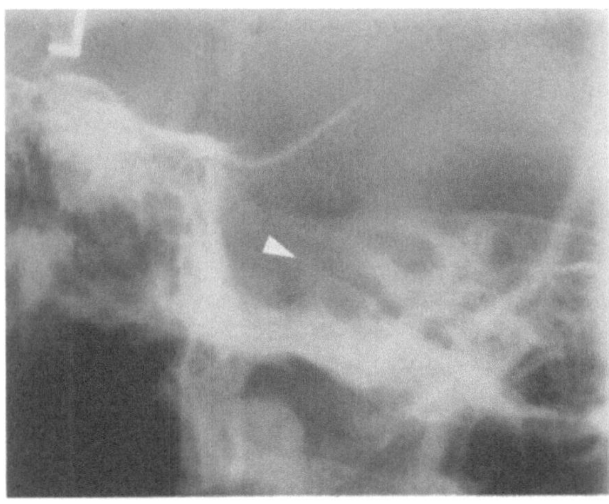

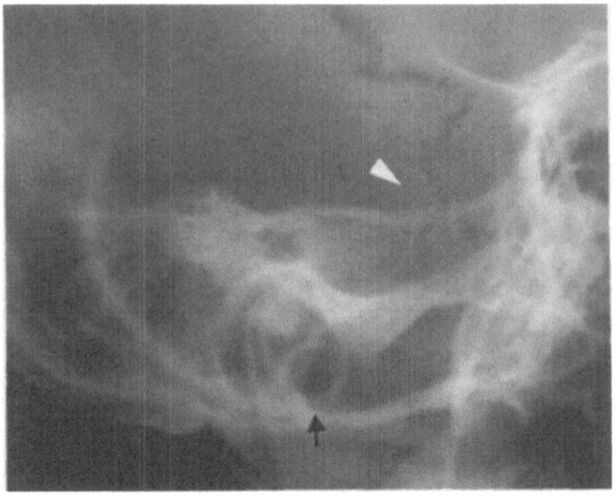

11.12 Feine Aufhellungslinie (▶) senkrecht zur Pyramidenoberkante im Bereich der Felsenbeinspitze. Weit innen lokalisierte **Querfraktur des Felsenbeins** mit hochgradiger Innenohrschwerhörigkeit und Vestibularisausfall (41 J., männlich)

11.13 Projektion der **Sutura sphenosquamosa** (▶) auf die Pyramidenspitze. Diese Knochennaht darf nicht mit einer Fraktur verwechselt werden! Als Nebenbefund ist der Canalis nervi hypoglossi (→) der gleichen Seite abgebildet, der auf 5–10% der Stenvers-Aufnahmen sichtbar wird (40 J., männlich)

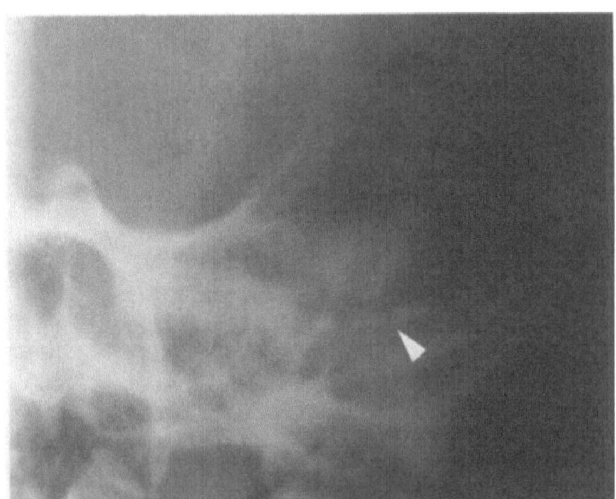

11.14 Auf der steilen – nach Chaussé III modifizierten – Stenversaufnahme kommt ein **Cholesteatom** in Kuppelraum und Antrum mit Fistelbildung im horizontalen Bogengang (▶) zur Darstellung (43 J., weiblich)

12 Orbitale Pyramidenvergleichsaufnahme nach Schüller II

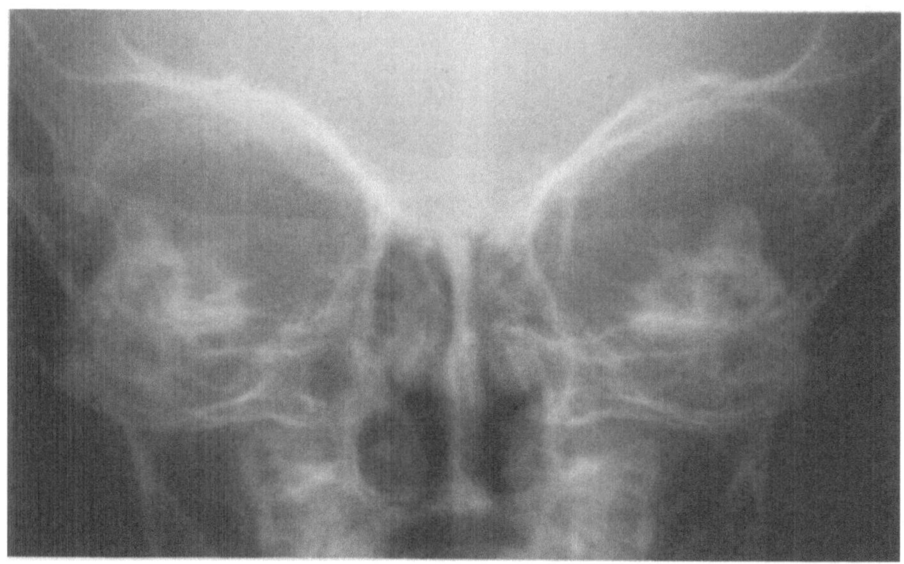

12.1 Übersichtliche Darstellung der **normalen Innenohren** und des inneren Gehörganges **im frühen Kindesalter** (2 J., männlich)

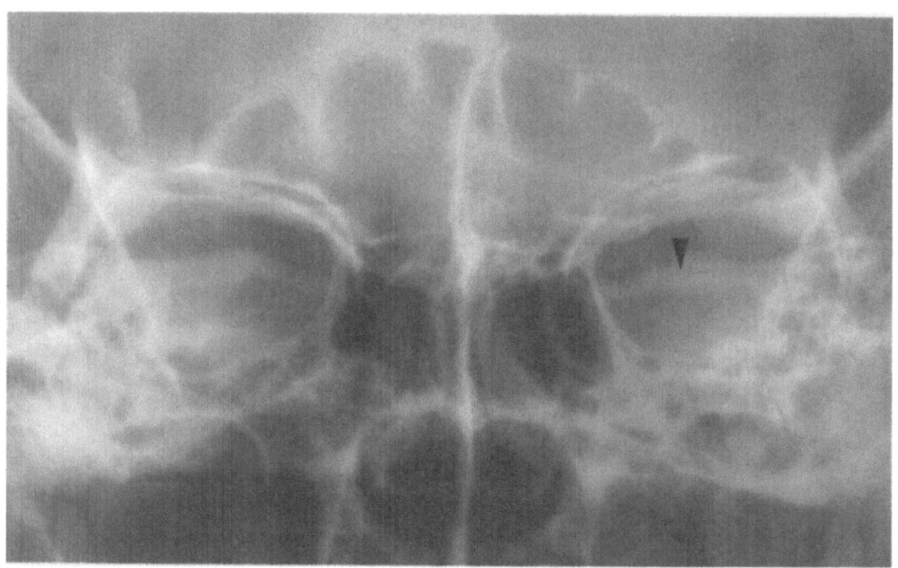

12.2 Seitendifferente Abbildung der inneren Gehörgänge mit deutlicher Aufweitung der linken Seite (▶) bei **Akustikusneurinom** (48 J., weiblich; s. 13.4)

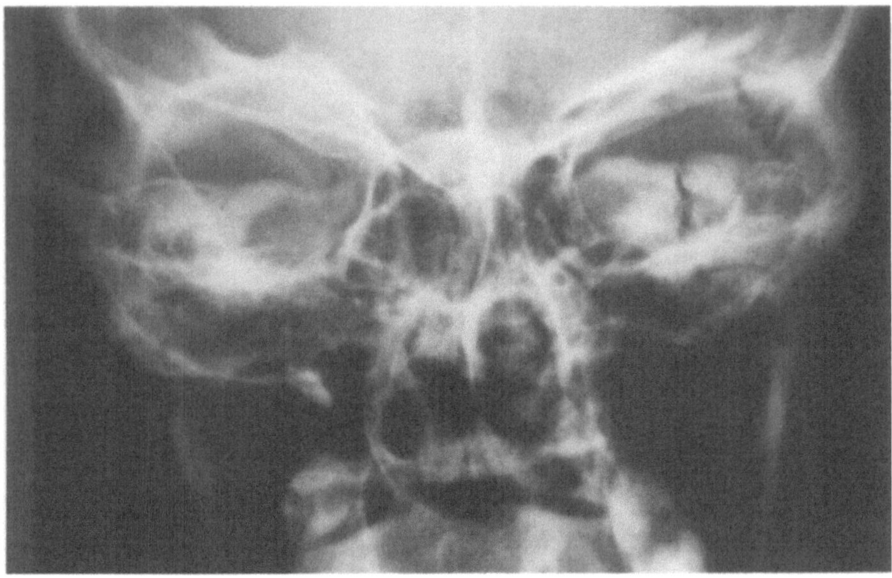

12.3 Senkrecht durch die linken Felsenbeinpyramide verlaufende Frakturlinie bei Zustand nach **Felsenbeinquerfraktur** mit vollständigem Innenohrausfall und Fazialisparese (33 J., weiblich)

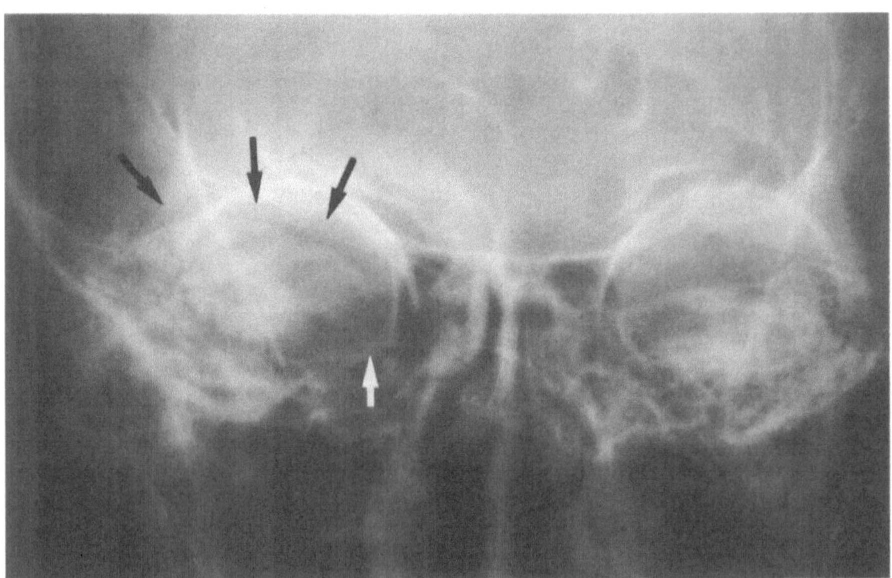

12.4 Unscharf begrenzte Osteolyse der rechten Pyramidenspitze (→) infolge eines ausgedehnten **Nasopharynxkarzinoms** mit Destruktion der Schädelbasis. Anhebung der gleichseitigen Pyramidenoberfläche (→) durch infiltrierend-expansives Tumorwachstum (45 J., männlich)

13 Pyramidenvergleichsaufnahme nach Altschul und Uffenorde

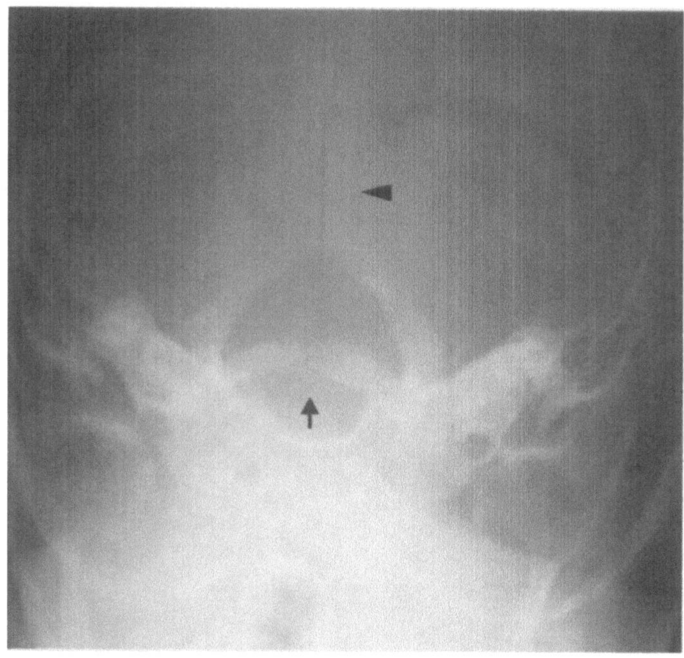

13.1 Frakturlinie, die durch die **Hinterhauptsschuppe** in das Foramen magnum zieht (▶). Der dorsale Atlasbogen des Dreijährigen ist noch nicht vollständig geschlossen (→) (3 J., männlich)

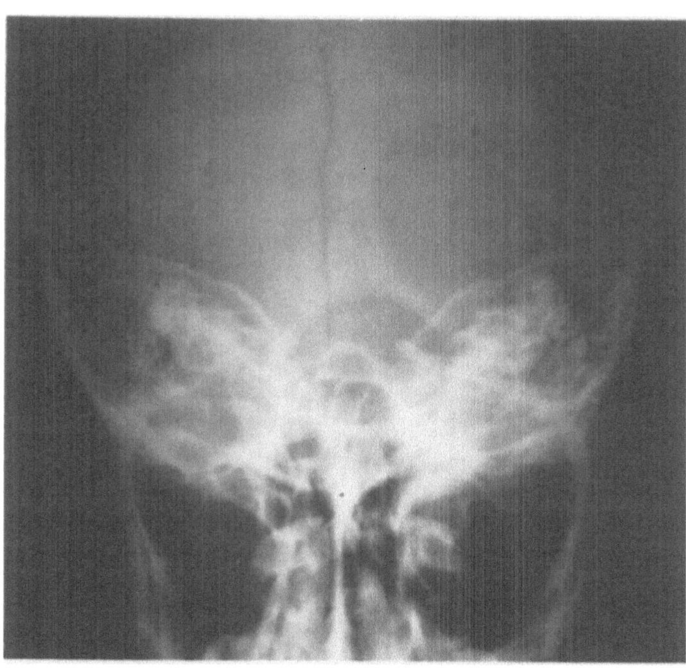

13.2 Durchgehende Aufhellungslinie in Projektion auf Hinterhauptsschuppe und Foramen magnum. Keine Fraktur, sondern **Sutura metopica des Stirnbeins** (18 J., weiblich)

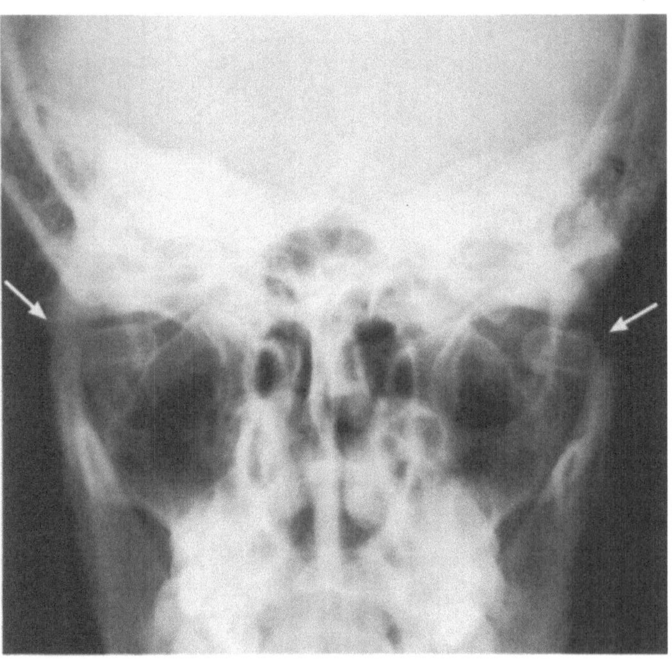

13.3 Doppelseitige Kieferköpfchenfraktur (→) mit Medialverlagerung nach Sturz aufs Kinn (22 J., weiblich)

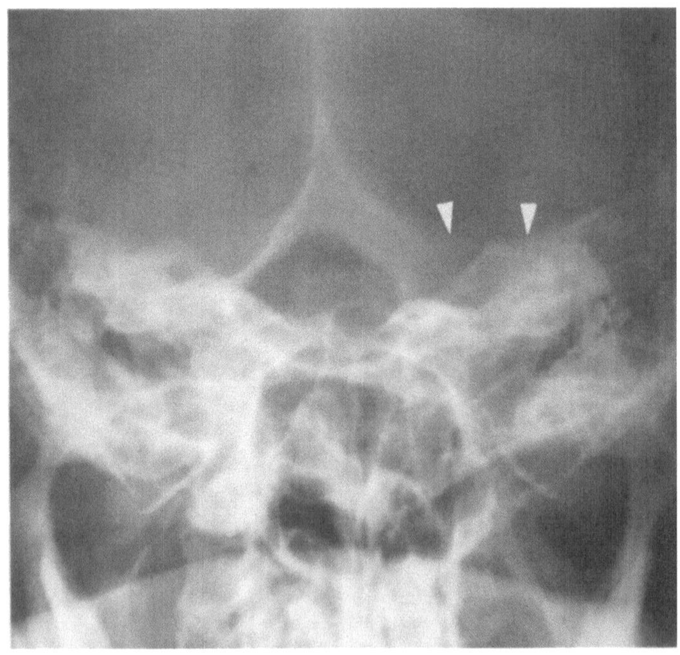

13.4 Starke Aufweitung des linken inneren Gehörganges (▶) infolge eines **Akustikusneurinoms** (48 J., weiblich; s. 12.2)

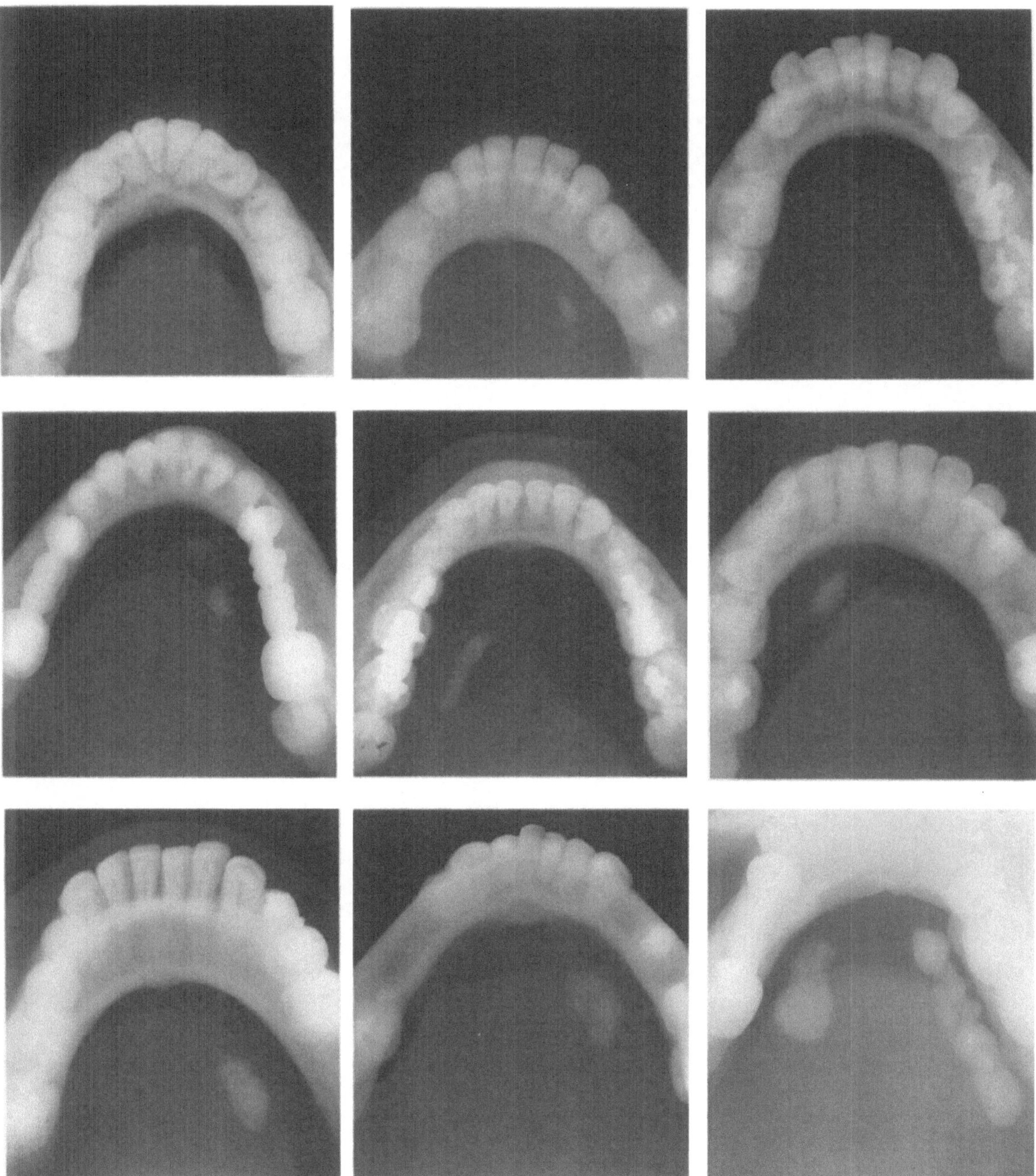

14.1 Im Ductus submandibularis (Wharton) gelegene kleine und große, rundliche, längliche und bizarr konfigurierte **Speichelsteine**. Ein Beispiel einer doppelseitigen Steinbildung

15 Unterkiefer halbschräg

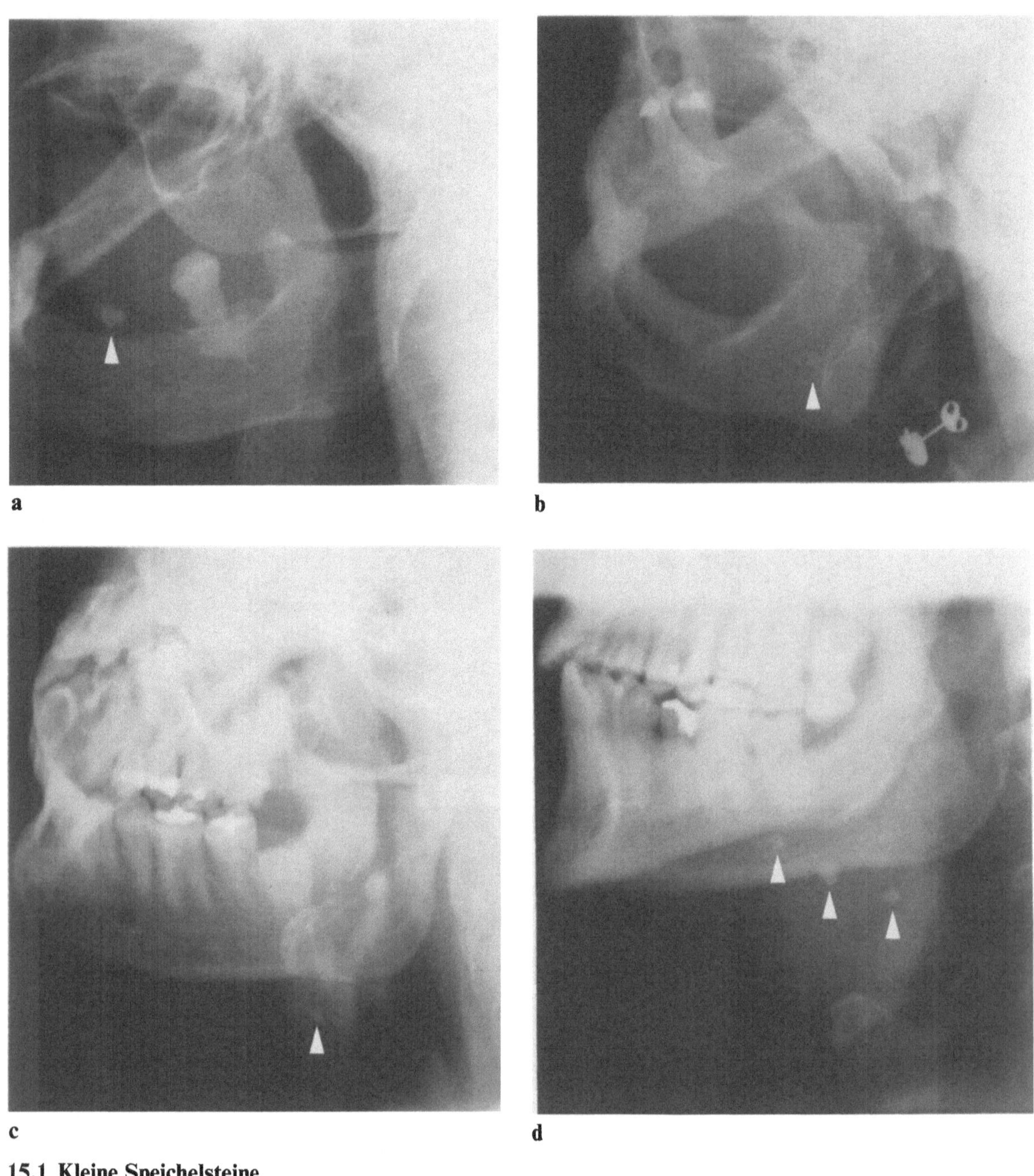

15.1 Kleine Speichelsteine
   a) im vorderen Gangdrittel (►),
   b) und **c)** im intraglandulären Gangabschnitt (►),
   d) multipel im Wharton Gang (►)

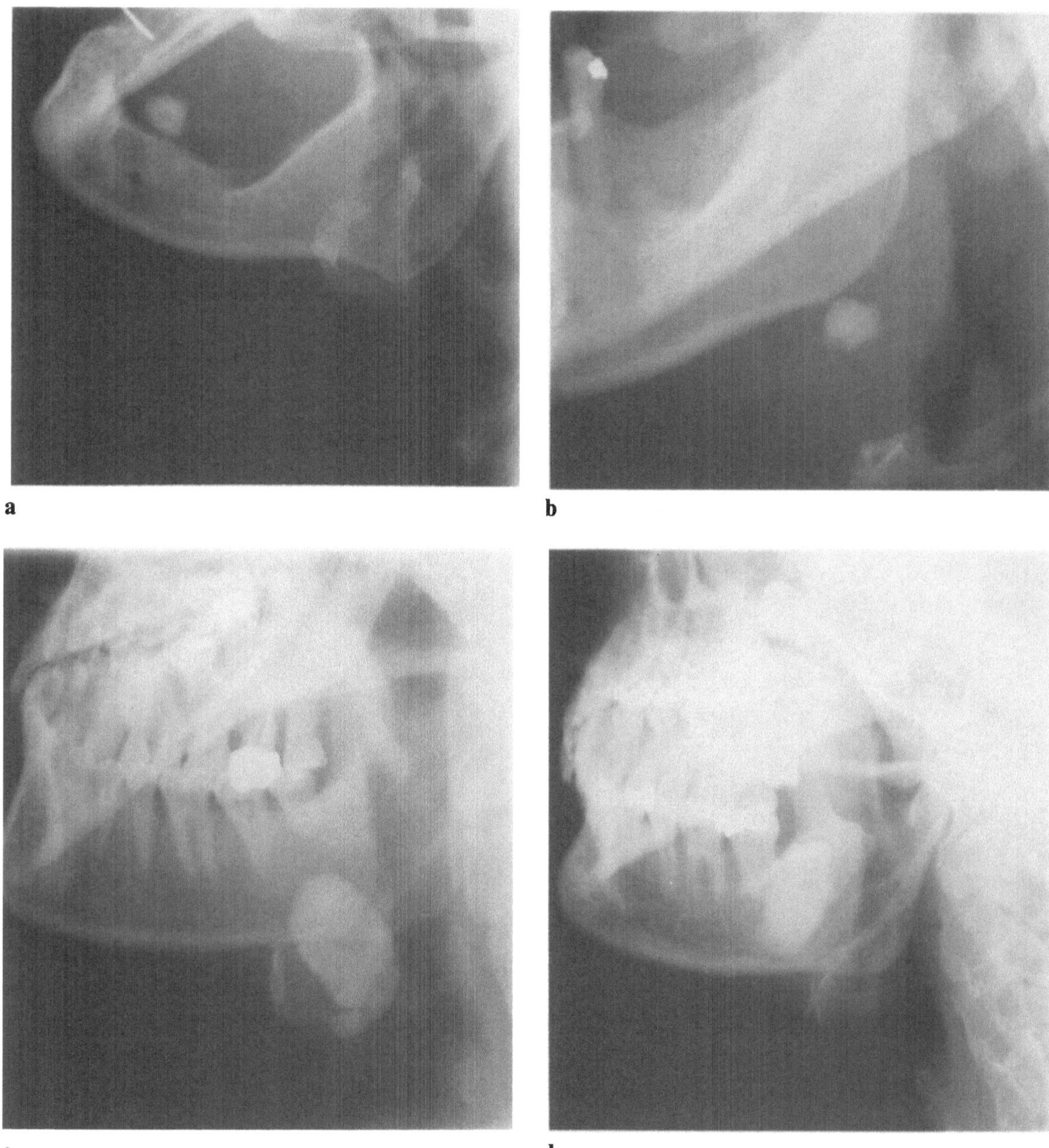

a

b

c

d

15.2 Große Speichelsteine
    a) im vorderen Gangdrittel,
    b) im intraglandulären Gangabschnitt.
    c) extrem großer Stein,
    d) von der Wurzel des retinierten 8ers ausgehender knochendichter, rundlich begrenzter Tumor, der den Canalis alveolaris inferior kaudalwärts verlagert (**komplexes Odontom**)

16 Sialogramm Submandibularis halbschräg

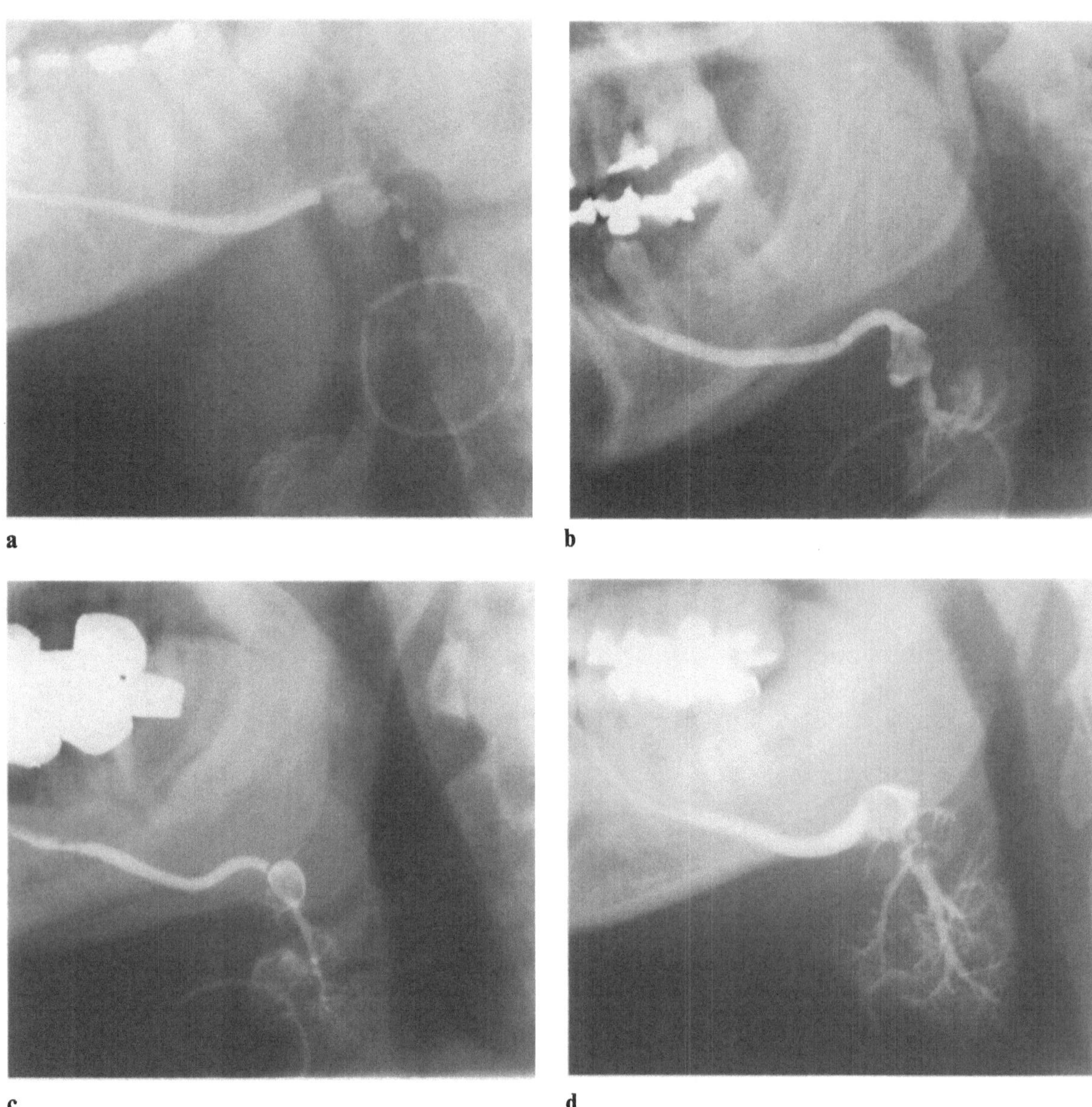

a

b

c

d

16.1 Speichelsteine im drüsennahen Gangabschnitt (Kniebereich) mit
   a) fehlender Drüsenfüllung infolge vollständiger Gangverlegung,
   b) partieller Drüsenfüllung bei unregelmäßig gestaltetem Stein,
   c) und **d)** ausreichender bzw. guter Füllung des Drüsengangsystems mit umflossenem Stein

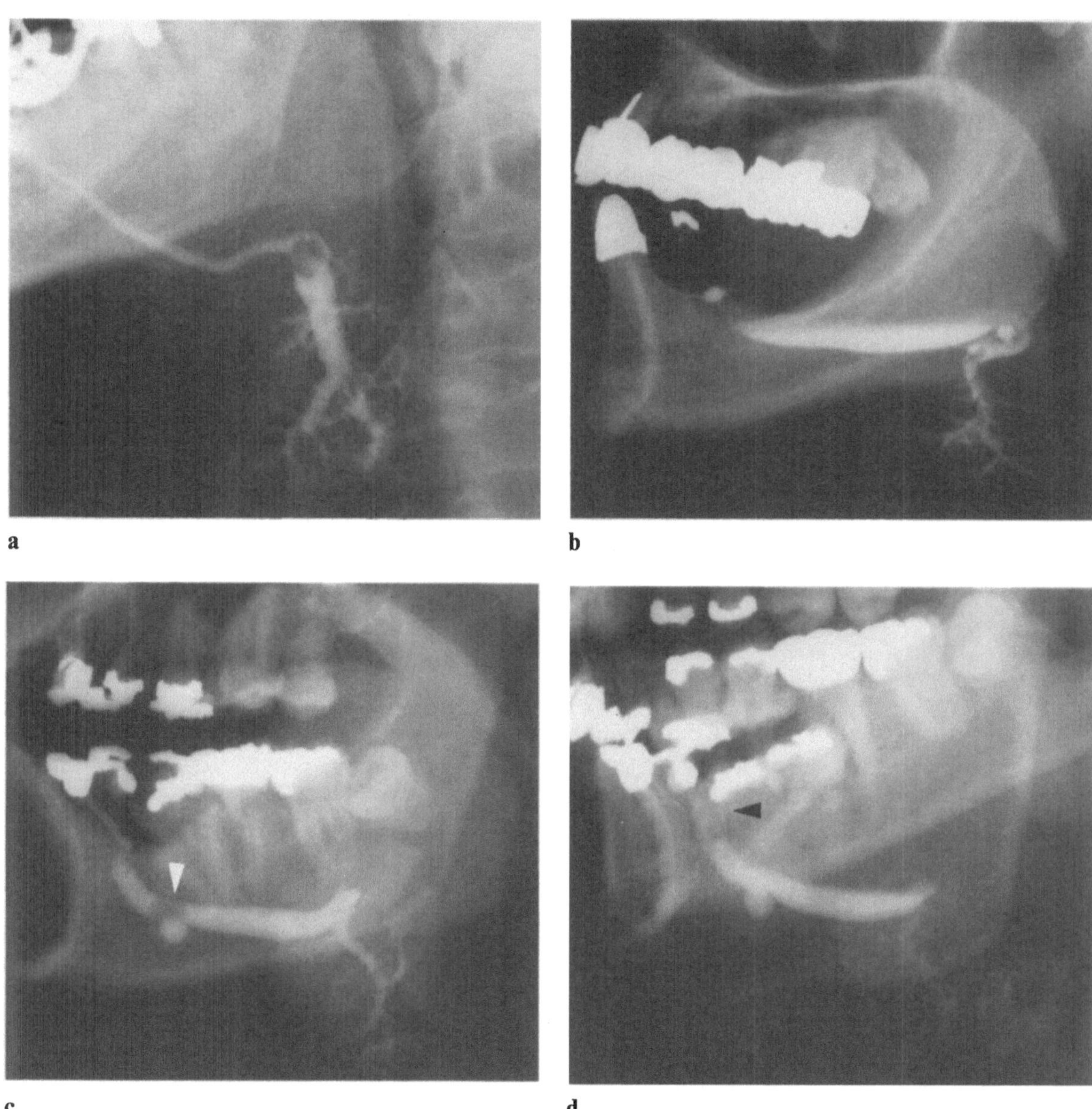

16.2 Gangektasien

a) Speichelstein im Kniebereich mit stauungsbedingter Weitstellung des intraglandulären Gangsystems,

b) extreme Ektasie und Elongation des Wharton Ganges mit Kontrastmittelunterschichtung und Divertikelbildung im Kniebereich,

c) Speichelstein in Höhe des Divertikels (►) bei erweitertem Ausführungsgang.

d) Verlagerung desselben Steins papillenwärts (►) durch Sekretionsdruck (mobiler Stein)

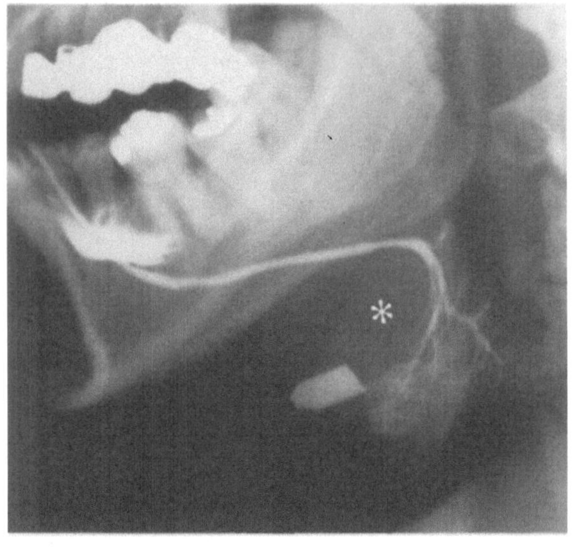

a

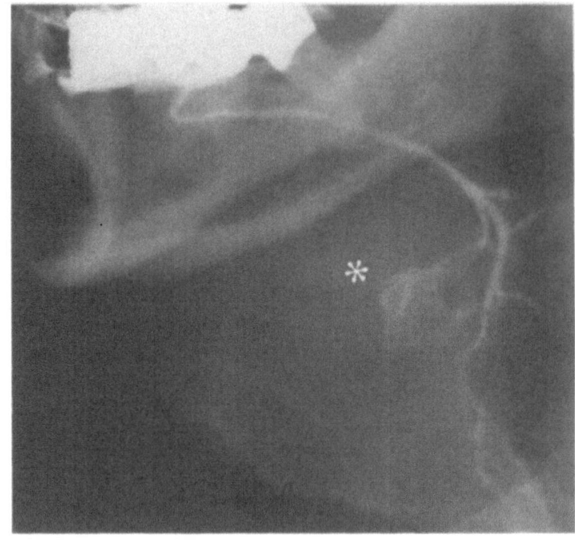

b

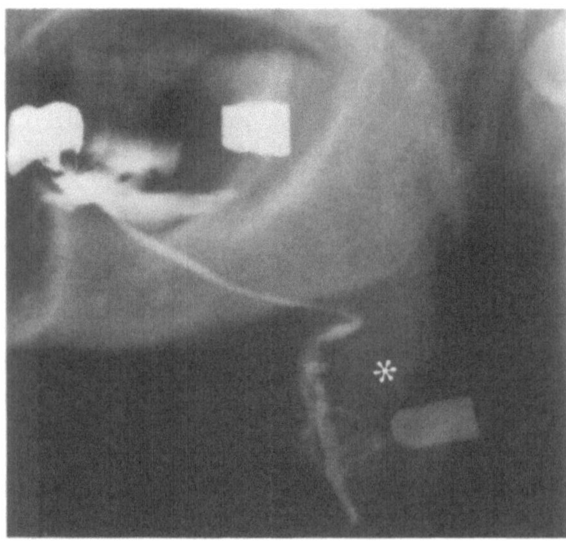

c

16.3 Paraglanduläre Raumforderungen

a) 2,5 × 4,0 cm großer Prozeß (**Submandibulariszyste**), der den Gang nach hinten und unten verlagert (*),

b) 5,0 × 6,0 cm große Raumforderung (**Mundbodenabszeß**) mit Gangverlagerung nach oben und hinten (*),

c) 3,0–4,0 cm großer Tumor (**abszedierende laterale Halszyste**) mit Verlagerung des Drüsenkörpers nach vorne (*)

17 Sialogramm Parotis sagittal

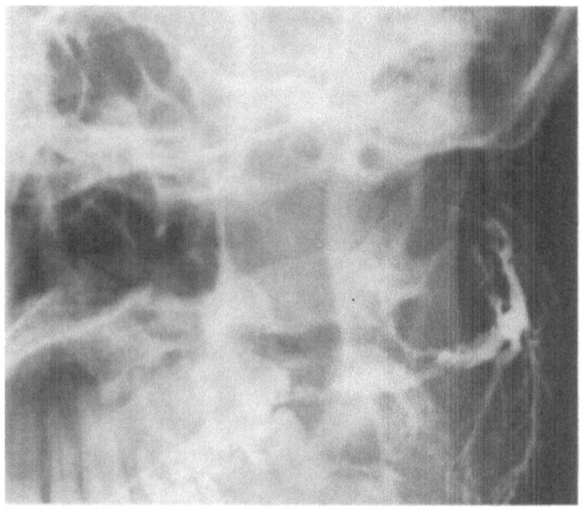

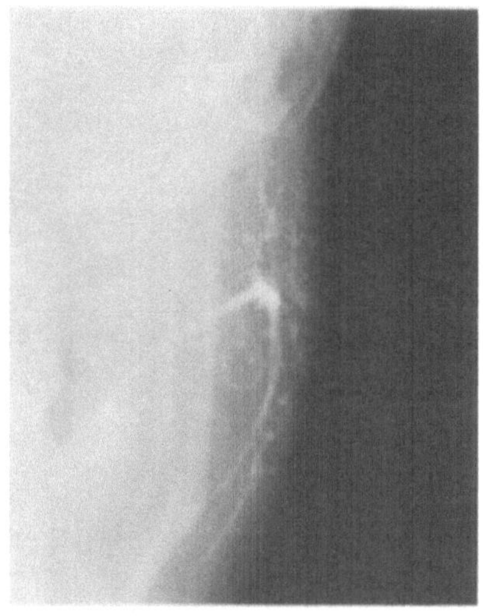

17.1 Abszedierende Sialadenitis mit pseudotumoröser Parotisschwellung (24 J., weiblich)

Klinik: Zustand nach hochentzündlicher, eitriger Parotitis mit Kieferklemme.
Befund: 2,5 × 2,5 cm große runde Raumforderung im oberen Parotisabschnitt mit konzentrischer Verdrängung des Gangsystems. Gangerweiterung und Kaliberunregelmäßigkeiten als Zeichen einer gleichzeitigen Entzündung.

17.2 Chronisch rekurrierende Parotitis im Kindesalter (7 J., weiblich; s. 18.7)

Klinik: Rezidivierende Schwellungen der linken Ohrspeicheldrüse bei einem 7jährigen Mädchen.
Befund: Regelrecht gestalteter Hauptgang; kleintropfige periphere Kontrastmitteldepots im lateralen und medialen Drüsenbereich.

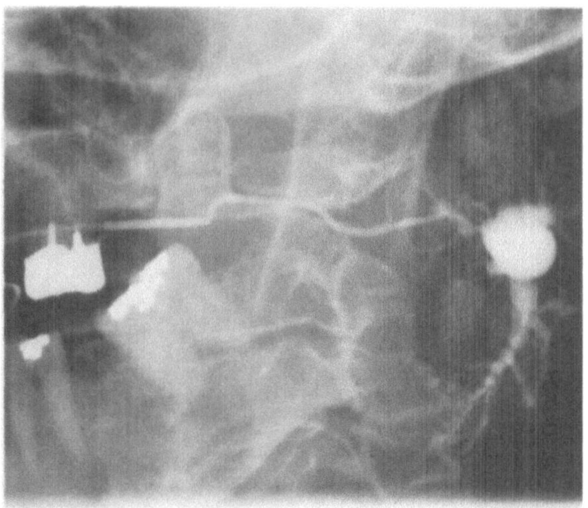

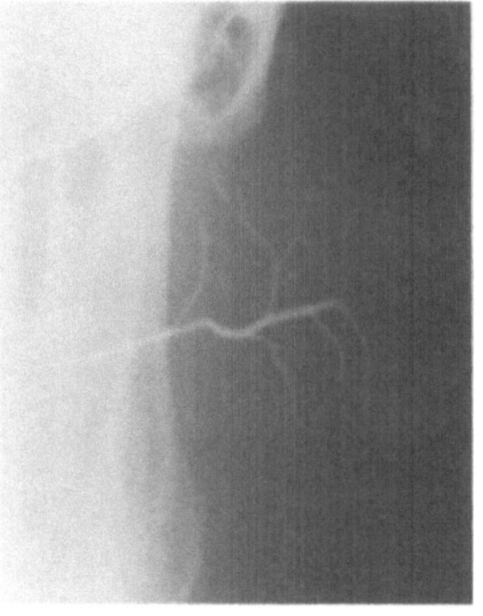

17.3 Entzündungsbedingte Gangstenose mit sekundärem Mega-Stenon (64 J., weiblich)

Klinik: Seit 15 Jahren rezidivierende akute eitrige Entzündungen.
Befund: Stenosierung am Übergang des Hauptganges des extrem erweiterten intraglandulären zum extraglandulären Anteil. Perlschnurartig septierte und dilatierte Gänge 1. Ordnung.

17.4 Entdifferenziertes solides Karzinom (80 J., männlich)

Klinik: Seit 2 Monaten bestehende derbe, druckschmerzhafte Wangenschwellung. Komplette Fazialislähmung seit 3 Wochen.
Befund: Rarifiziertes Gangsystem mit spärlicher Füllung der zentralen Gangabschnitte. Die Gänge 3. und 4. Ordnung kommen nicht zur Darstellung. Ausgedehnte weichteildichte Raumforderung der gesamten Glandula parotis.

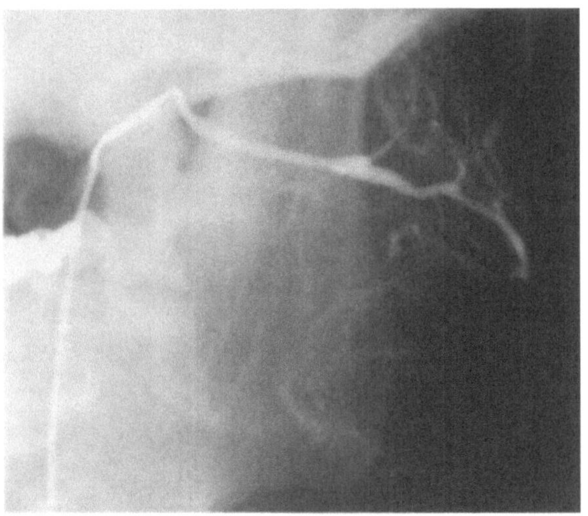 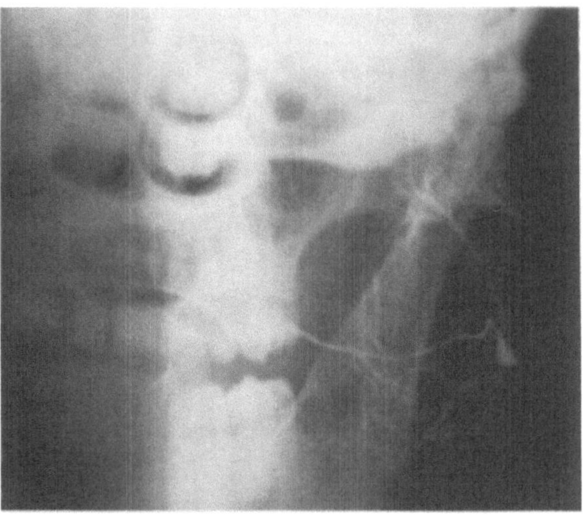

17.5 Gutartiger Parotistumor (Lipom)
(49 J., männlich)

Klinik: Seit 3 Jahren Knoten im präaurikulären Wangenbereich. Größenzunahme in den letzten 8 Wochen.
Befund: Großbogige Verlagerung und Spreizung des Gangsystems in der unteren Parotishälfte durch eine Raumforderung von 3,5 × 4,0 cm Größe.

17.6 Gutartiger Parotistumor (Basalzelladenom)
(81 J., weiblich)

Klinik: Seit 3 Wochen bestehender retromandibulärer Knoten.
Befund: Das Gangsystem umgreift einen 4,0 × 5,0 cm großen Prozeß im mittleren Parotisabschnitt.

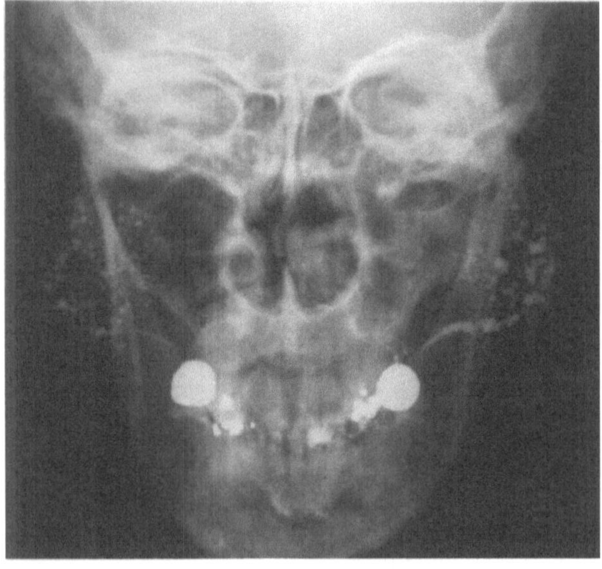

a

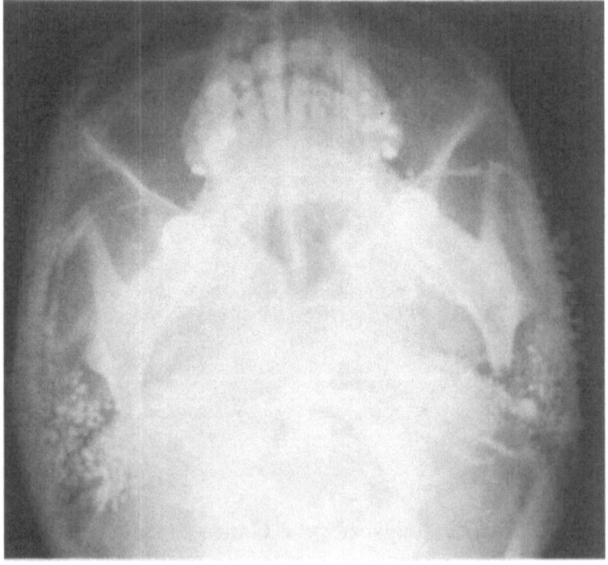

b

17.7 Myoepitheliale Sialadenitis (Sjögren-Syndrom) (29 J., weiblich; s. 18.16)

Klinik: Derbe Schwellung aller Kopfspeicheldrüsen seit 2 Jahren. Chronische Polyarthritis.
Befund: Kugelförmige Gangektasien beider Ohrspeicheldrüsen, die diffus über beide Drüsen verteilt sind. Die Basisprojektion läßt die typischen Veränderungen auch im retromandibulären Drüsenanteil erkennen.

18 Sialogramm Parotis seitlich

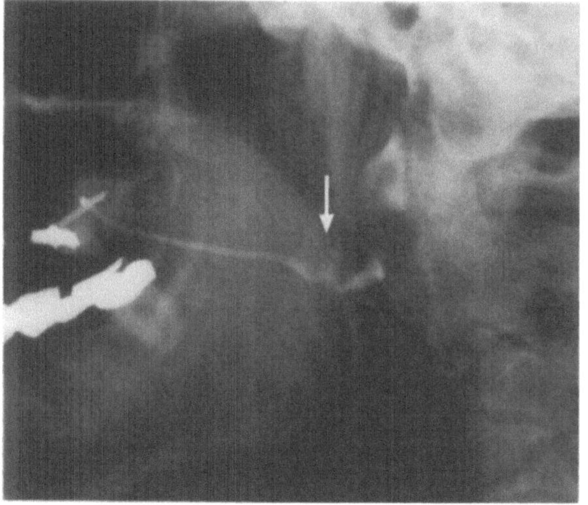

18.1 Sialolithiasis (54 J., männlich)

Klinik: Seit 4 Jahren rezidivierende postprandiale Parotisschwellungen.

Befund: Zentrale Kontrastmittelaussparung (→) im Stenon-Gang, der distal davon erweitert ist.

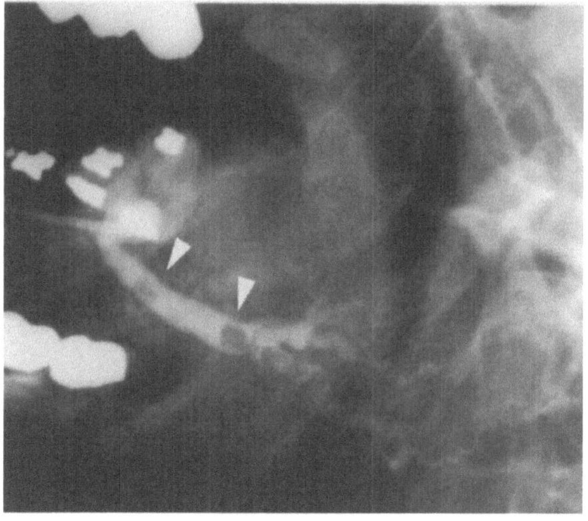

18.2 Sialolithiasis (30 J., männlich)

Klinik: Mehrfacher Abgang von Speichelsteinen. Seit 2 Monaten erneut Wangenschwellung links.

Befund: Erweiterte Ausführungsgänge mit Nachweis von zwei Konkrementen (▶); außerdem Unterschichtungsphänomen durch eingedicktes Sekret (Eiter) in den distalen Gangaufzweigungen.

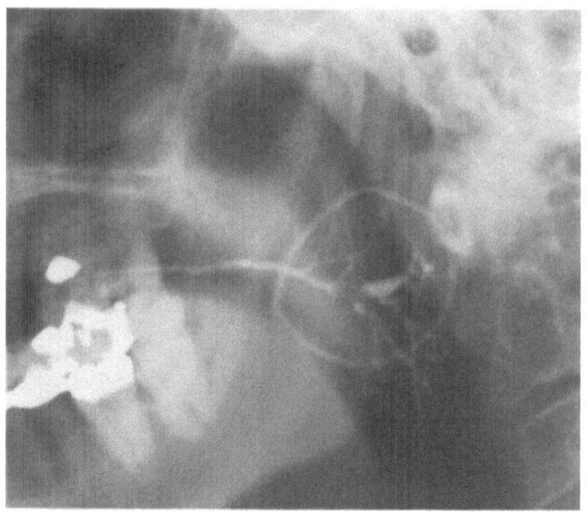

18.3 Sialolithiasis (48 J., männlich)

Klinik: Seit 4 Jahren rezidivierende Parotisschwellungen, insbesondere beim Essen.

Befund: Durch Drahtring markierte Parotisschwellung. Im Hauptgang 3 × 6 mm große Kontrastmittelaussparung. Während der Stenon-Gang und seine Seitengänge normalkalibrig sind, stellen sich die peripheren Gänge erweitert dar.

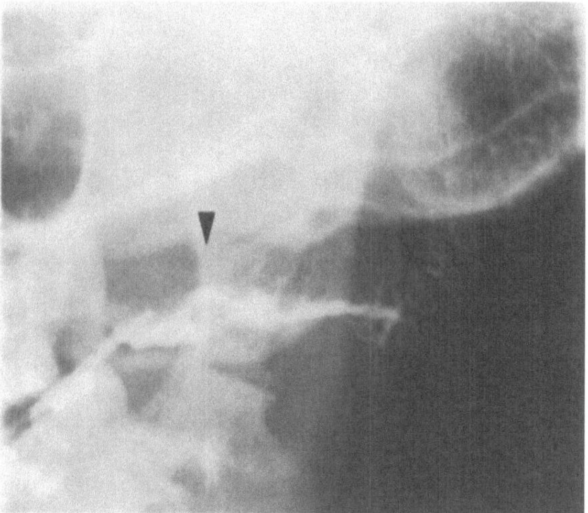

18.4 Füllungsartefakt (Luftblase) bei schwerer Sialadenitis (50 J., weiblich)

Klinik: Seit 9 Jahren rezidivierende Parotitis.

Befund: Glattberandete ovaläre, 3 mm große Kontrastmittelaussparung (▶) im Stenon-Gang, der mittelgradig erweitert ist. Durchleuchtungsbefund, Sonografie und Operationssitus ließen einen Stein ausschließen.

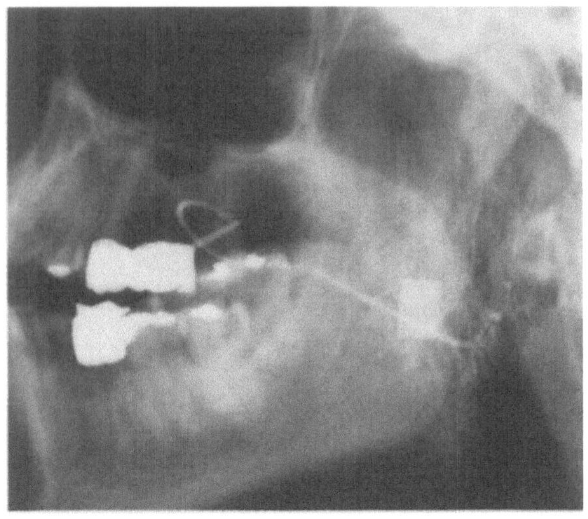

18.5 Leichte Form einer chronischen Sialadenitis (65 J., weiblich)

Klinik: Essensabhängige Schwellungen der Glandula parotis seit 6 Monaten.
Befund: Zartes feinverästeltes Gangsystem mit vereinzelten Kaliberunregelmäßigkeiten. Frühe Anfärbung des Parenchyms.

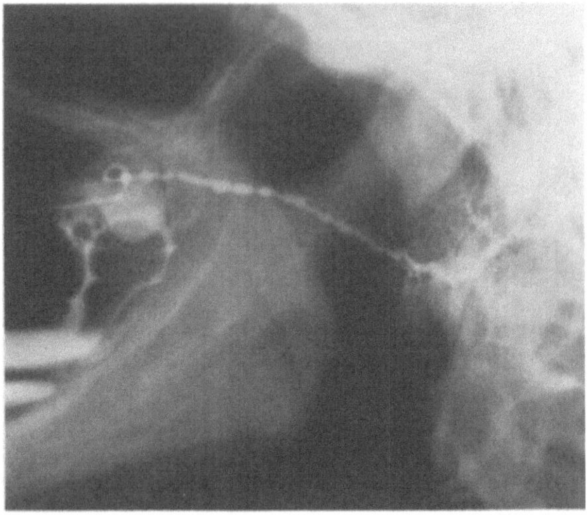

18.6 Chronische Entzündung des Drüsenkörpers und Hauptganges (44 J., weiblich)

Klinik: Seit 3–4 Monaten schmerzhafte Schwellungen im Kieferwinkelbereich beim Essen.
Befund: Enggestellter Hauptgang mit perlschnurartiger Septierung. Gleiche Veränderung teilweise intraglandulär. Daneben zarte Anfüllung des übrigen Gangsystems bei kleinem Drüsenkörper.

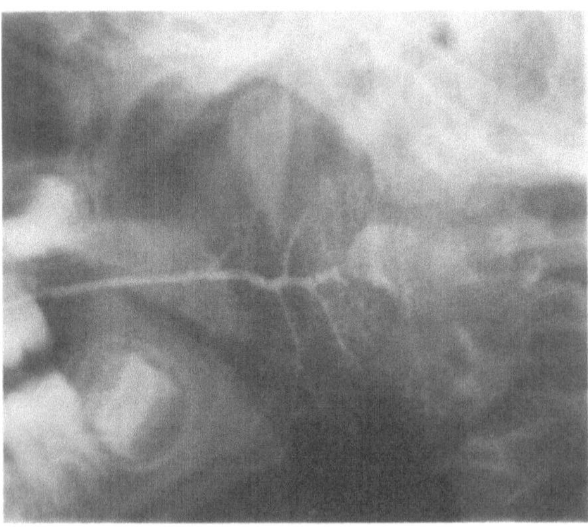

18.7 Chronisch rekurrierende Parotitis im Kindesalter (7 J., weiblich; s. 17.2)

Klinik: Rezidivierende Schwellungen der linken Ohrspeicheldrüse bei einem 7jährigen Mädchen.
Befund: Normale Anlage und Aufzweigung der großen Gänge. In der Peripherie kleintropfige Kontrastmitteldepots im gesamten Drüsenkörper.

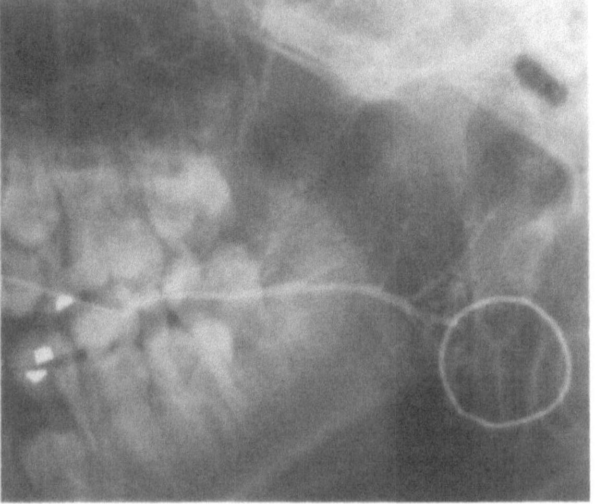

18.8 Chronisch rekurrierende Parotitis im Kindesalter (11 J., männlich)

Klinik: Rezidivierende beiderseitige Parotisschwellungen bei einem 11jährigen Jungen.
Befund: Hauptgang sowie Gänge 1. und 2. Ordnung regelrecht. In den peripheren Abschnitten des Gangsystems kleinkugelige Ektasien („belaubter Baum") und kleinfleckige Parenchymanfärbungen.

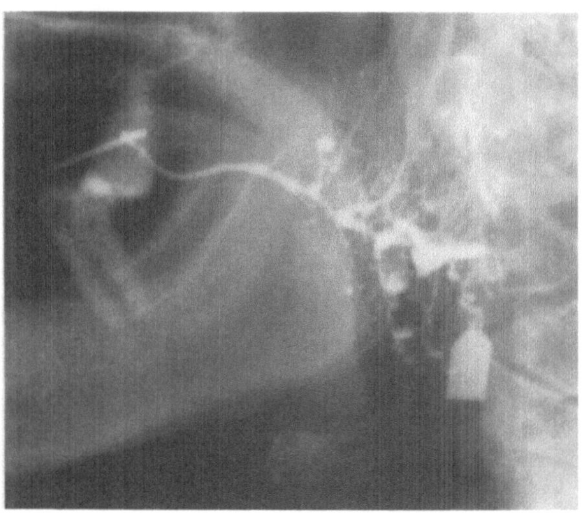

18.9 Schwere chronische Sialadenitis
(69 J., weiblich)

Klinik: Seit 5 Jahren rezidivierende Wangenschwellungen beim Essen.
Befund: Stenon-Gang weitgehend unauffällig. Im Bereich der Gänge 1.–3. Ordnung neben umschriebenen Engstellungen zystische Erweiterungen mit Kontrastmittelunterschichtung.

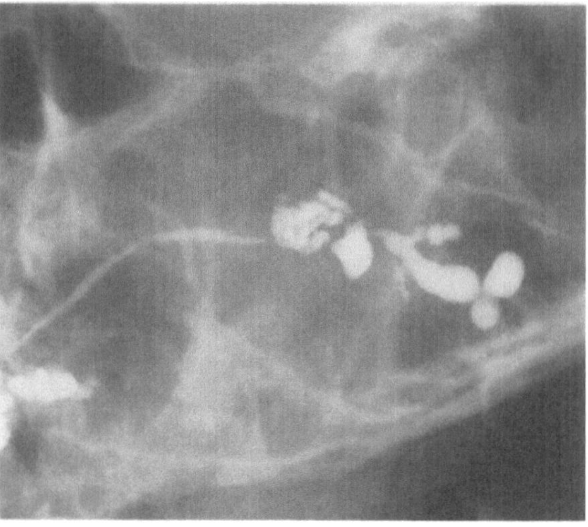

18.10 Chronische Sialadenitis mit mehrkammeriger Zystenbildung im restlichen Drüsenkörper nach Parotisteilresektion (50 J., männlich)

Klinik: Zustand nach lateraler Parotidektomie vor 30 Jahren. Seit 2 Jahren rezidivierende Wangenschwellungen rechts.
Befund: Der proximale Abschnitt des Stenon-Ganges ist von normaler Weite. Im distalen Anteil zystische Gangektasien. Fehlende Füllung der Gänge 1. bis 4. Ordnung.

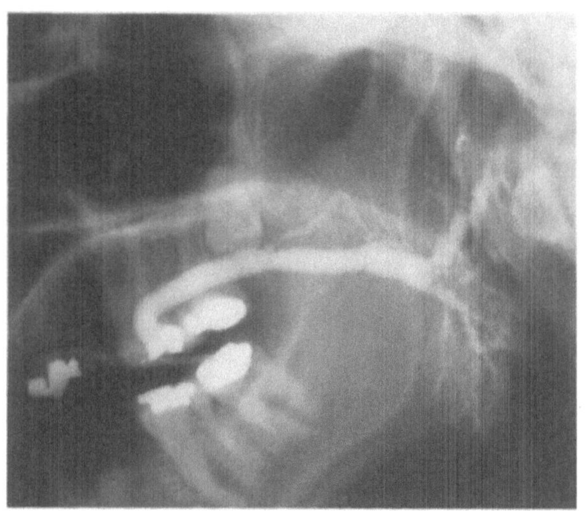

18.11 Anlagebedingte (?) Duktektasie mit diskreten Hinweisen auf sekundäre entzündliche Veränderungen (48 J., weiblich)

Klinik: Seit 6 Monaten schmerzhafte Schwellung linke Ohrspeicheldrüse.
Befund: Weitstellung des gesamten Hauptganges sowie einzelner Gänge 1. Ordnung mit leichtgradiger unregelmäßiger Wandkontur.

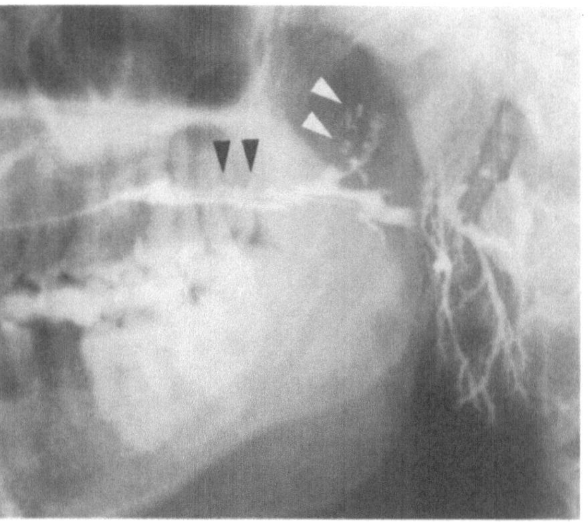

18.12 Füllungsartefakt mit vorgetäuschten Gangabbrüchen (34 J., männlich)

Klinik: Zustand nach hochentzündlicher, eitriger Parotitis mit Kieferklemme.
Befund: In den Ausführungsgängen des oberen Drüsenabschnittes untersuchungstechnisch bedingte Luftblasen (▶). Die Gangabbrüche in den Gängen 1. und 2. Ordnung werden durch die aufsteigenden Luftbläschen vorgetäuscht.

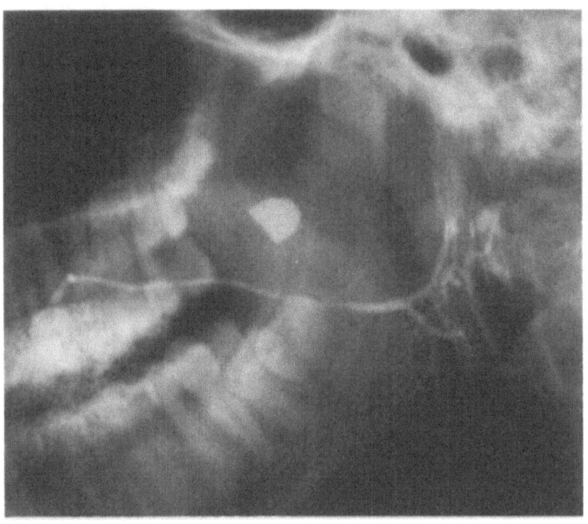

18.13 Kavernös-zystisches Hämangiom der Parotis (13 J., männlich)

Klinik: Plötzlich auftretende Wangenschwellung seit 2 Wochen, z.B. Parotiszyste.
Befund: Markierung des Tastbefundes durch Metallplättchen; in diesem Bereich Verdrängung des Hauptganges nach dorsal und kaudal.

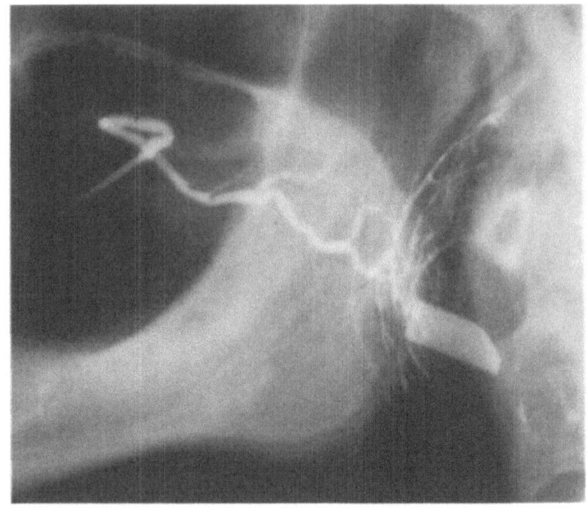

18.14 Benigner Parotistumor (Zystadenolymphom) (56 J., männlich)

Klinik: Seit 6 Monaten bestehende, wechselnde Schwellung subaurikulär.
Befund: Bogenförmige Aufweitung des Gangsystems mit Verlagerung nach ventral.

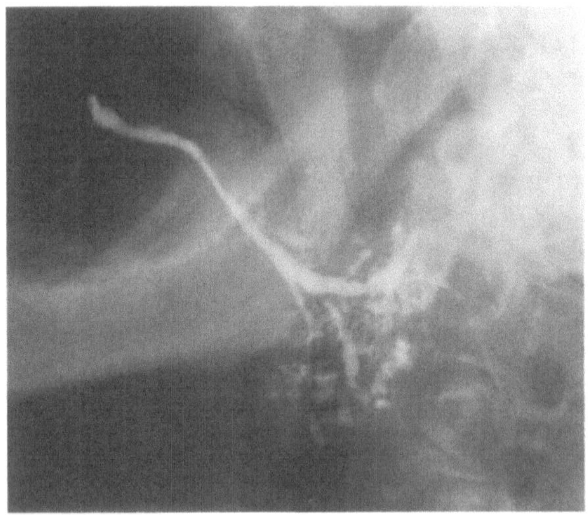

18.15 Myoepitheliale Sialadenitis (Sjögren-Syndrom) (63 J., weiblich)

Klinik: Schwellung der Tränendrüsen und der großen Kopfspeicheldrüsen. Keratokonjunktivitis und Rhinopharyngitis sicca, rezidivierende Gelenkentzündungen.
Befund: Unregelmäßige Gangkaliber mit Wechsel von Stenosen und Duktektasien; gleichartige intraglanduläre Veränderungen mit fleckförmigen Kontrastmittelansammlungen im Drüsenparenchym.

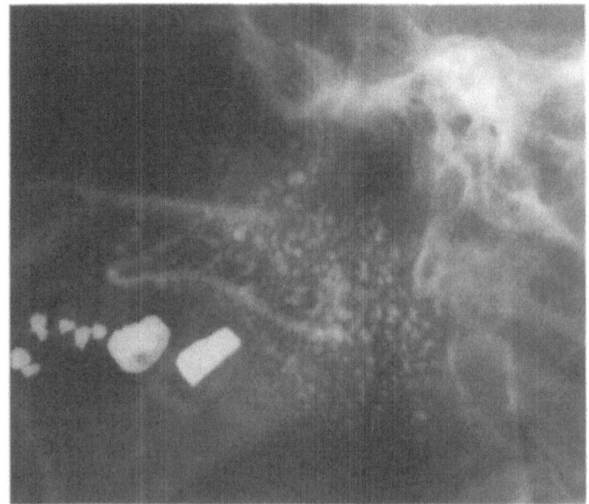

18.16 Myoepitheliale Sialadenitis (Sjögren-Syndrom) (29 J., weiblich; s. 17.7)

Klinik: Derbe Schwellung aller Kopfspeicheldrüsen seit 2 Jahren. Chronische Polyarthritis.
Befund: Weitgestellter Ausführungsgang mit bis zu 3 mm großen kugelförmigen Gangektasien im gesamten Drüsenkörper. Verlängerte Verweildauer des Kontrastmittels im Gangsystem.

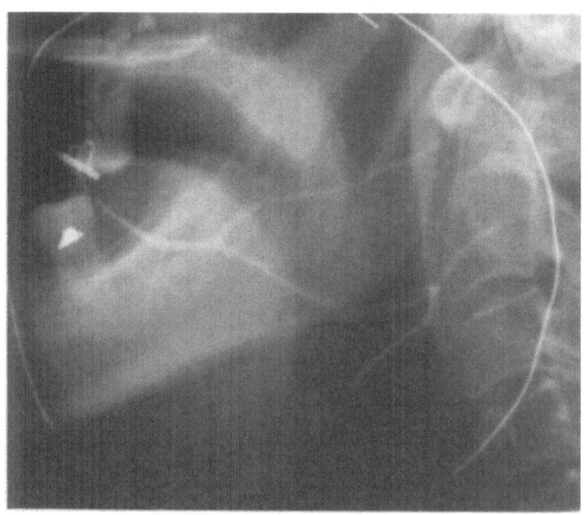

**18.17 Extrem großes pleomorphes Adenom mit
zentraler maligner Entartung**
(71 J., weiblich; s. 28.64)

Klinik: Seit 38 Jahren wachsender Parotistumor.
Befund: Stark rarefiziertes und gespreiztes Gang-
system. Markierung des Tastbefundes durch
Drahtring. Neben dem Hauptgang sind nur we-
nige Gänge 1. und 2. Ordnung gefüllt. Einzelne
Gangabbrüche.

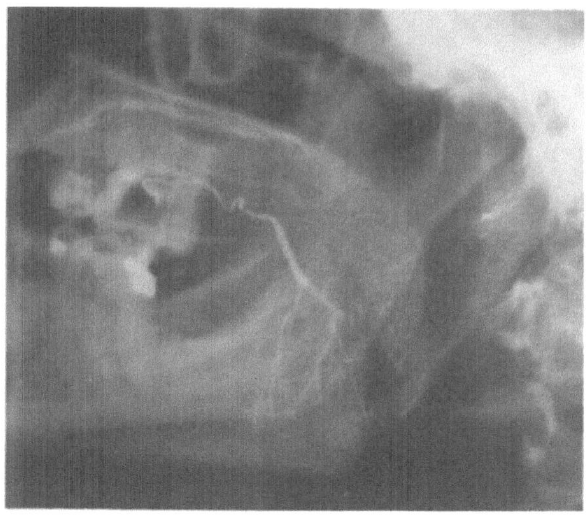

**18.19 Untersuchungstechnisch bedingte Pseudo-
Gangabbrüche (kein Karzinom)**
(81 J., weiblich)

Klinik: Schwellung im Bereich der Parotis seit 3
Wochen.
Befund: Mangelhafte Füllung des oberen Ab-
schnittes des Drüsenkörpers bei insgesamt zartem
Gangsystem. Durch den teilweise bereits erfolgten
Kontrastmittelabfluß werden Gangabbrüche vor-
getäuscht.

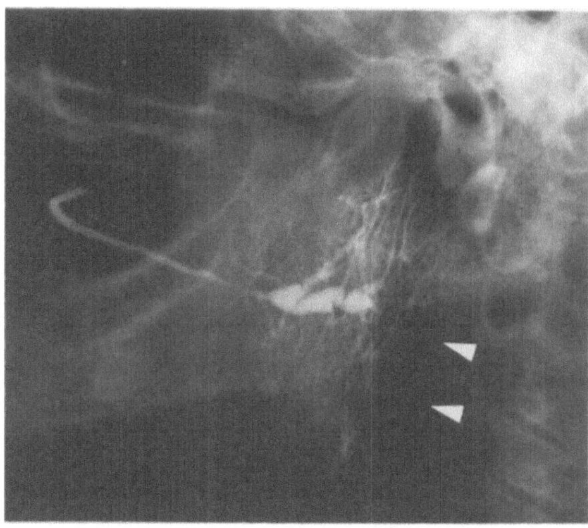

**18.18 Metastasierendes Plattenepithelkarzinom der
Parotis. Obstruktionsbedingte Gangektasie**
(65 J., weiblich)

Klinik: Seit 6 Monaten zunehmende schmerzhafte
Schwellung hinter dem rechten Kieferwinkel mit
mehreren Lymphknoten im Bereich der Gefäß-
scheide.
Befund: Bogenförmige Aussparung der peripheren
Gänge des dorso-kaudalen Drüsenpols (▶). Das
Sialogramm gestattet keine Aussage zur Dignität.
Daneben Engstellung des Hauptausführungsgan-
ges im mittleren Teil mit konsekutiver Erweiterung
des intraglandulären Ganges.

19 Styloid sagittal

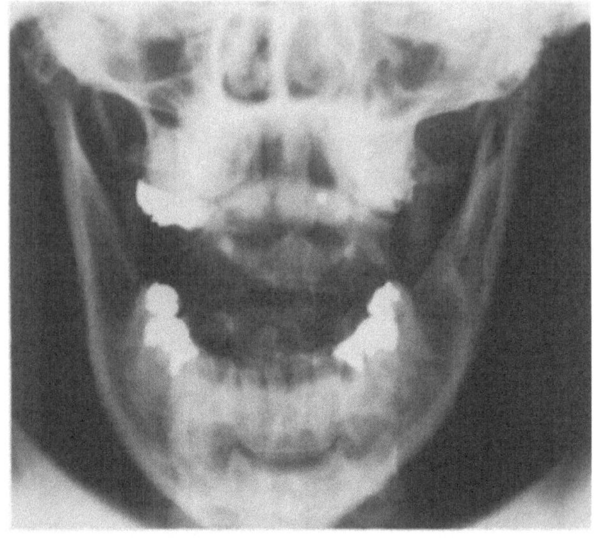

19.1 Verlängerter Processus styloideus, rechts mehr als links (23 J., weiblich)

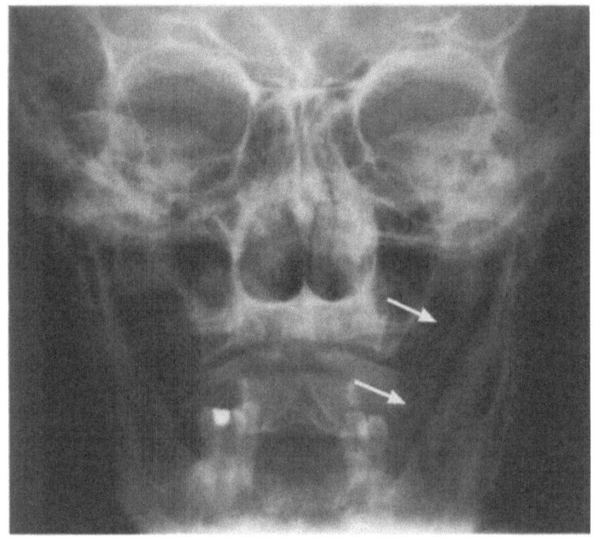

19.2 Durchgehende **Verknöcherung des Lig. stylohyoideum** (→) beiderseits (59 J., männlich)

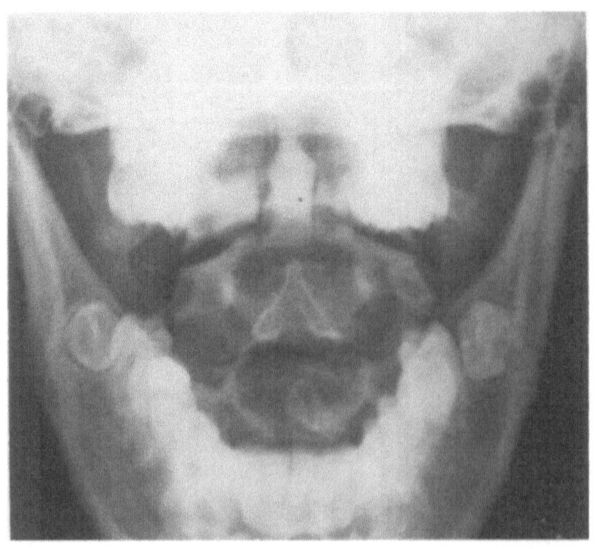

19.3 Abschnittsweise **Verknöcherung des Lig. stylohyoideum** (Os stylohyale) (19 J., männlich)

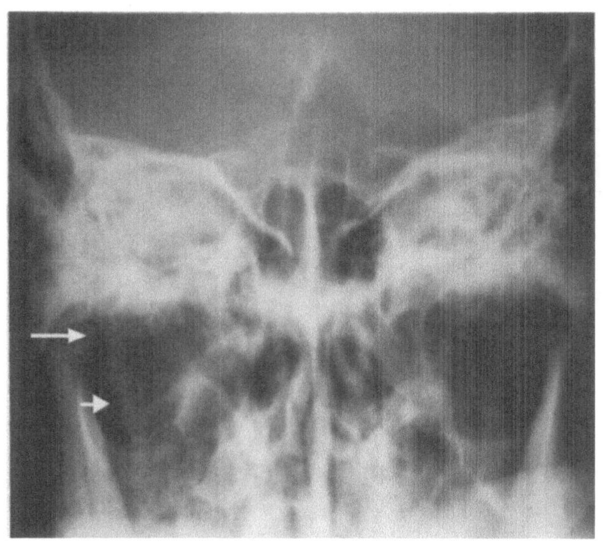

19.4 Verknöcherung des Lig. stylohyoideum mit Ausbildung eines Os stylohyale (→) und eines Os ceratohyale (→), die auf der rechten Seite miteinander artikulieren (55 J., männlich)

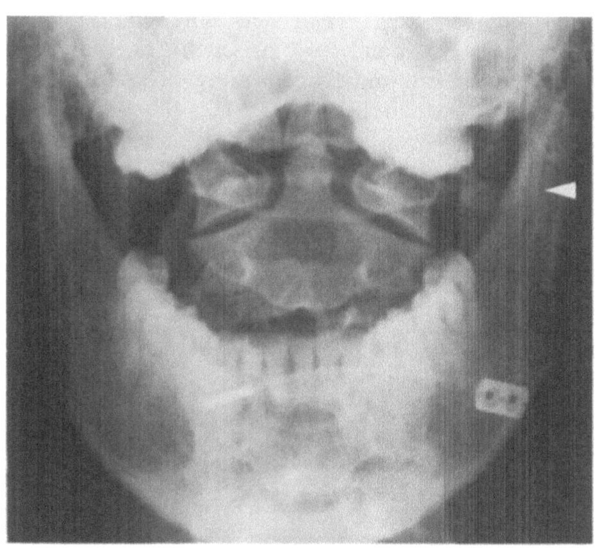

19.5 Normale Länge des Processus styloideus. Gute Beurteilbarkeit des Atlantoaxial-Gelenkes und des Dens apostrophei. Weit nach lateral **ausladender Processus transversus atlantis** links (▶) (24 J., männlich)

20 Styloid seitlich

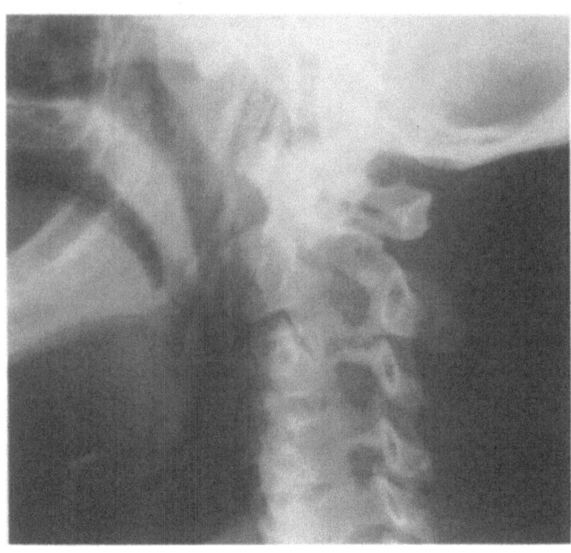

20.1 Sehr langer Griffelfortsatz beiderseits infolge ausgedehnter **Verknöcherung des Lig. stylohyoideum** (53 J., männlich)

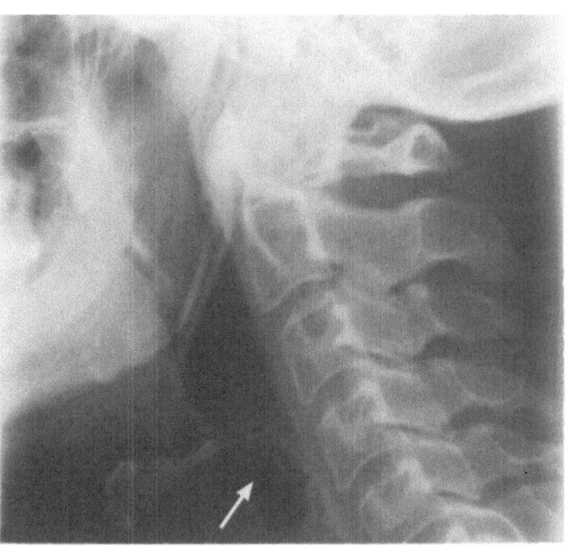

20.2 Neben einem sehr langen Processus styloideus besteht beiderseits ein Schaltknochen **(Os triticeum)** (→) zwischen Schildknorpeloberhorn und großem Zungenbeinhorn (47 J., männlich)

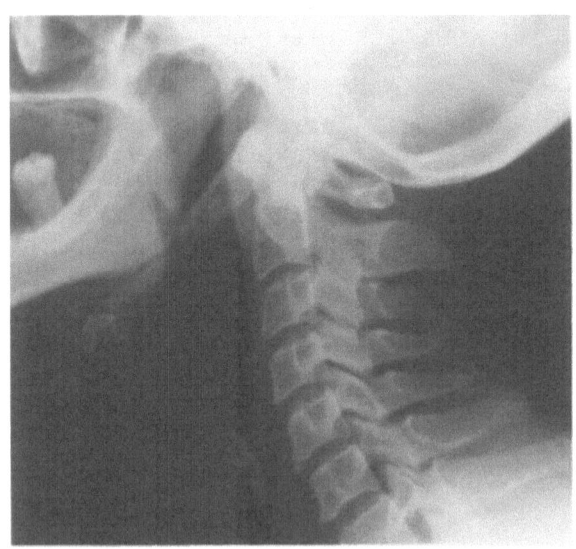

20.3 Massive Verknöcherung und Verbreiterung eines Lig. stylohyoideum (45 J., weiblich; s. 20.4)

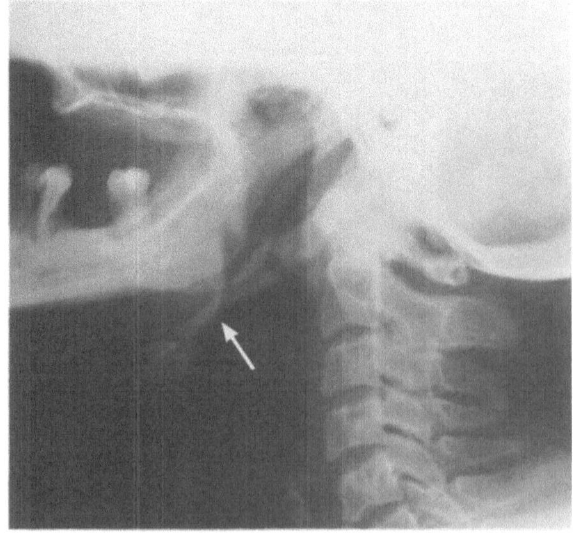

20.4 Zungenbeinnahe **Fraktur** (→) **des verknöcherten Lig. stylohyoideum** zwei Jahre später (47 J., weiblich; s. 20.3)

21 Hals sagittal

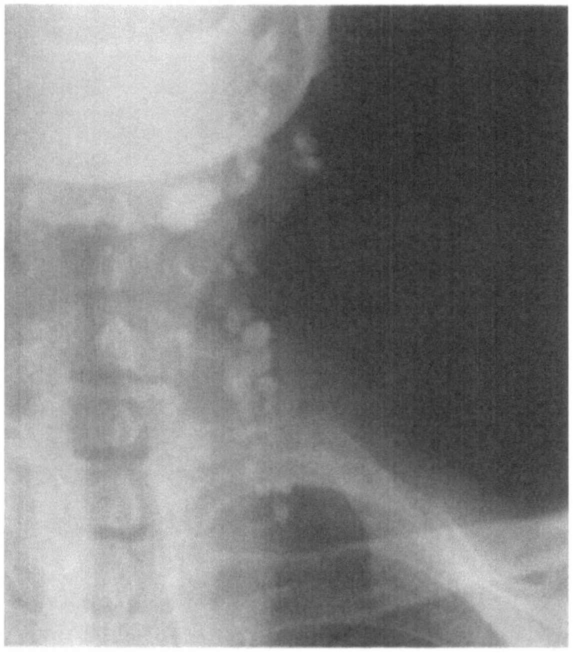

21.1 Multiple **verkalkte zervikale Lymphknoten** bei Morbus Koch (77 J., weiblich)

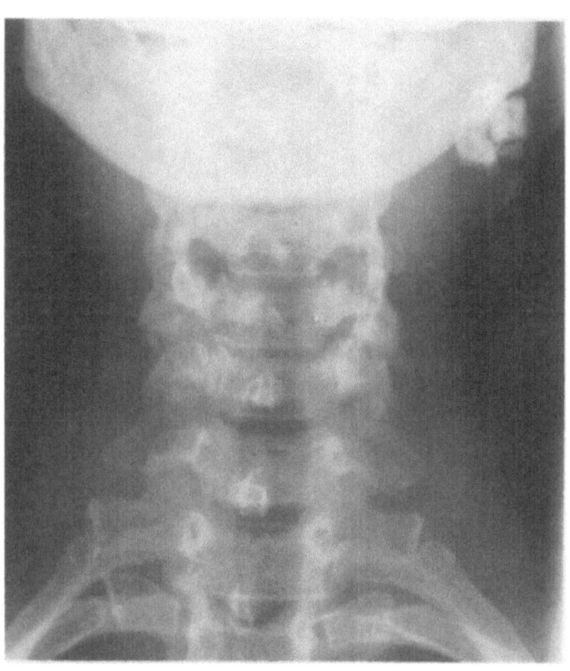

21.2 **Verkalkter tuberkulöser Lymphknoten** im Bereich des oberen Venenwinkels (50 J., weiblich; s. 22.9)

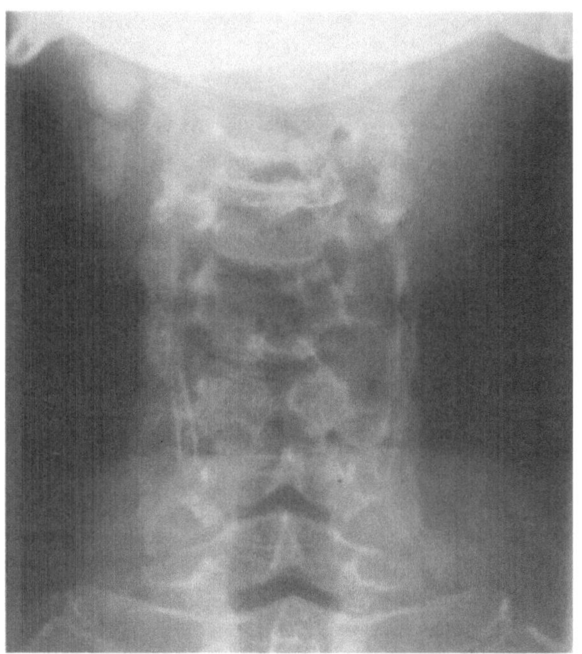

21.3 Mehrere, zum Teil geschichtete, intraglanduläre **Konkremente der Glandula submandibularis** (58 J., männlich)

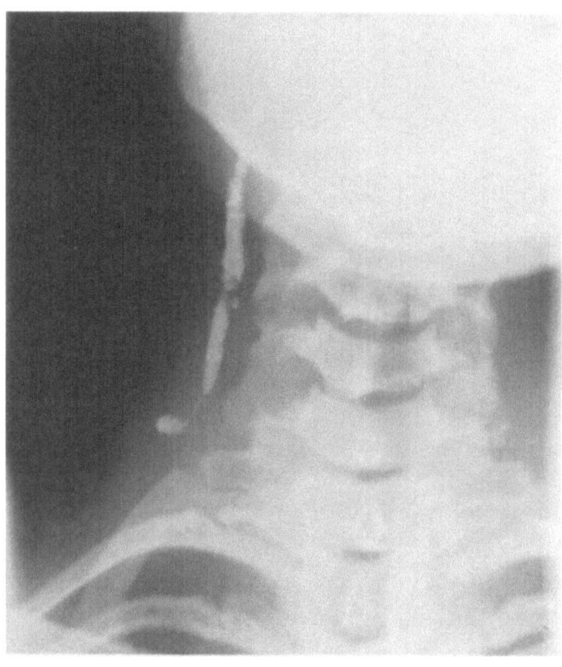

21.4 **Laterale Halsfistel** (Kontrastmitteldarstellung) (17 J., weiblich; s. 22.18)

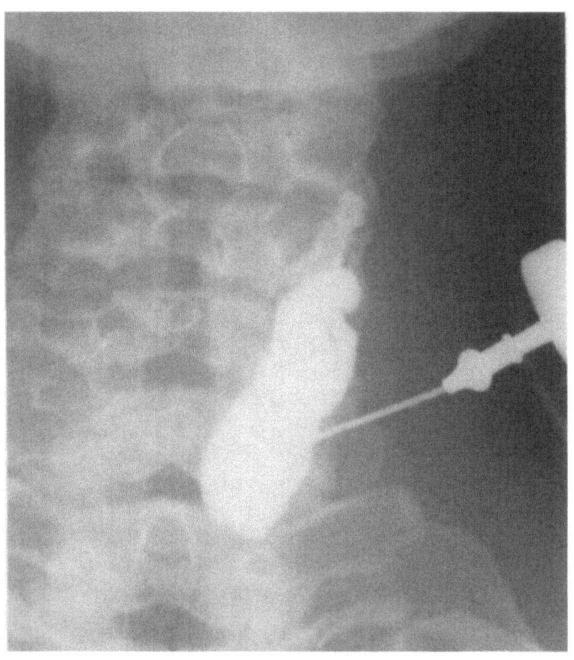

21.5 Laterale Halszyste (Kontrastmitteldarstellung) (15 J., weiblich)

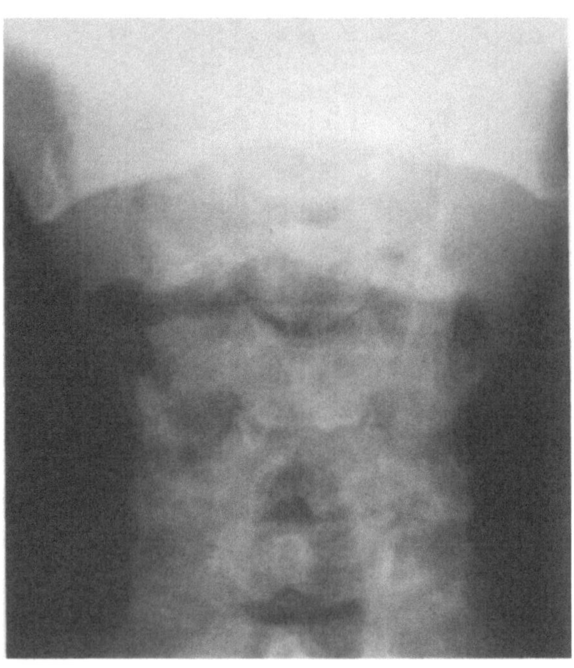

21.6 Beiderseitige innere und äußere (kombinierte) **Laryngozele** (73 J., männlich)

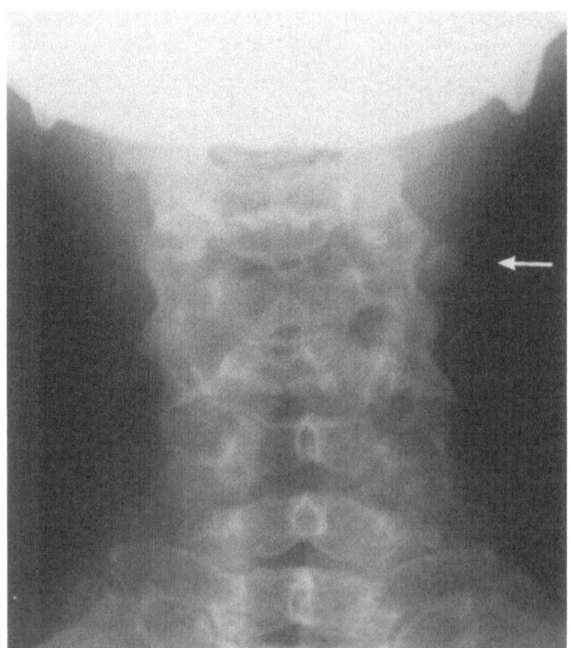

21.7 Exostose (→) des Querfortsatzes des 3. Halswirbelkörpers links, klinisch einen Tumor vortäuschend (58 J., weiblich)

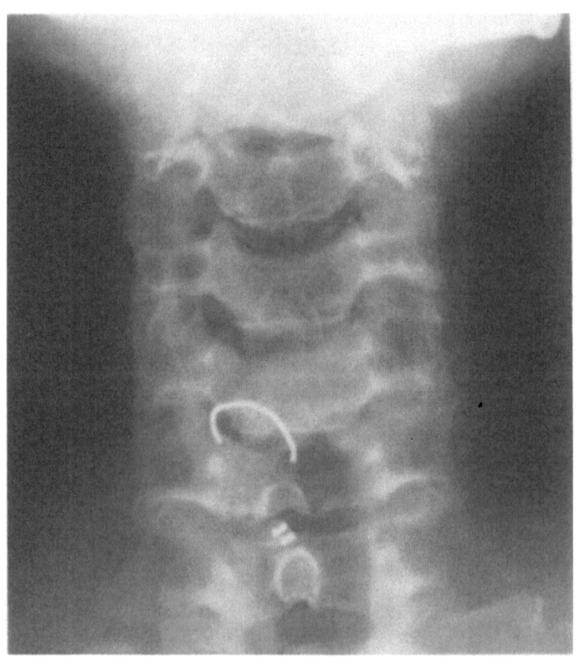

21.8 Fremdkörper (Zahnteilprothese) erste Oesophagusenge (49 J., männlich)

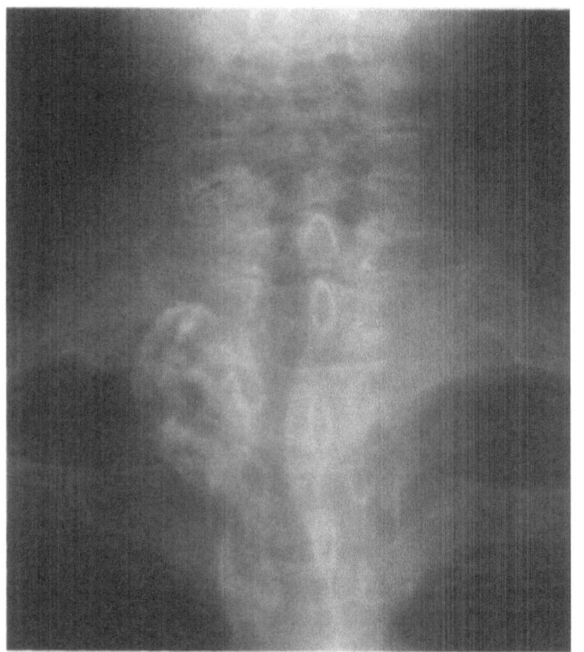

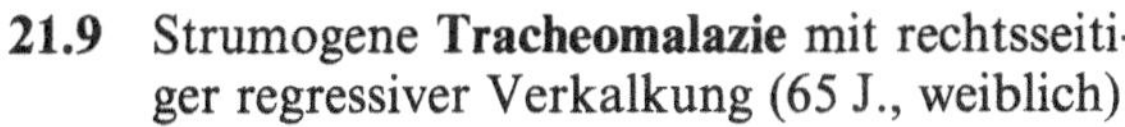

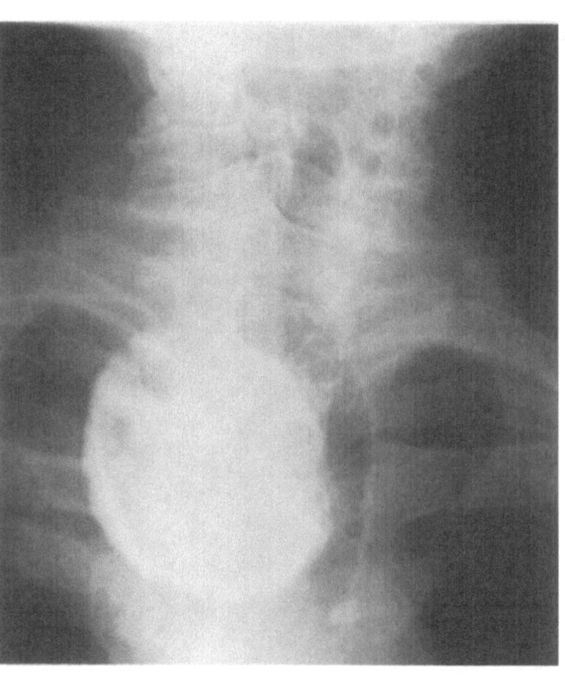

21.9 Strumogene **Tracheomalazie** mit rechtsseitiger regressiver Verkalkung (65 J., weiblich)

21.10 Trachealverlagerung infolge einer bis nach retrosternal reichenden verkalkten **Struma** (80 J., weiblich)

22 Hals seitlich

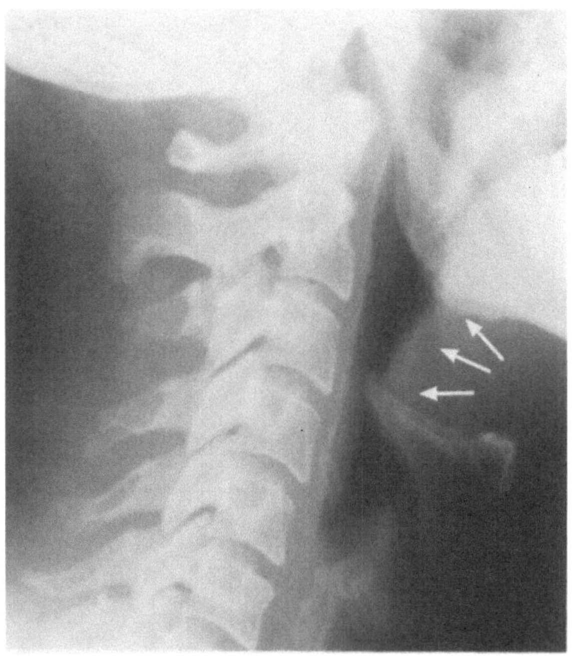

22.1 Zungengrundschwellung (→) **bei Angina lingualis** (39 J., männlich)

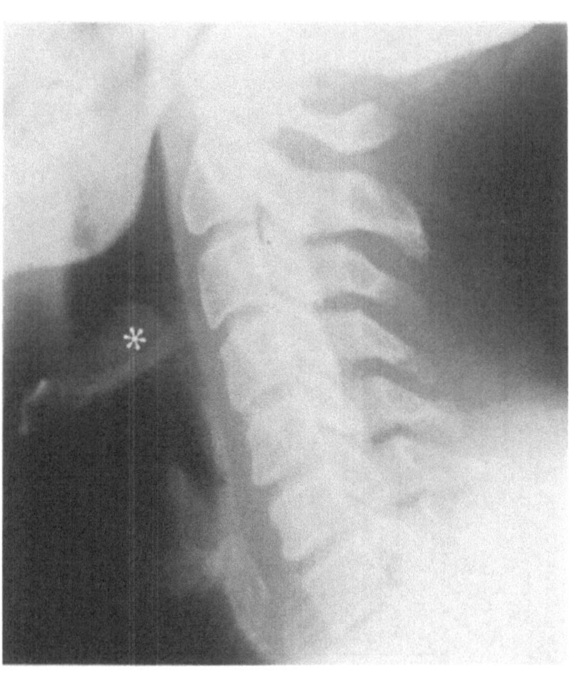

22.2 Kirschförmige Schwellung (∗) des Kehldeckels bei **akuter Epiglottitis** (36 J., männlich)

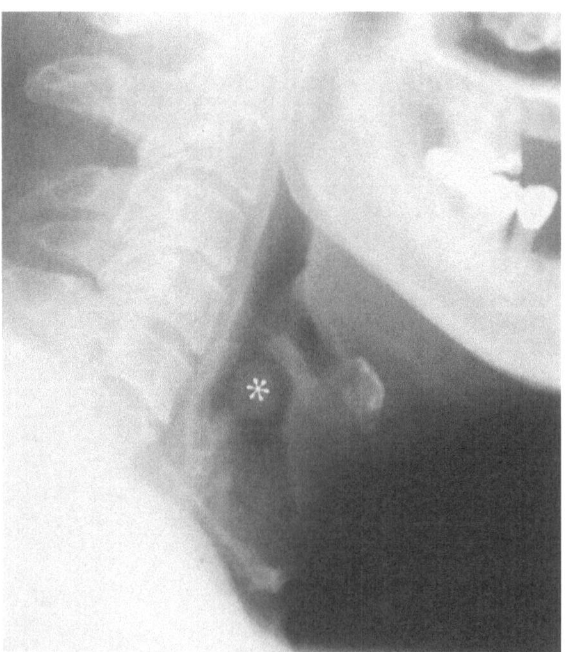

22.3 **Gestielte Zyste** (∗) von der laryngealen Epiglottisseite ausgehend (59 J., männlich)

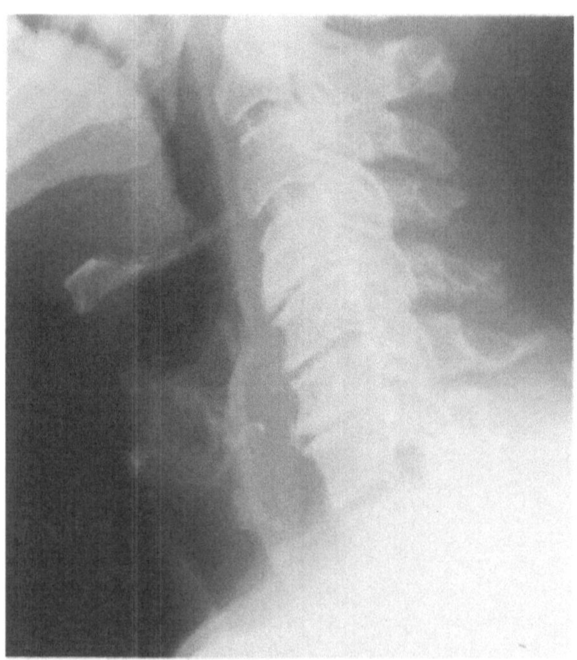

22.4 Ovaläre Aufhellungsfigur unterhalb des Zungenbeins. **Luftgefüllte Laryngozele** (46 J., männlich)

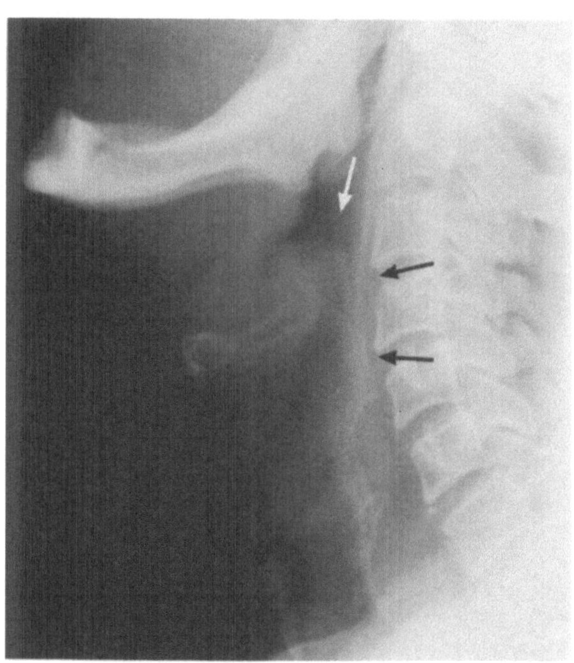

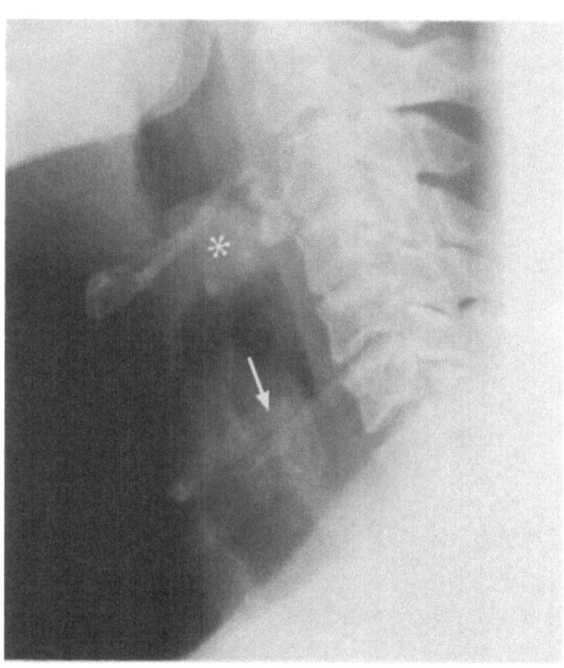

22.5 **Supraglottisches Karzinom** mit tumoröser Auftreibung der Epiglottis (→) (52 J., männlich)

22.6 Knollige Auftreibung der Epiglottis (∗) mit Verlegung des Hypopharynxlumens. Zusätzlich destruierendes Tumorwachstum im Schildknorpel mit pathologischer Fraktur des Oberhorns, das kaudalwärts verlagert ist (→). **Ausgedehntes Hypopharynx-Larynxkarzinom** (57 J., männlich)

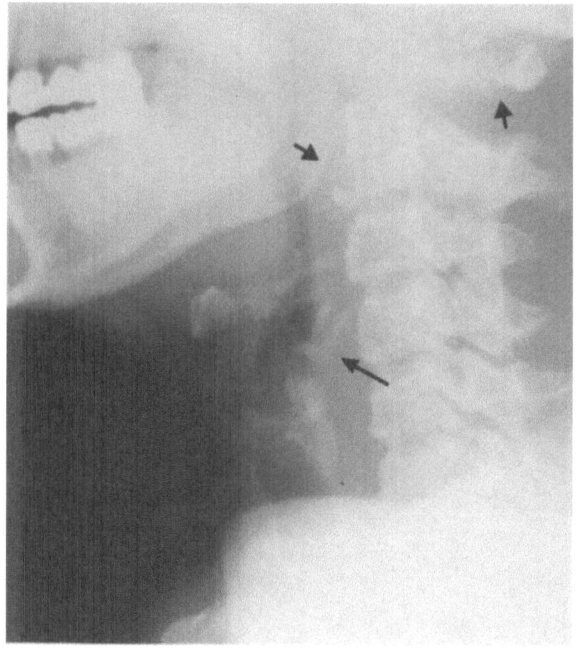

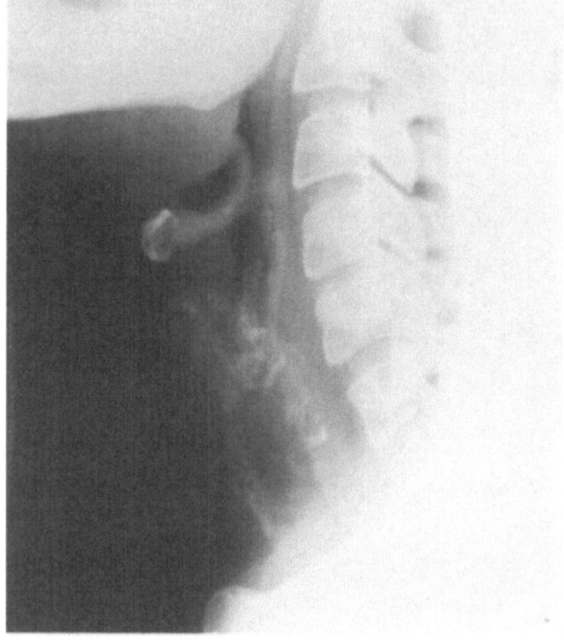

22.7 **Fraktur beider Schildknorpeloberhörner** (→) mit Dislokation nach dorsal; außerdem mehrere Frakturen (→) der oberen Halswirbelsäule (25 J., weiblich)

22.8 Ausgeprägte fleckförmige **Verkalkung des Kehlkopfskelettes** (59 J., männlich)

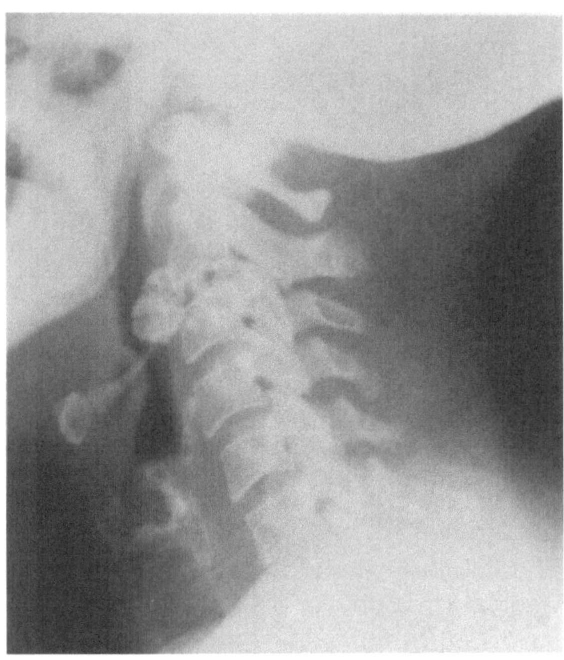

22.9 Mehrere **verkalkte Lymphknoten** im oberen Venenwinkel bei Morbus Koch (50 J., weiblich; s. 21.2)

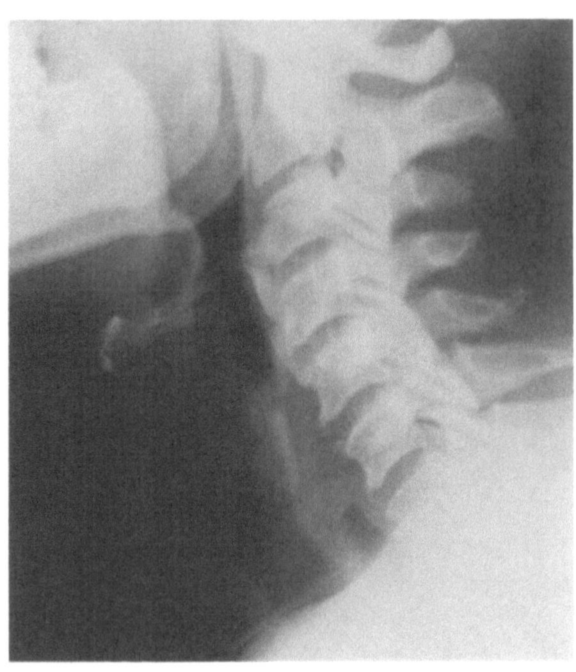

22.10 Bandscheibenüberbrückende, **ventrale Spangenbildungen** mit Betonung **C3/C4 und C4/C5** (50 J., männlich)

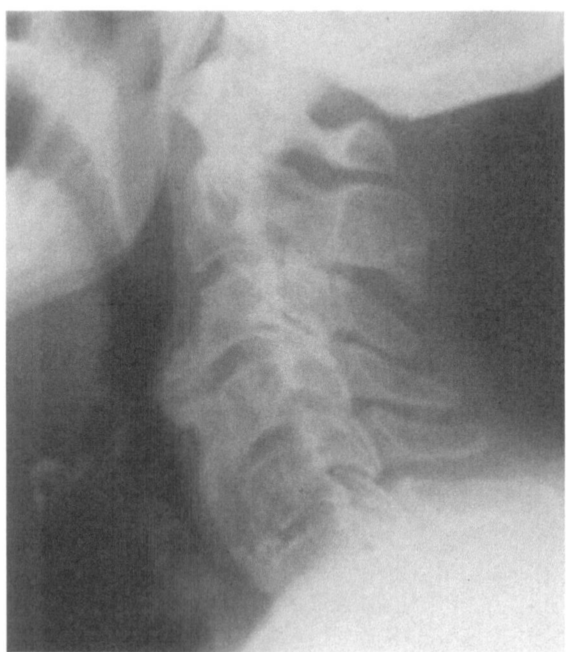

22.11 Spondylosis hyperostotica (Morbus Forestier) von C3 bis C6 mit starker Lumeneinengung des Hypopharynx (80 J., männlich)

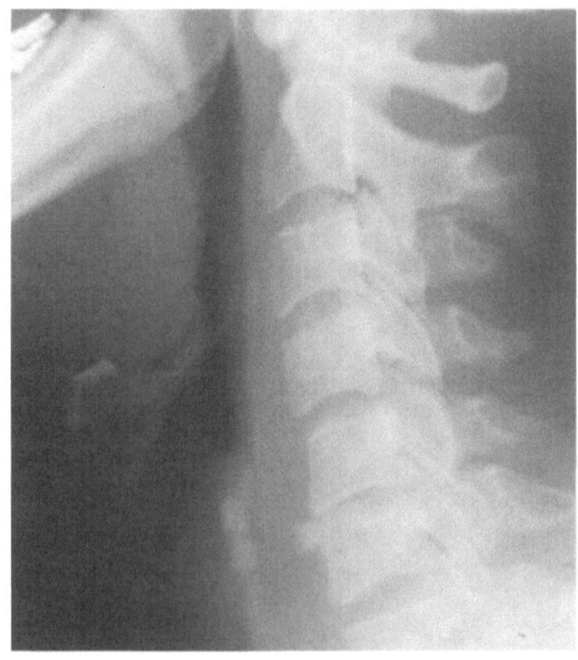

22.12 Dysphagie. Zustand nach Cloward-Operation (C5/C6) mit **ventral luxierter Palacosplatte** und reaktiver Schwellung des Spatium prävertebrale (32 J., männlich)

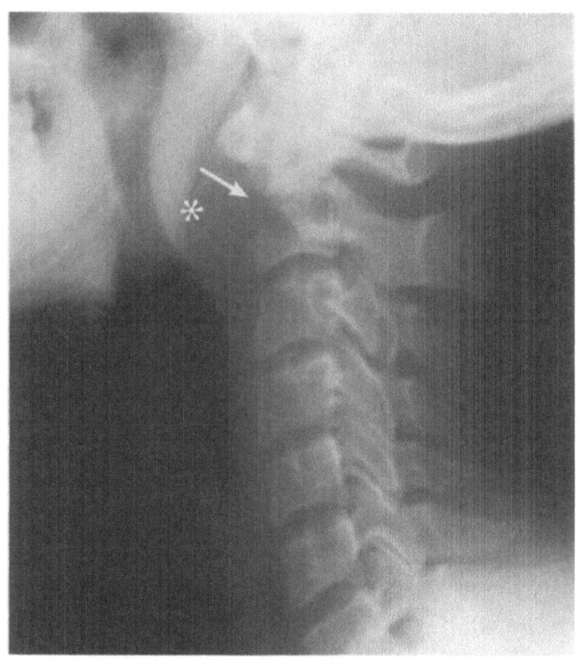

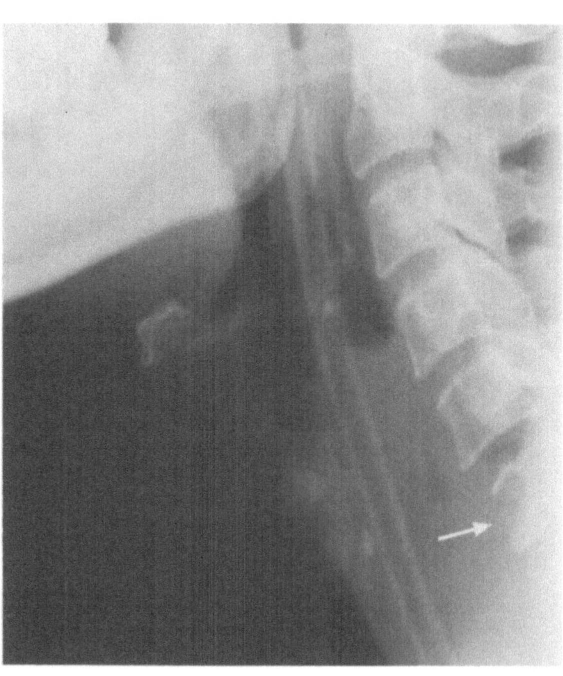

22.13 Tuberkulöse Spondylitis des 2. Halswirbel-körpers (→) mit **prävertebralem Abszeß** (∗) im Oropharynx (26 J., weiblich)

22.14 Tuberkulöse Spondylitis des 6. Halswirbel-körpers (→) mit **kollarer abszedierender Mediastinitis.** Liegende Magensonde (38 J., männlich)

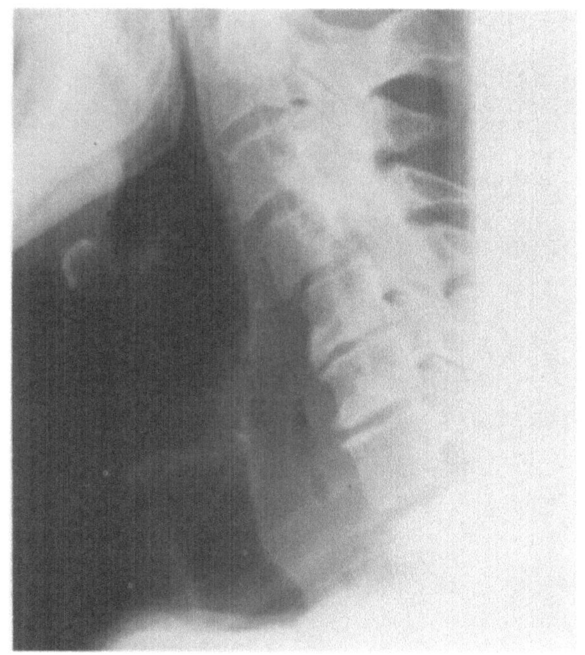

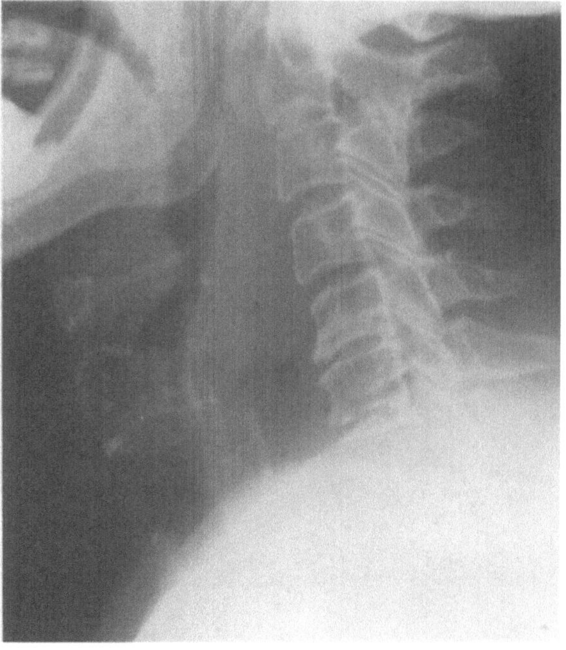

22.15 Zustand nach oesophagoskopischer Fremd-körperentfernung. Verbreiterung der prä-vertebralen Weichteile mit Luftansammlung infolge **Mediastinitis** (71 J., männlich)

22.16 **Kollare Mediastinitis** mit Verbreiterung des Spatum prävertebrale und Lufteinschlüssen als Folge einer Abszedierung. Liegende Drai-nage (75 J., weiblich)

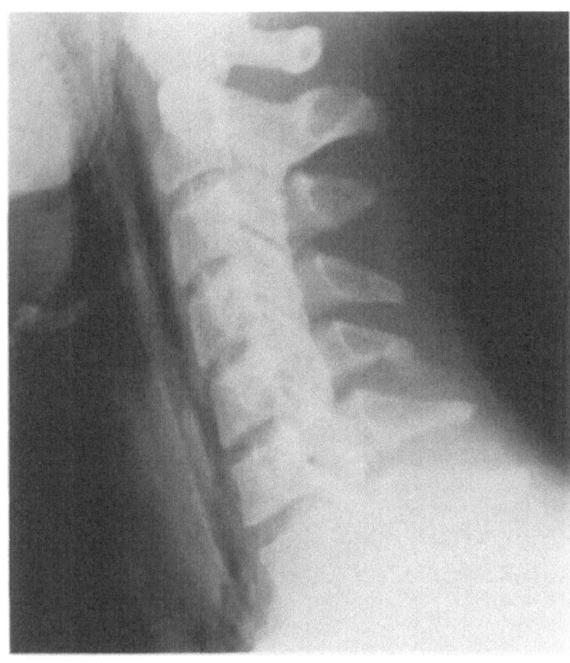

22.17 Prävertebrales und präzervikales **Luftem-physem nach Kehlkopftrauma**. Liegende Magensonde (21 J., weiblich)

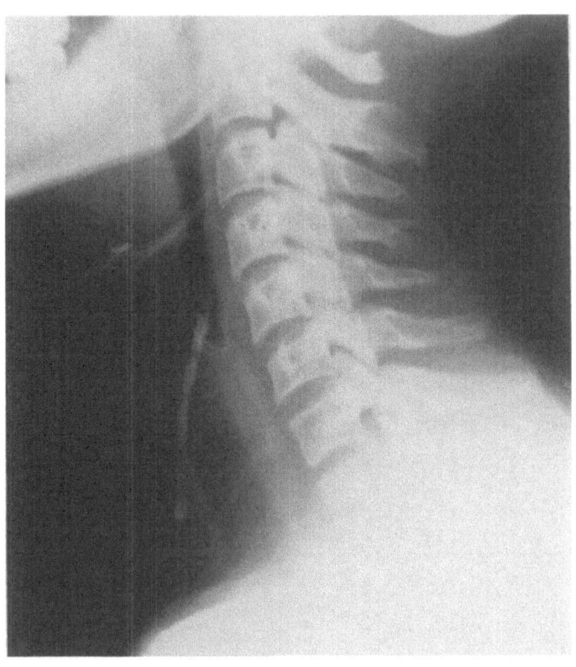

22.18 Laterale Halsfistel (Kontrastmitteldarstellung) (17 J., weiblich; s. 21.4)

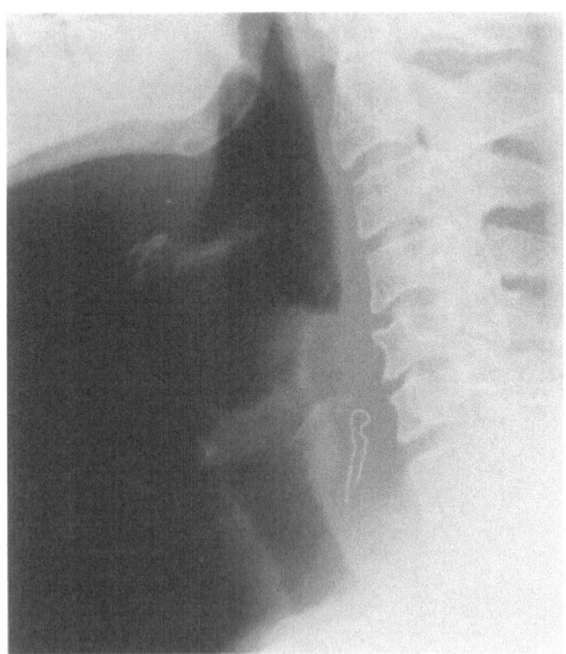

22.19 Fremdkörper (Haarklammer) erste Oesophagusenge (53 J., männlich)

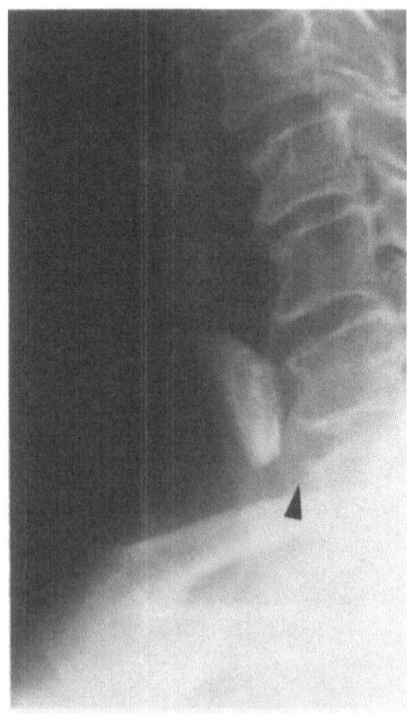

22.20 Fremdkörper (großes Knochenstück) einer ventralen Spangenbildung (▶) der Halswirbelsäule aufsitzend (62 J., weiblich)

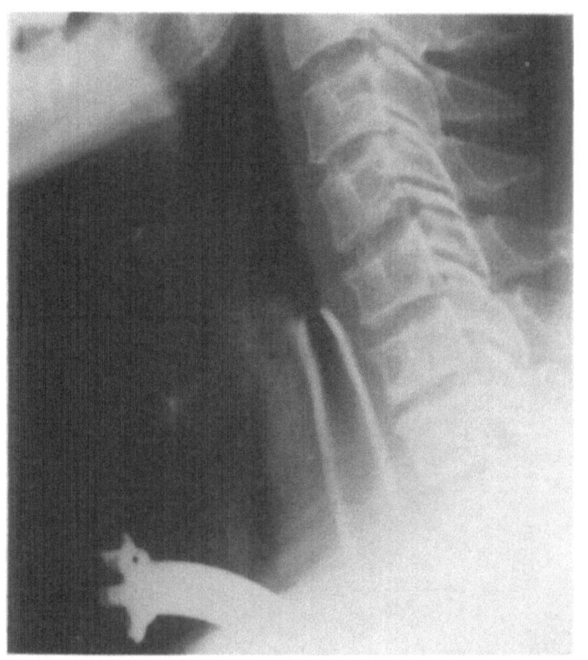 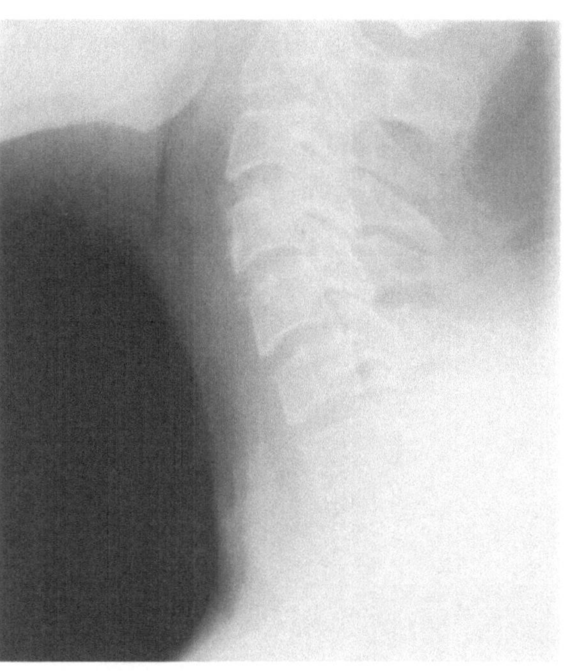

22.21 Endotubus bei oesophago-trachealer Fistel infolge eines **Karzinoms** im oberen Oesophagusdrittel. Liegende Trachealkanüle (41 J., männlich)

22.22 Zustand nach Laryngektomie. Fremdkörperausschluß (49 J., männlich)

23 Oesophagogramm sagittal

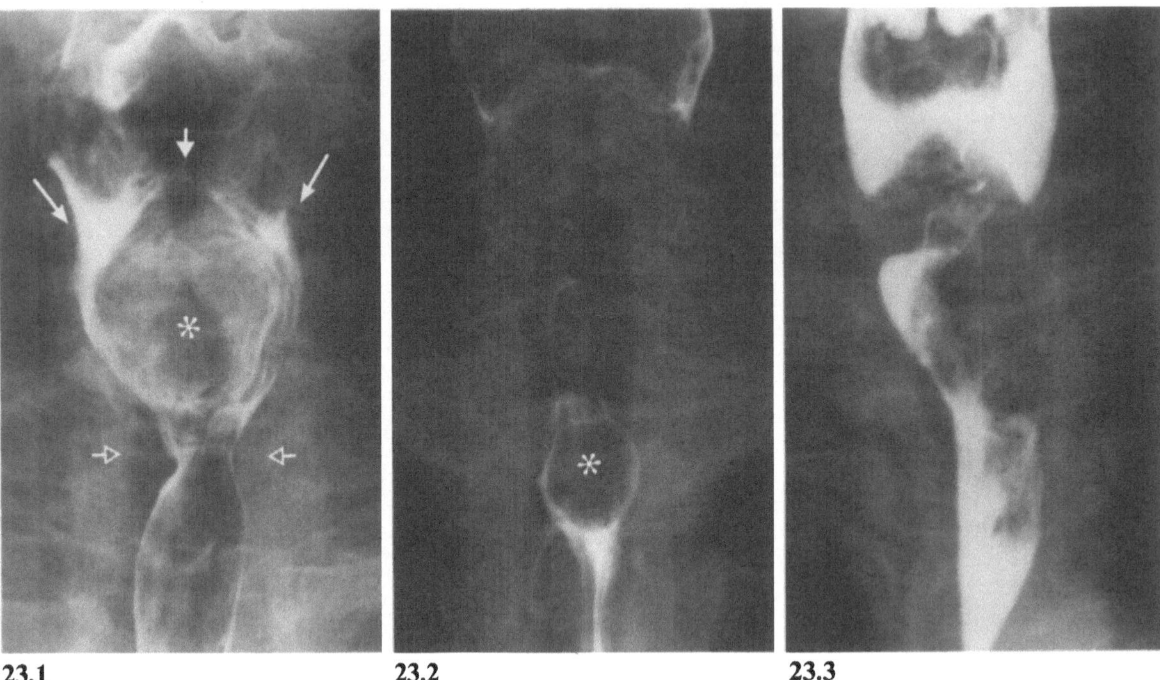

23.1 **23.2** **23.3**

23.1 Die Recessus piriformes (→), die dazwischen liegende Oberkante der Ringknorpelplatte (Postkrikoidlinie) (→) und der enggestellte Oesophagusmund (⇢) täuschen einen großen rundlichen Fremdkörper (✳) vor (80 J., männlich)

23.2 3–4 cm unterhalb des Oesophaguseinganges rundliche Kontrastaussparung (✳) als Folge eines **Fremdkörpers** (Fleischbolus) (51 J., männlich)

23.3 **Exophytisches Karzinom** des oberen Oesophagusdrittels mit einer Höhenausdehnung von 8 cm (85 J., weiblich)

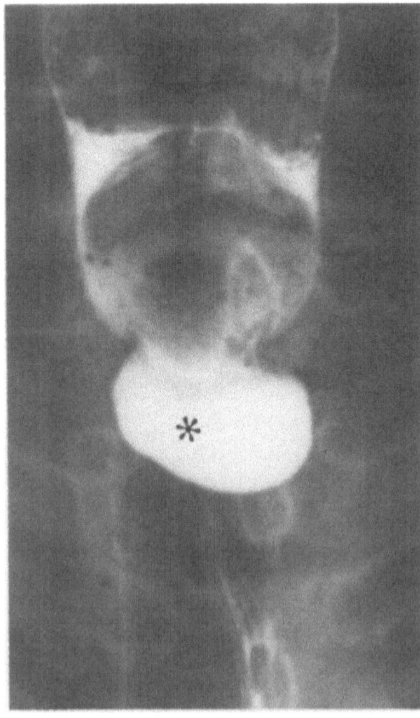

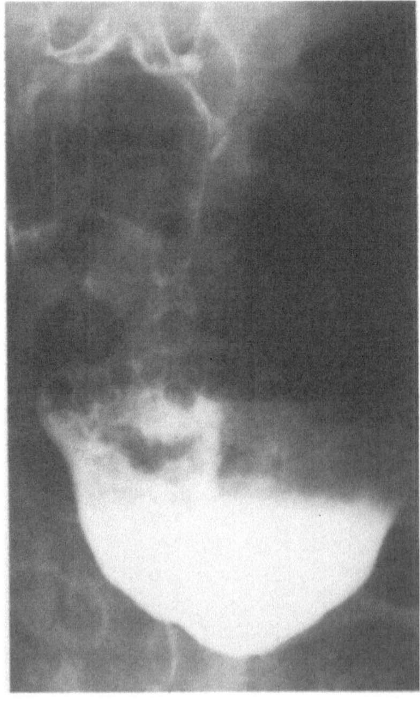

23.4 **Kontrastgefülltes Zenker-Divertikel** (✳) im sagittalen Strahlengang (60 J., männlich; s. 24.2)

23.5 Sehr großes, teils kontrastgefülltes, teils luftgefülltes **Zenker-Divertikel** mit Spiegelbildung (73 J., männlich)

24 Oesophagogramm seitlich

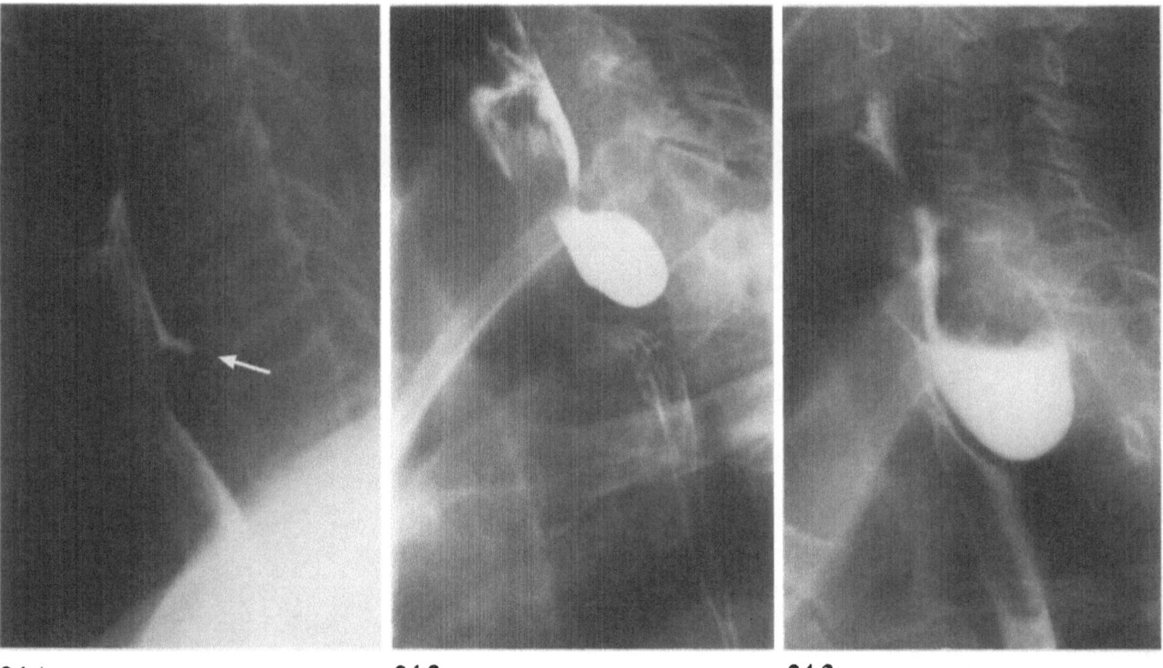

24.1　　　　　　　　**24.2**　　　　　　　　**24.3**

24.1 **Sehr kleines Zenker-Divertikel** (→) (70 J., männlich)

24.2 **Charakteristisches Zenker-Divertikel** (60 J., männlich; s. 23.4)

24.3 **Großes Zenker-Divertikel** (66 J., männlich)

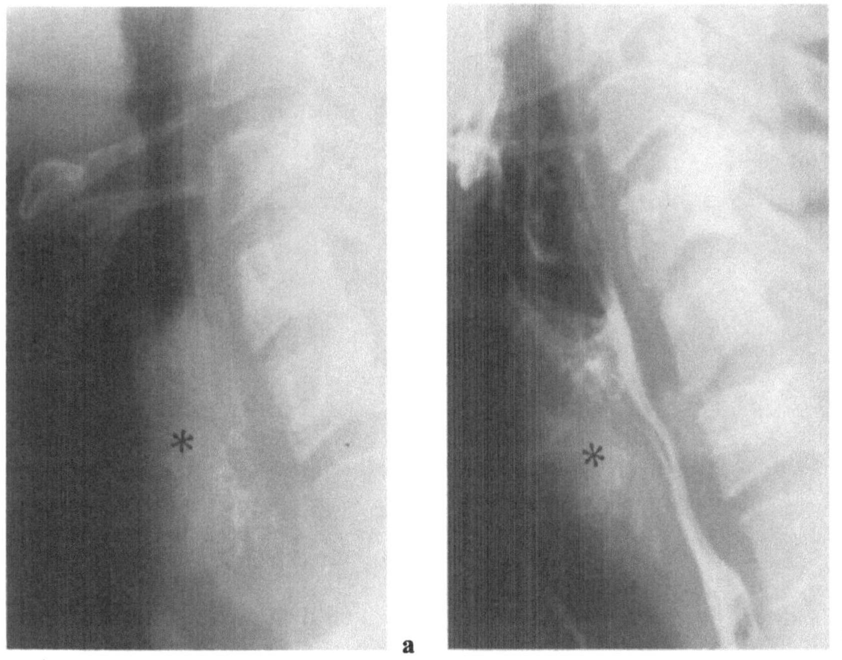

a　　　　　　　　　　　　　　　　　b

24.4 Nach mehrtägiger Lage einer Magensonde schmerzhafte Weichteilschwellung der Postkrikoidregion, die mit einer Verbreiterung und scholligen Verkalkungen der Ringknorpelplatte (*) einhergeht (**a**). Die Kontrastmitteldarstellung (**b**) läßt erkennen, daß der Befund außerhalb und vor der Speiseröhre liegt. **Ringknorpelperichondritis** (29 J., männlich)

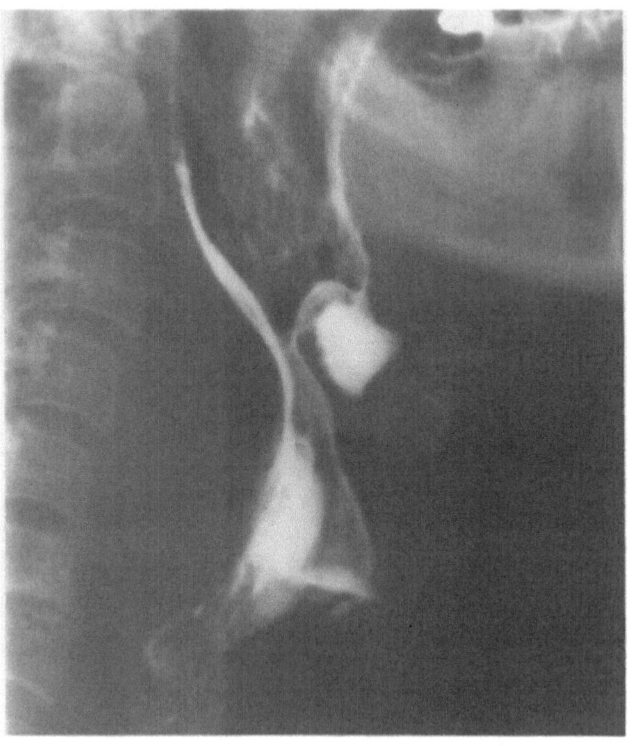

24.5 **Kollare Mediastinitis** durch perforierende Fremdkörperverletzung mit ausgeprägter Hypopharynx- und Oesophagusverlagerung (70 J., männlich)

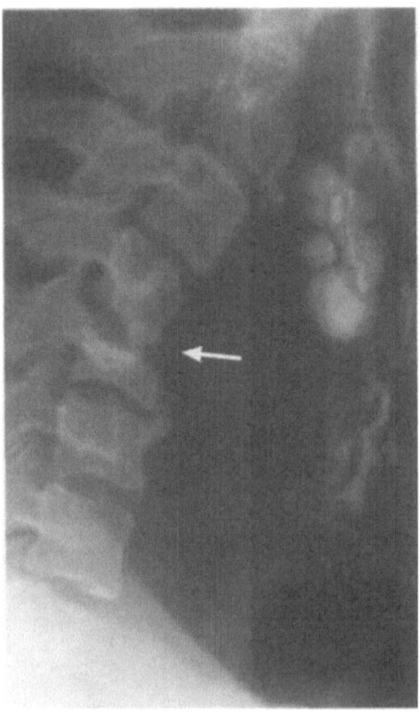

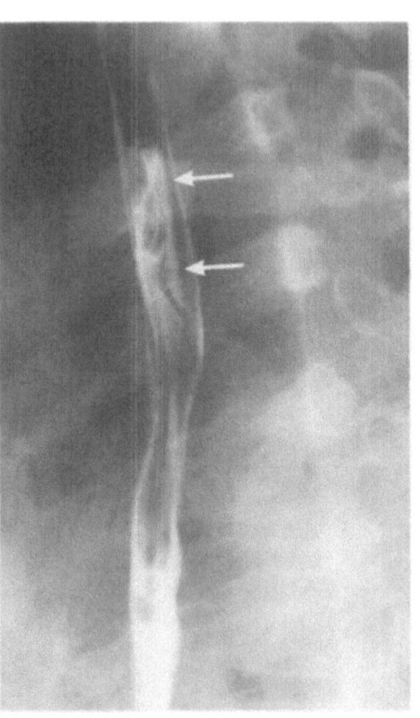

24.6 **Spezifische kollare Mediastinitis** bei tuberkulöser Spondylitis und Spondylodiszitis C4/C5 (→) mit älteren verkalkten Lymphknoten (56 J., männlich)

24.7 Länglicher, von Kontrastmittel umflossener **Fremdkörper** (→) (Hühnerbein) (9 J., männlich)

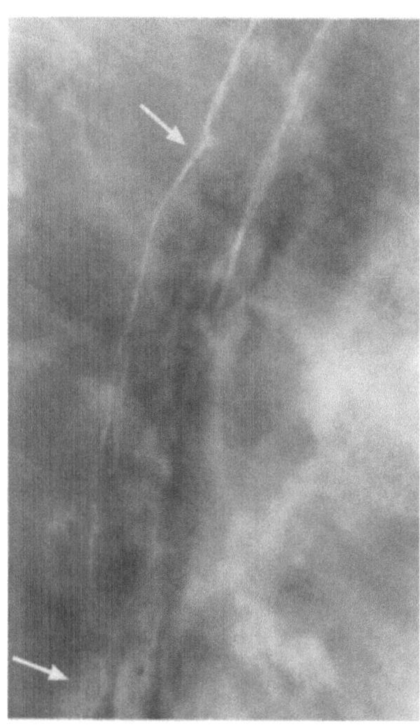

24.8 Mykotische Oesophagitis mit Kontrastaussparungen, Flecken und Nischen (→) (Soormykose) (69 J., männlich)

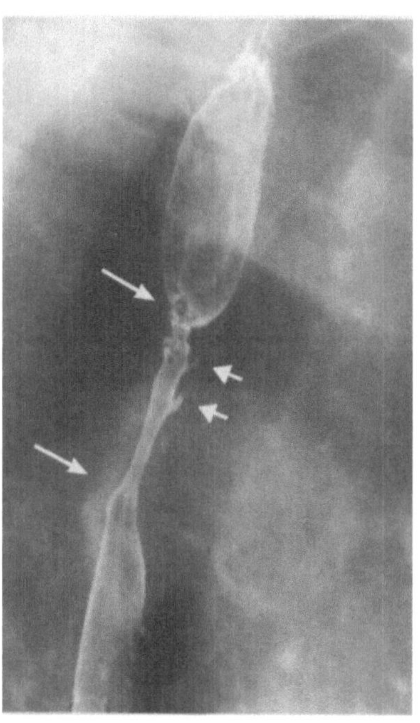

24.9 Oesophagitis mit 3 cm langer Stenose (→) und Kontrastmittelunterminierung der Schleimhaut (→) (55 J., männlich)

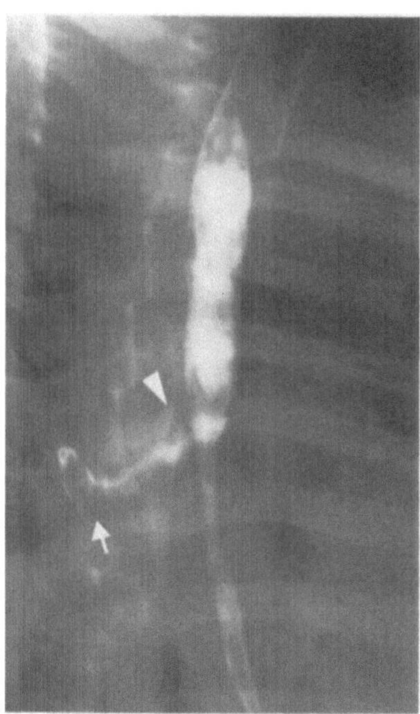

24.10 Langstreckige Oesophagusstenose im mittleren und unteren Drittel sowie **oesophagotracheale Fistel** (▶) nach Verätzung. Kontrastierung des Bronchus (→)
(4 J., männlich)

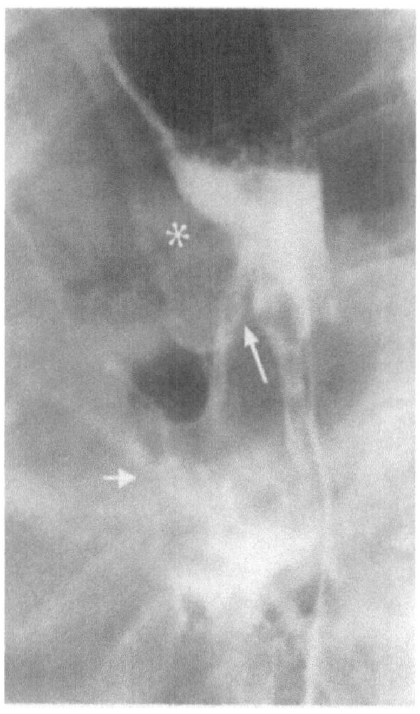

24.11 Distanzierung der Tracheahinterwand vom Oesophaguslumen (✳) mit Fistelgang ins Bronchialsystem (→) und Kontrastmittelbeschlag auf den Bronchialwänden (→). **Oesophagotracheale Fistel bei Oesophaguskarzinom** (49 J., männlich)

25 Larynx-Trachea-Schicht

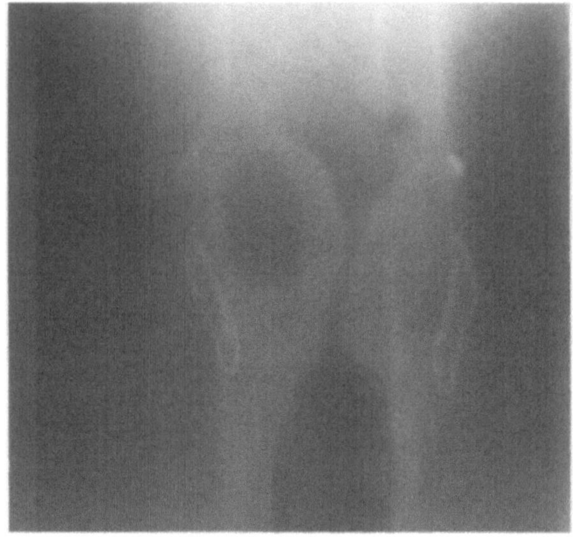

25.1 Innere Laryngozele rechts (54 J., männlich)

25.2 Außerordentliche **große, stenosierende Laryngozele** (45 J., männlich; s. 30.3)

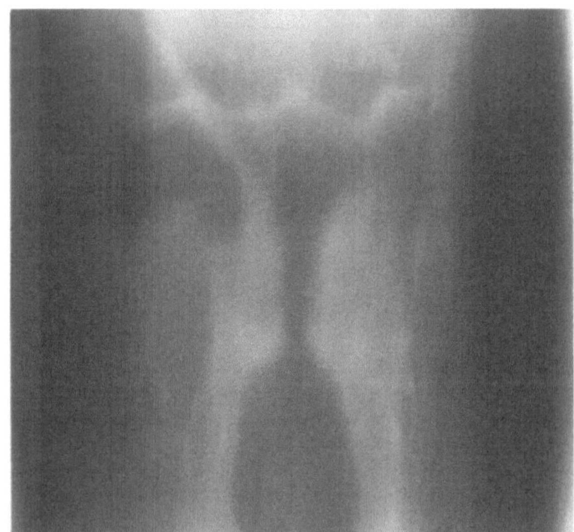

25.3 Innere und äußere (kombinierte) Laryngozele rechts (70 J., männlich)

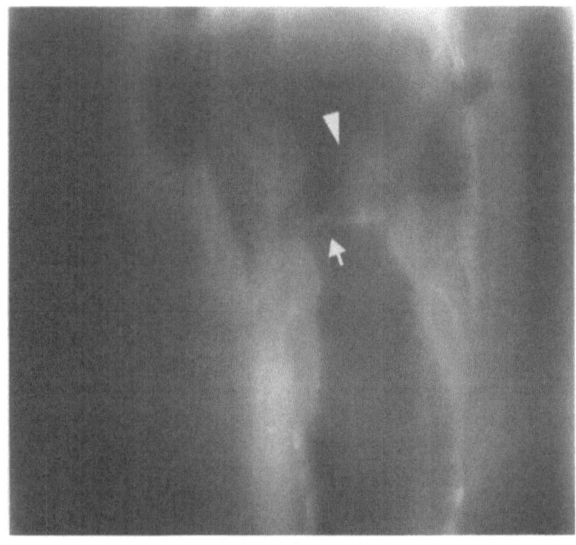

25.4 Aryknorpelluxation nach medial (▶) und Synechie im Bereich der hinteren Kommissur (→) infolge eines Kehlkopftraumas vor 5 Jahren. Nach Valsalva Darstellung einer beiderseitigen Laryngozele (56 J., männlich)

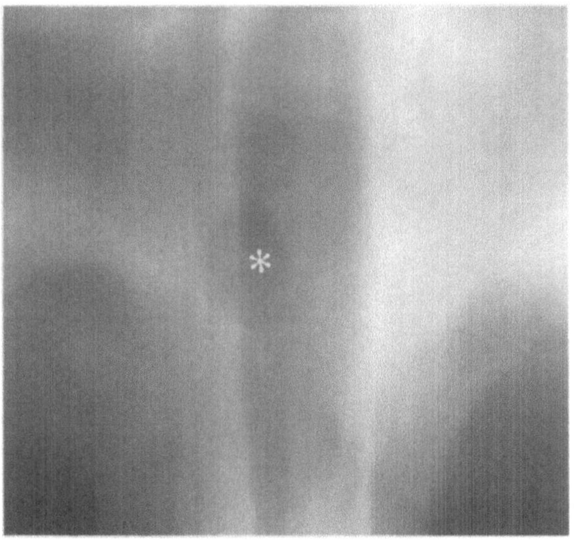

25.5 Dorsolaterale, paratracheale Luftkammer
(∗). **Tracheozele** (58 J., männlich; s. 30.7)

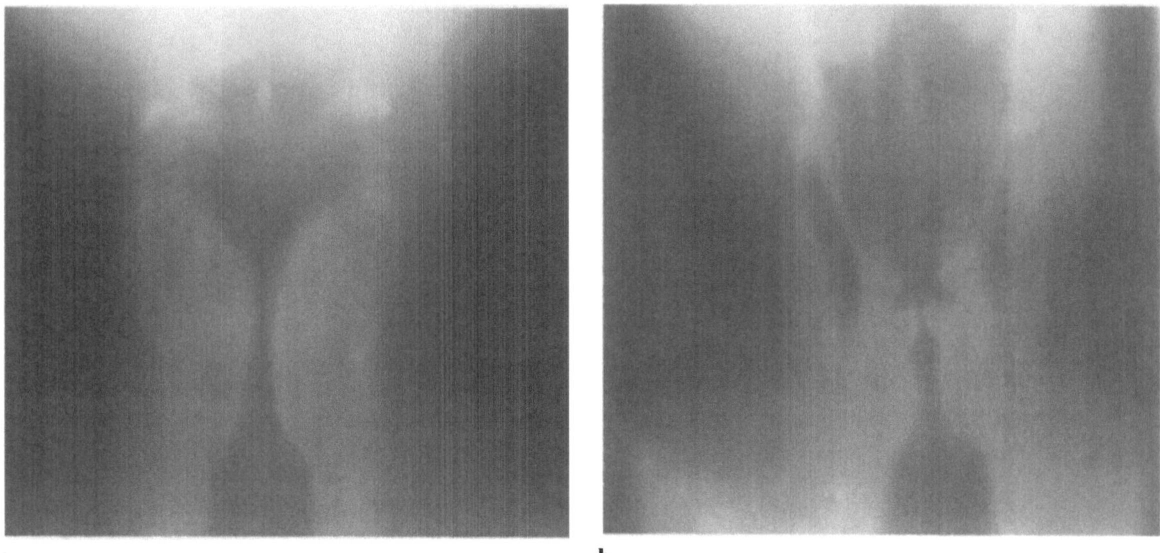

a   b

25.6 Ausgeprägtes **Kehlkopfödem** bei chronisch-lymphatischer Leukämie mit starkem Stridor (**a**). –
Rückbildung nach konservativer Therapie. Es besteht noch eine subglottische Schleimhautschwellung (**b**) (62 J., männlich)

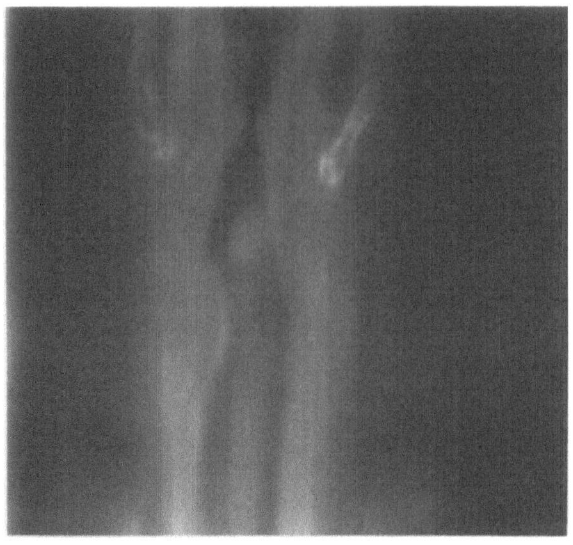

25.7 Subglottischer kugelförmiger Polyp
(61 J., weiblich)

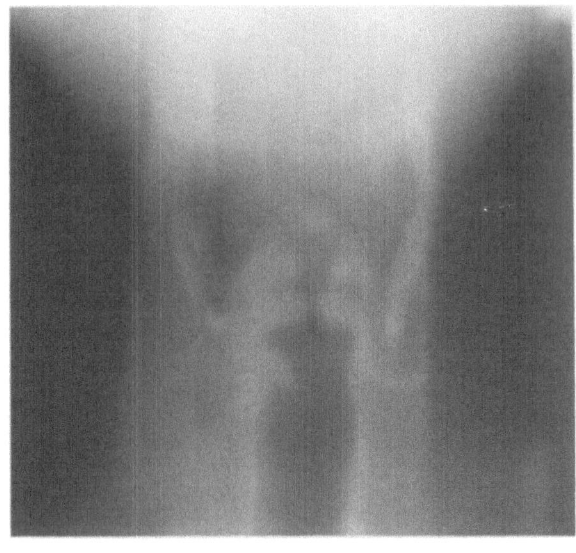

25.8 Semizirkuläre, subglottische Rezidiv-Stenose
zehn Jahre nach endolaryngealer Abtragung
(22 J., weiblich)

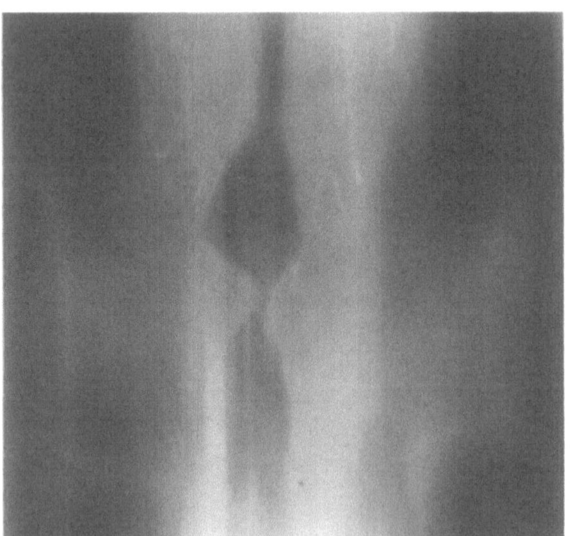

25.9 Hohe, umschriebene Trachealstenose
(43 J., männlich)

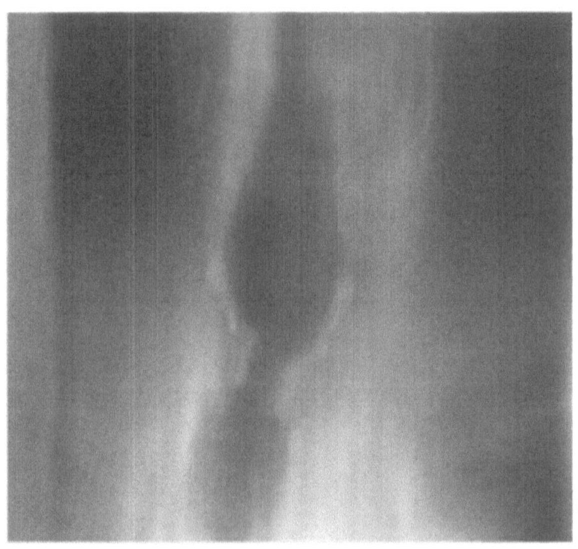

25.10 Hochgradige, kurzstreckige Trachealstenose
mit Destruktion der Knorpelspangen nach
Langzeitintubation und anschließender Tra-
cheotomie (58 J., männlich)

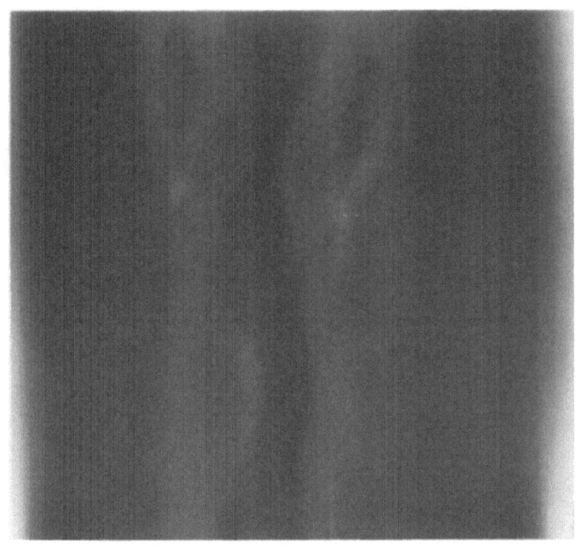

25.11 Rechtsseitige strumogene **Trachealstenose. Rekurrensparese** links nach Strumaresektion (61 J., weiblich)

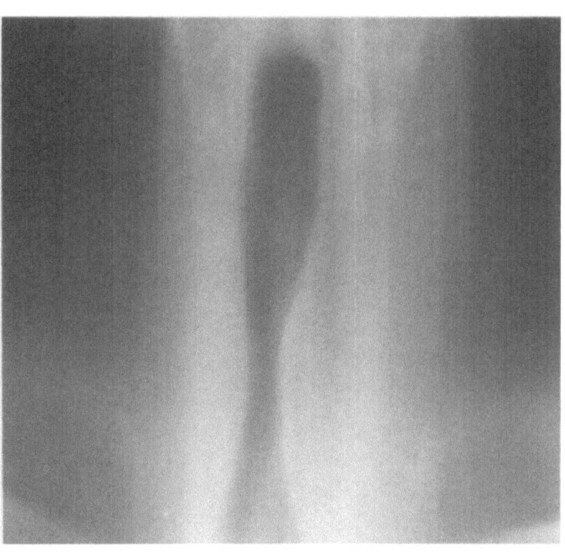

25.12 Langstreckige, malazische Trachealstenose (23 J., männlich)

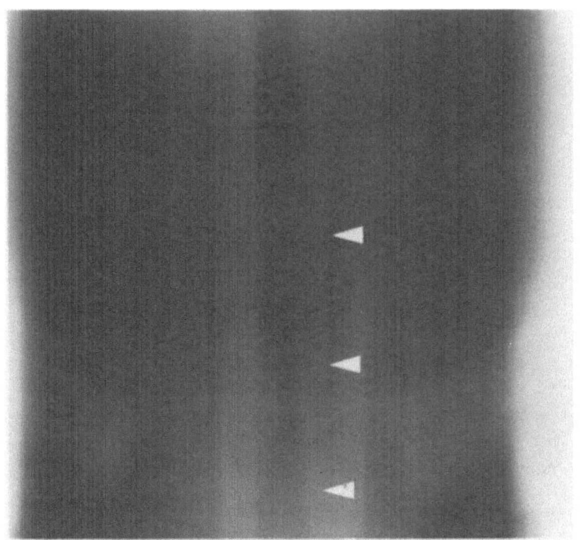

25.13 Langstreckige, teilweise atretische (▶) zervikale Trachealstenose von 7 cm Ausdehnung nach Langzeitintubation (15 J., weiblich)

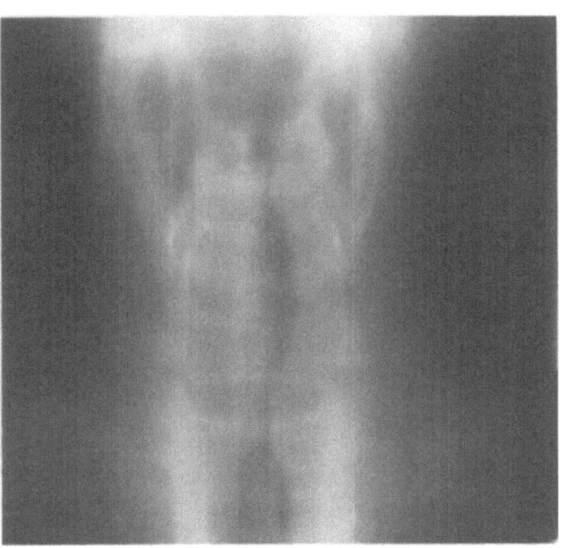

25.14 Langstreckige Stenose bei Amyloidose der Trachea (51 J., weiblich; s. 30.13)

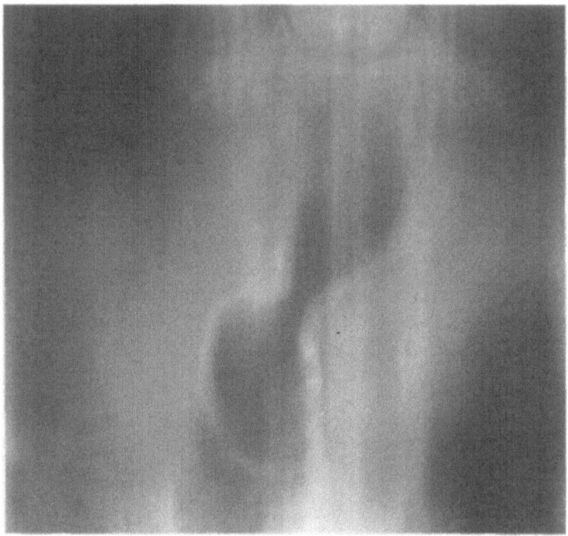

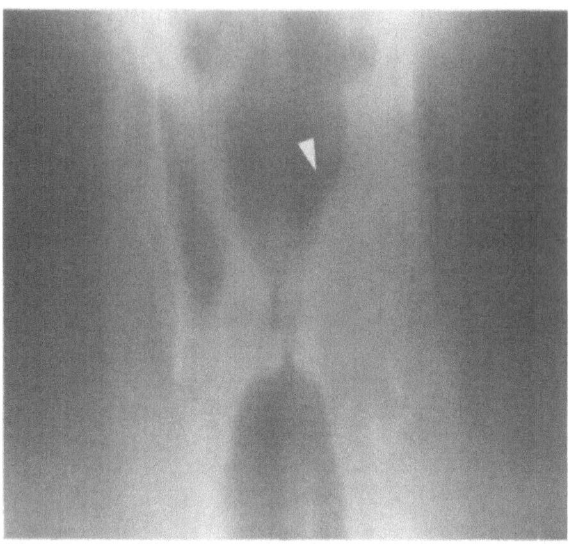

25.15 Zustand nach **Kehlkopffraktur und Trachealabriß** vor 7 Jahren. Defektheilung mit Achsenabweichung und hochgradiger Stenose (66 J., männlich)

25.16 **Rekurrensparese** links mit verstrichenem Sinus piriformis (▶) und Verplumpung von Stimmband und Taschenband, einen Tumor vortäuschend (54 J., männlich)

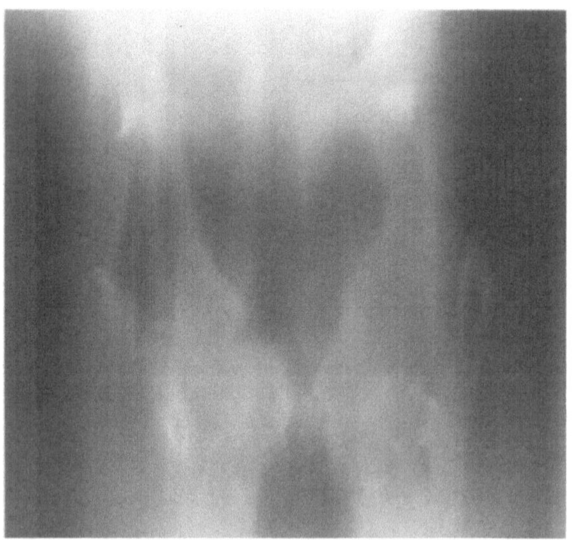

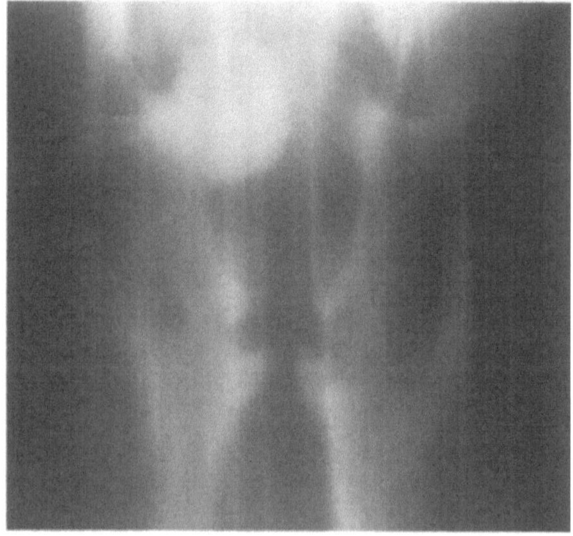

25.17 **Kehlkopfamyloidose mit Verplumpung beider Stimmbänder** (73 J., männlich)

25.18 Rundliches, exophytisches **Kehlkopfkarzinom** der laryngealen Epiglottisfläche und der rechten aryepiglottischen Falte (79 J., männlich)

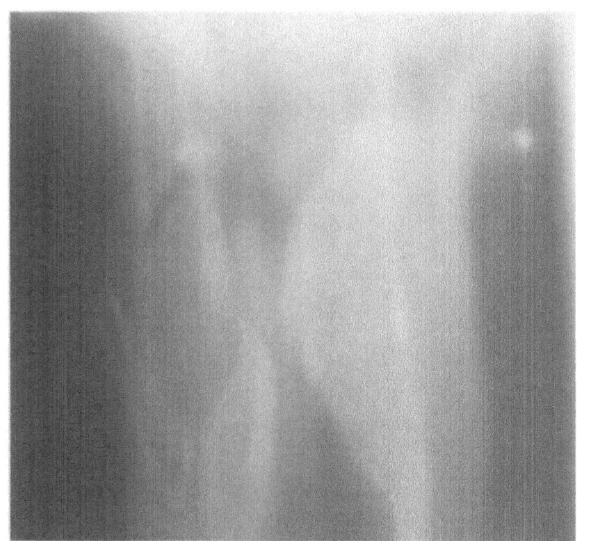 

25.19 Ausgedehntes **Kehlkopfkarzinom** mit Destruktion der linken Schildknorpelplatte (58 J., männlich)

25.20 Panlaryngeales, stark zerklüftetes **Kehlkopfkarzinom** in allen drei Kehlkopfetagen (36 J., männlich; s. 30.12)

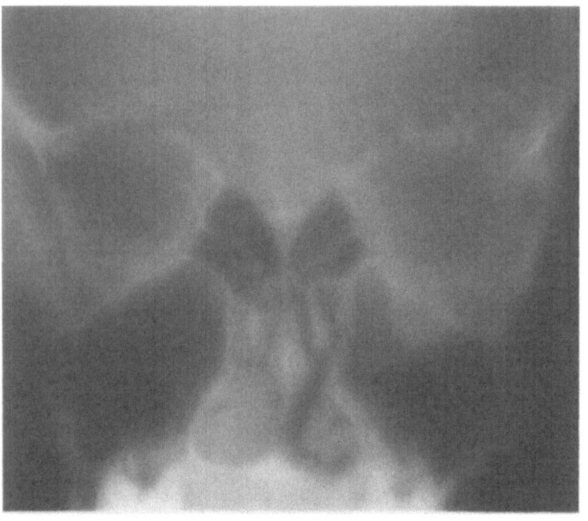

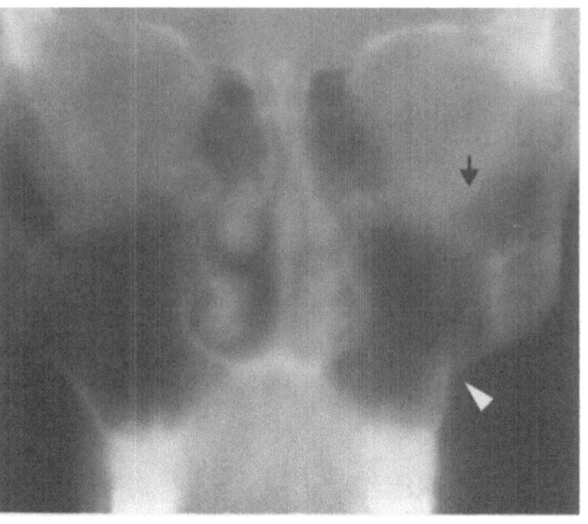

26.1 Orbitabodenfraktur (Blow-out-Fraktur)
  (16 J., männlich)
Klinik: Vertikale Doppelbilder bei Zustand nach Mittelgesichtstrauma (Schlag aufs Auge).
Befund: Leichte Absenkung des linken Orbitabodens in der medialen Hälfte. Darunter glatt begrenzter rundlicher Weichteilschatten („Hanging drop").

26.2 Zentrolaterale Mittelgesichtsfraktur
  (22 J., männlich)
Klinik: Faustschlag.
Befund: Impression der lateralen Kieferhöhlenwand links (▶), verwaschene Kontur des Orbitabodens (→) links mit Absenkung.

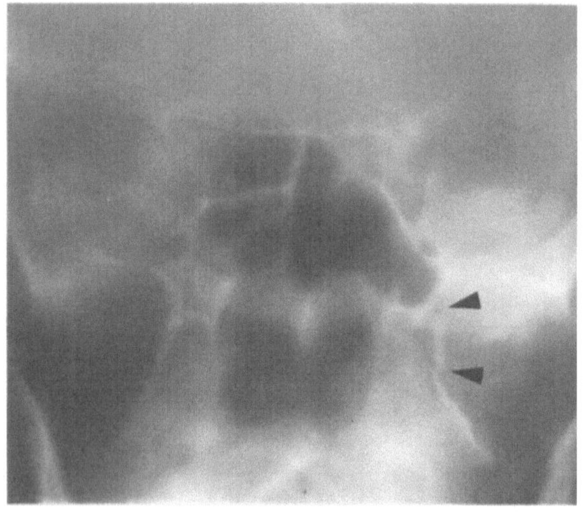

a

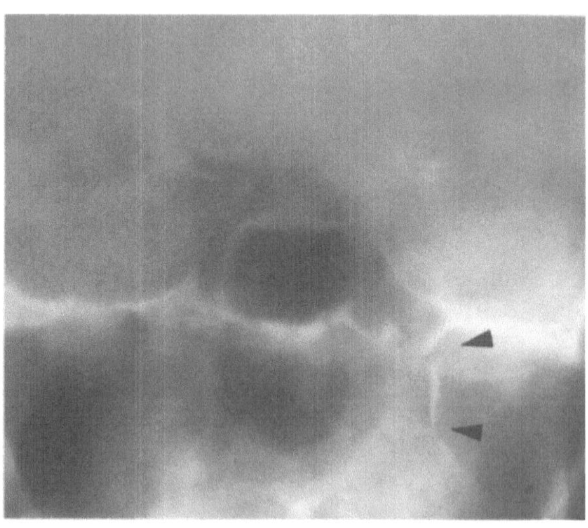

b

26.3 Fraktur der Lamina lateralis des Processus pterygoideus (51 J., männlich)

Klinik: Zustand nach Verkehrsunfall mit frontaler Gewalteinwirkung.
Befund: Konturunterbrechung der Lamina lateralis (▶) des linken Flügelfortsatzes mit Aussprengung eines Knochenstückes.

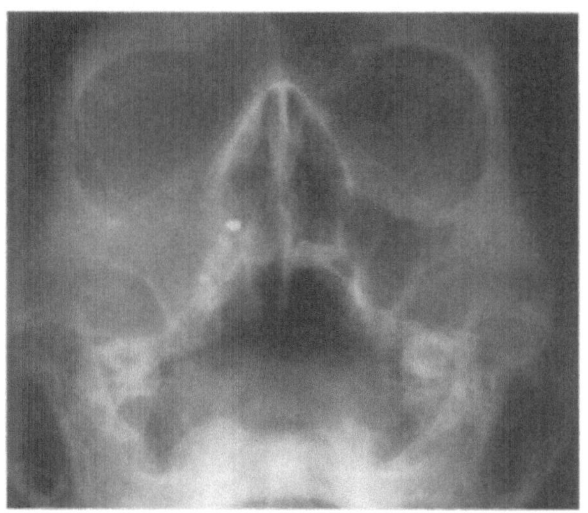 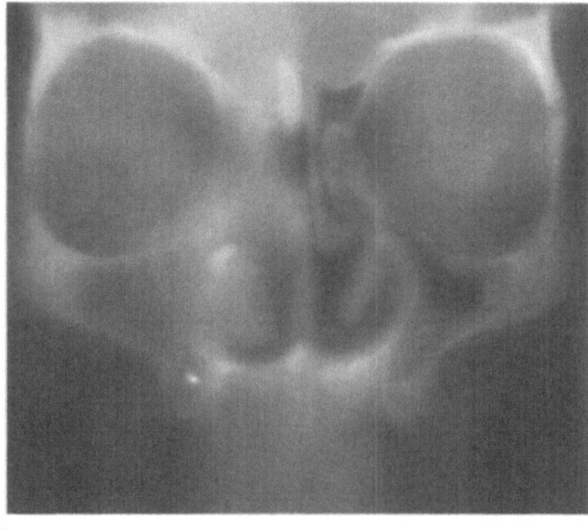

a   b

26.4 Aspergillose von Kieferhöhle und Siebbeinzellen mit Konkrementbildung (76 J., weiblich)

Klinik: Chronischer rechtsseitiger Schnupfen.

Befund: Vollständige Verschattung der rechten Kieferhöhle sowie der Siebbeinzellen. Zwei kleine, unregelmäßig konfigurierte, sehr schattendichte Konkremente (Kalksalzablagerungen) im Recessus alveolaris und im maxilloethmoidalen Winkel der rechten Kieferhöhle. Übersichtsaufnahme (**a**), Schichtaufnahme (**b**).

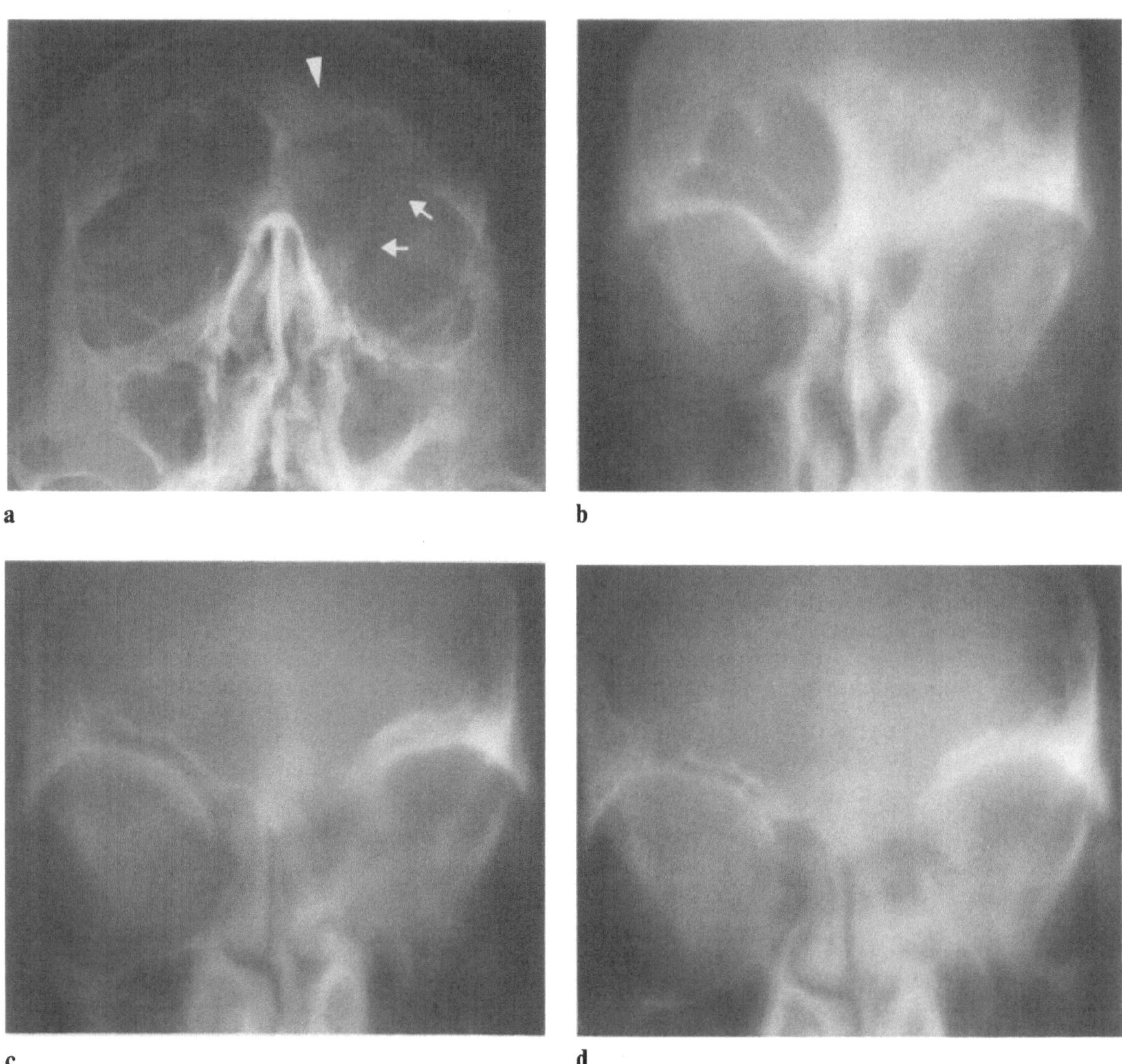

a
b
c
d

26.5 Entdifferenziertes Plattenepithelkarzinom der Stirnhöhle mit Einbruch in die vordere Schädelgrube, Siebbeinzellsystem und Orbita (68 J., männlich; s. 27.7)

Klinik: Seit 2 Monaten stechende Schmerzen über dem linken Auge mit Lidödem.
Befund: Inhomogen verschattete linke Stirnhöhle und Siebbeinzellen (**a**). Die obere Stirnhöhlenbegrenzung ist unscharf mit Sklerosierung der Randpartie (►). Destruktion von Orbitadach und medialer Orbitawand (→). Zusätzlich erkennt man auf den Tomogrammen eine Auslöschung der linken Lamina cribrosa, der lateralen Nasenwand (**c, d**) und eine Weichteilverschattung im medialen oberen Orbitaquadranten (**b, c, d**).

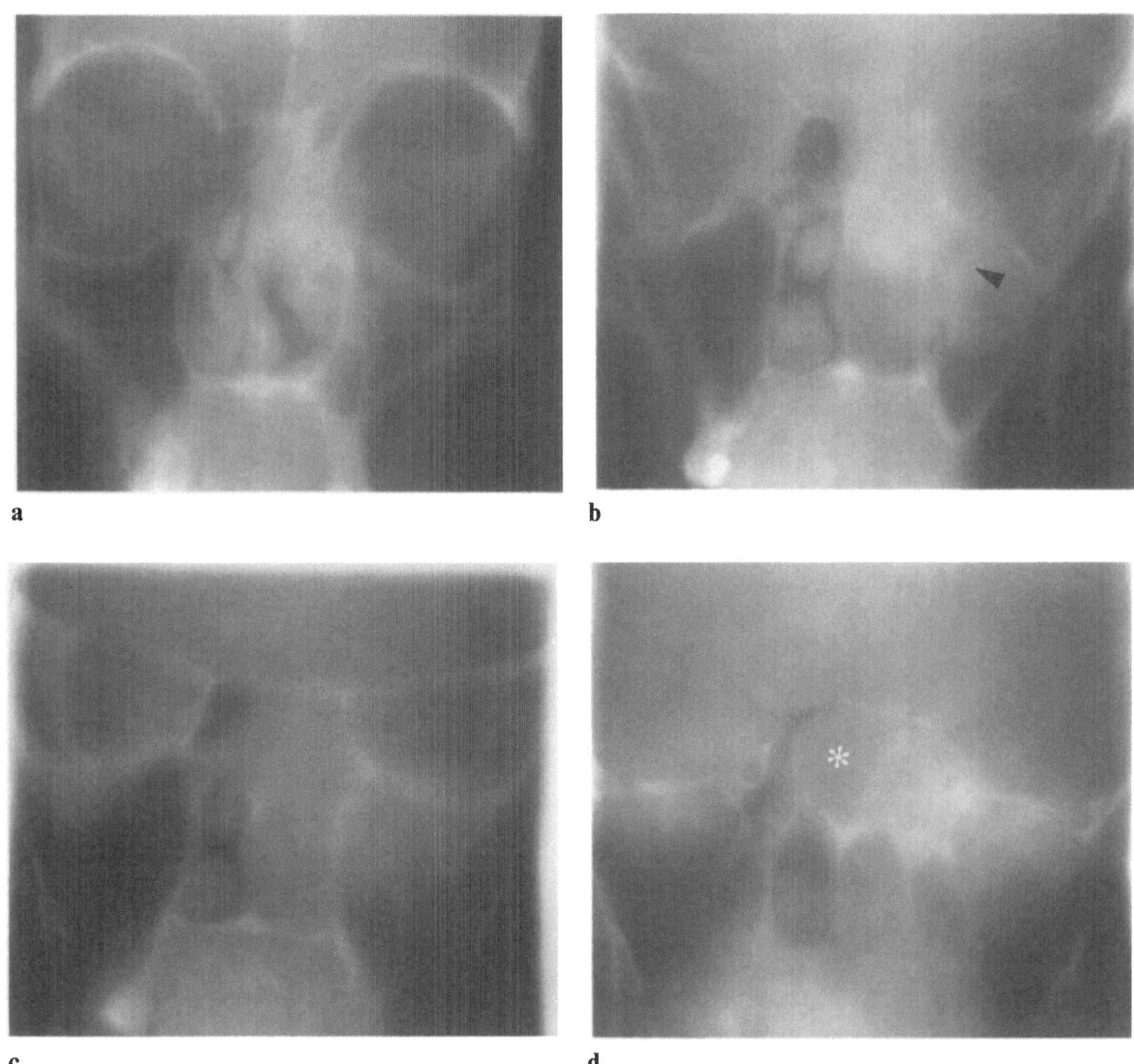

26.6 Gering differenziertes Siebbeinkarzinom mit Beteiligung der Nasenhaupt-, Kiefer- und Keilbeinhöhle
(66 J., weiblich)

Klinik: Seit einem Jahr Verlegung der linken Nasenhöhle mit eitriger Sekretion.
Befund: Vordere Siebbeinzellen und oberer Anteil der linken Nasenhaupthöhle von Tumorgewebe ausgefüllt. Osteolyse der Lamina papyracea, des Nasenseptums sowie der Wände der Siebbeinzellen (**a**). Über den maxilloethmoidalen Winkel Tumorausbreitung in die linke Kieferhöhle (▶) (**b**). Weiter dorsal vollständige Verlegung der Nasenhaupthöhle (**b, c**). Tumoröse Auftreibung der linken Keilbeinhöhle (*) und Verlegung der Choane (**d**).

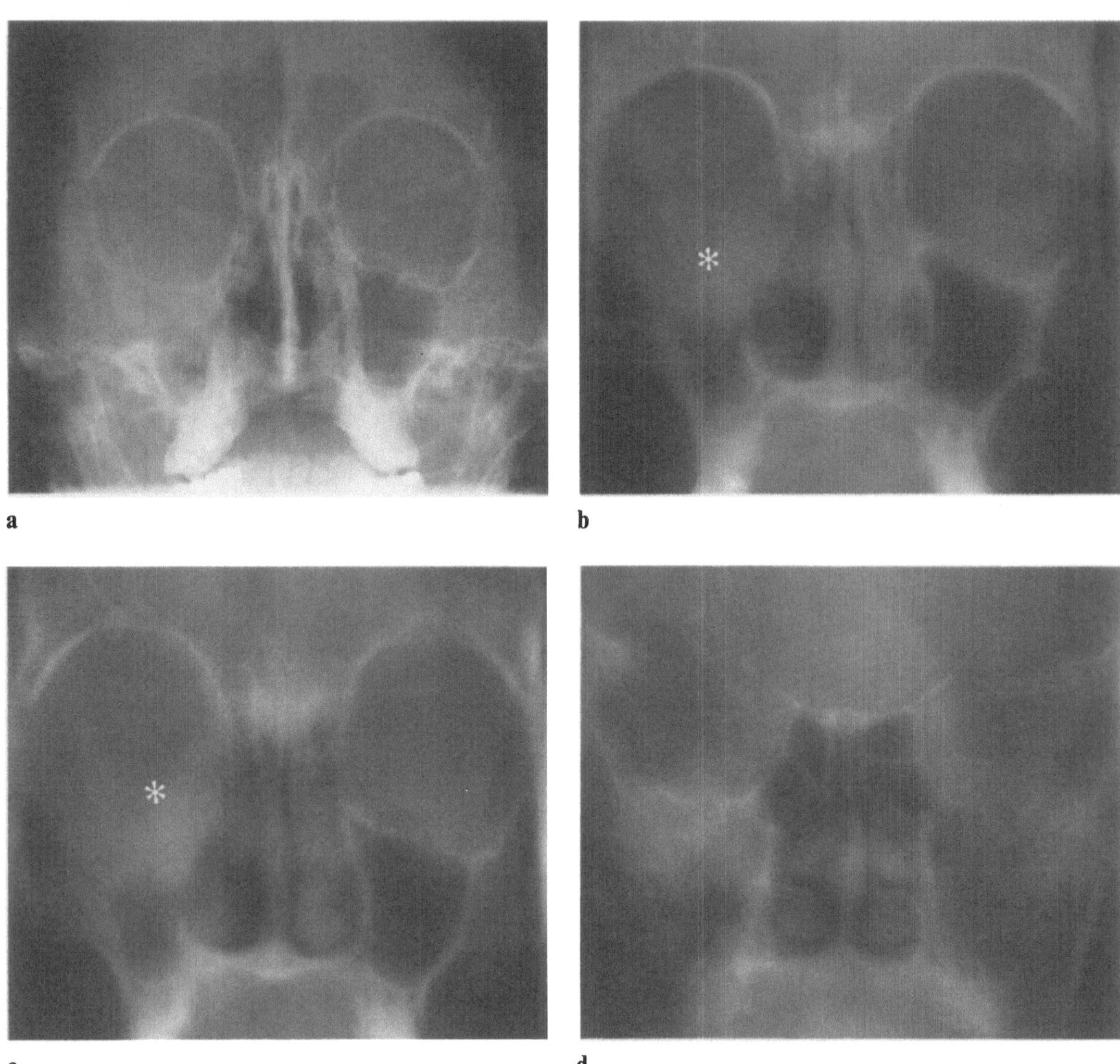

c   d

26.7 Rezidivierendes Basaliom des Unterlides mit lokal destruierendem Wachstum (72 J., weiblich)

Klinik: Seit 12 Jahren mehrfache operative Behandlung eines rezidivierenden Basalioms des rechten Unterlides.

Befund: Inhomogene Verschattung der rechten Kieferhöhle und Auflockerung der Knochenstruktur des Jochbeins (**a**). Tomografisch Weichteilschatten (∗) am Boden der Orbita und des Kieferhöhlendaches mit Fehlen des knöchernen Orbitabodens (**b, c**). Der Tumor reicht bis in den hinteren Anteil der Kieferhöhle, hier ist der Orbitaboden intakt (**d**).

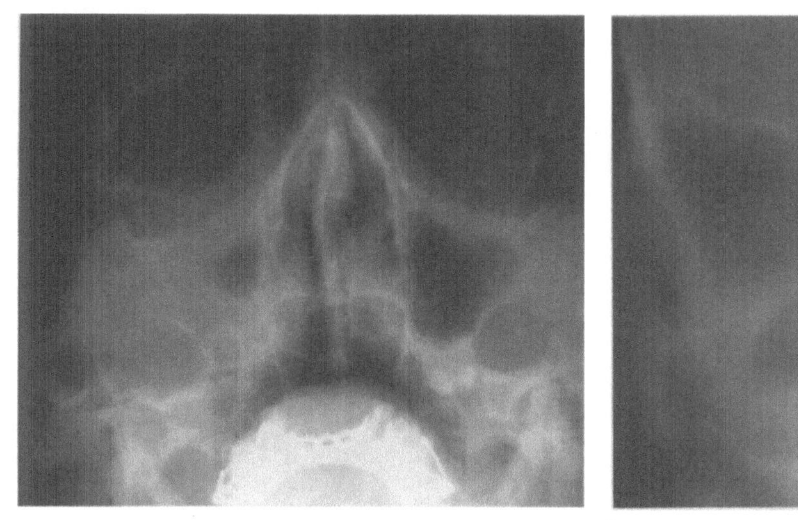
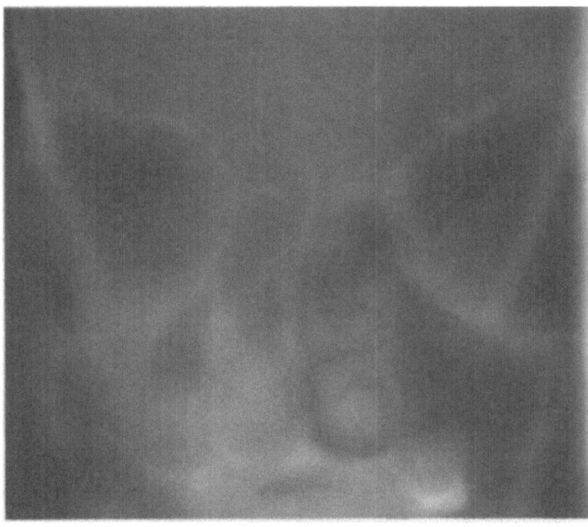

a
b

26.8 Adenoidzystisches Karzinom ausgehend vom maxilloethmoidalen Winkel mit Ausdehnung in Siebbeinzellen und Kieferhöhle (51 J., männlich)

Klinik: Seit 10 Wochen zunehmende Schwellung im Bereich des medialen Augenwinkels und des Nasenrückens rechts, behinderte Nasenatmung.
Befund: Auf der Übersichtsaufnahme **(a)** konzentrische Weichteilverbreitung innerhalb der rechten Kieferhöhle ohne erkennbare Knochendestruktionen. Dagegen findet sich im Tomogramm **(b)** ein Abbau der medialen Kieferhöhlenwand und der Strukturen des Siebbeins.

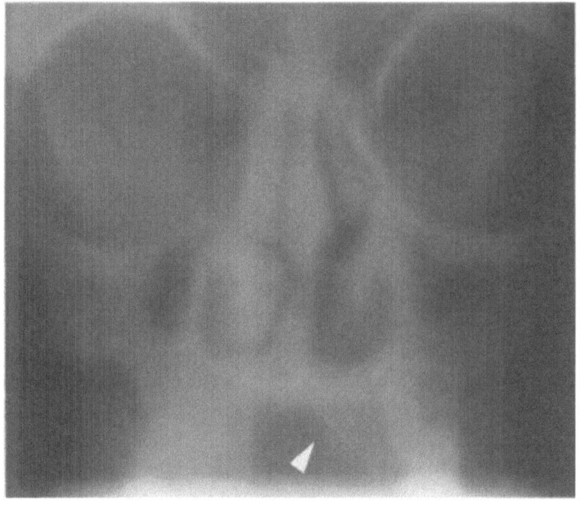
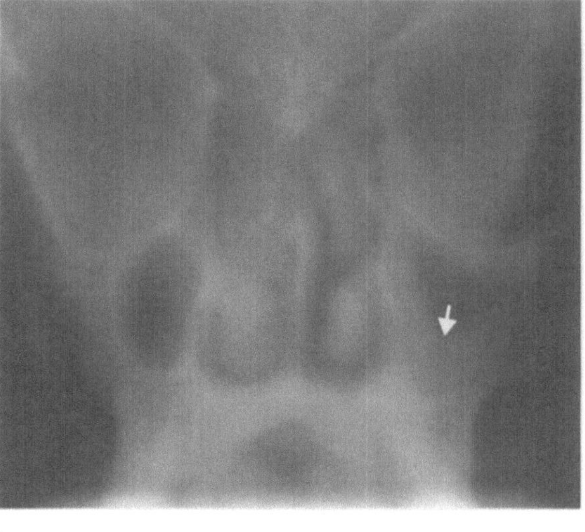

a
b

26.9 Verhornendes Plattenepithelkarzinom von Gaumen und Kieferhöhlenboden (47 J., männlich; s. 27.8)

Klinik: Exulzerierter Tumor am harten Gaumen links.
Befund: Weichteildichte Auftreibung unterhalb des harten Gaumens links (▶) **(a)**. Auflockerung der Knochenstruktur des Processus alveolaris (→) mit begleitender Schleimhautschwellung der Kieferhöhle **(b)**.

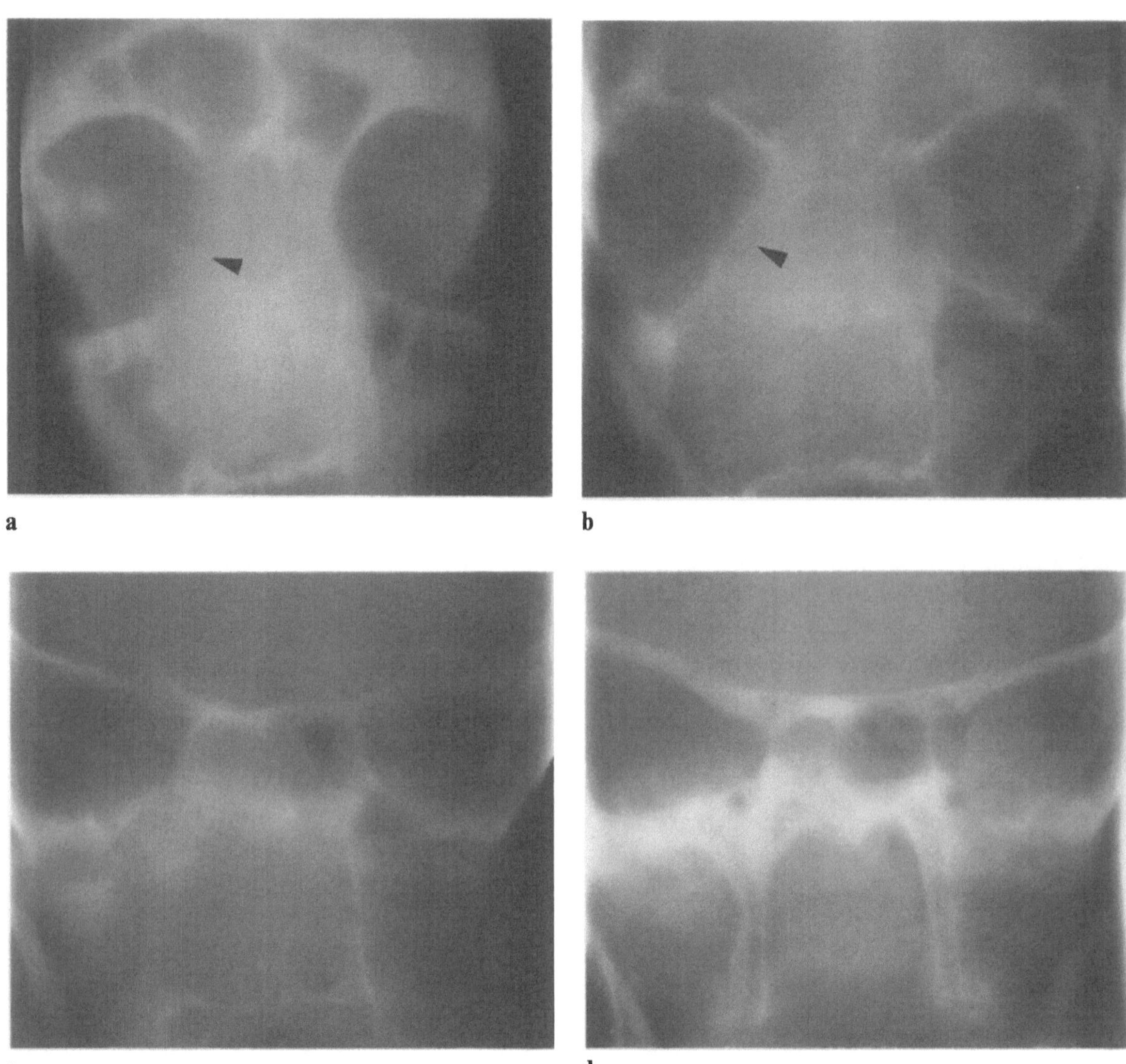

a

b

c

d

26.10 Ausgedehnte Polyposis nasi mit zentral gelegenem adenoidzystischen Karzinom (70 J., männlich)

Klinik: Wiederholte Entfernung von Nasenpolypen in den letzten 8 Jahren. Jetzt zunehmende Behinderung der Nasenatmung und häufiges Nasenbluten. Rhinoskopisch komplette Verlegung beider Nasenhöhlen.

Befund: Vollständige Verschattung beider Nasenhöhlen, der rechten Kieferhöhle, beider Siebbeinzellsysteme (**a, b**) und der rechten Keilbeinhöhle (**c, d**). Zerstörung des Nasenseptums, der Nasenmuscheln, der rechten lateralen Nasenwand und partielle Zerstörung der Gaumenplatte (**b**) und des Siebbeindaches. Verlagerung der medialen Orbitawand und des Orbitabodens bulbuswärts (►) (**a, b**).

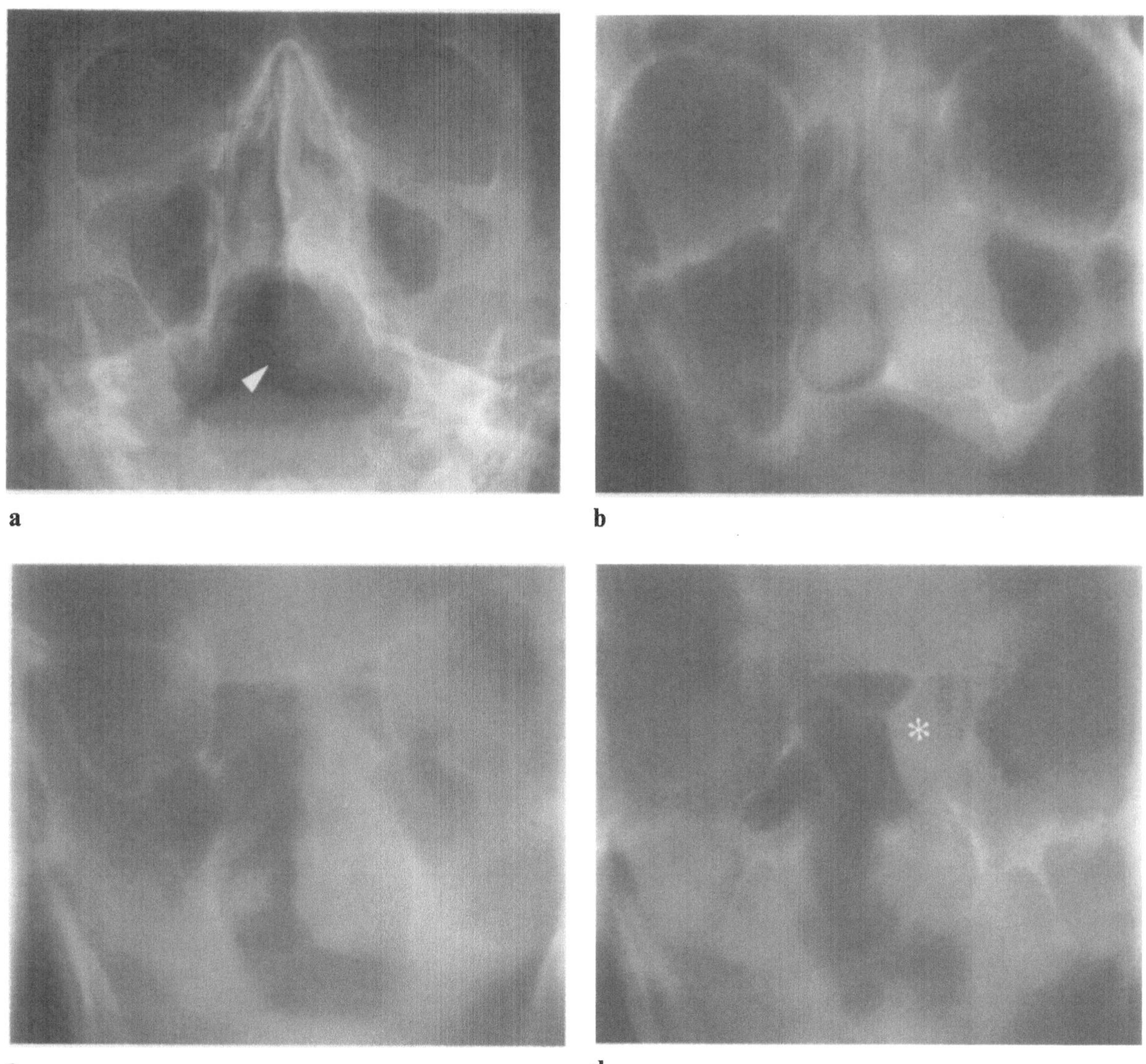

a

b

c

d

26.11 Lymphoepitheliales Karzinom der unteren Nasenmuschel mit Ausdehnung in die Kieferhöhle, Siebbeinzellen und Keilbeinhöhle (82 J., männlich; s. 3.53)

Klinik: Seit 3 Monaten behinderte Nasenatmung links und eitrige Nasensekretion. Rhinoskopisch tumoröse Auftreibung der linken unteren Nasenmuschel.
Befund: Auf der Übersichtsaufnahme Verschattung der linken Nasenhaupthöhle, wobei sich der Tumorschatten des hinteren Nasenabschnittes in den geöffneten Mund projiziert (▶). Konzentrische Wandverschattung der linken Kieferhöhle. Im Tomogramm ist auch eine Verschattung der linken Siebbeinzellen (**b, c**) und der Keilbeinhöhle (∗) (**d**) erkennbar. Laterale Nasenwand partiell destruiert (**b**).

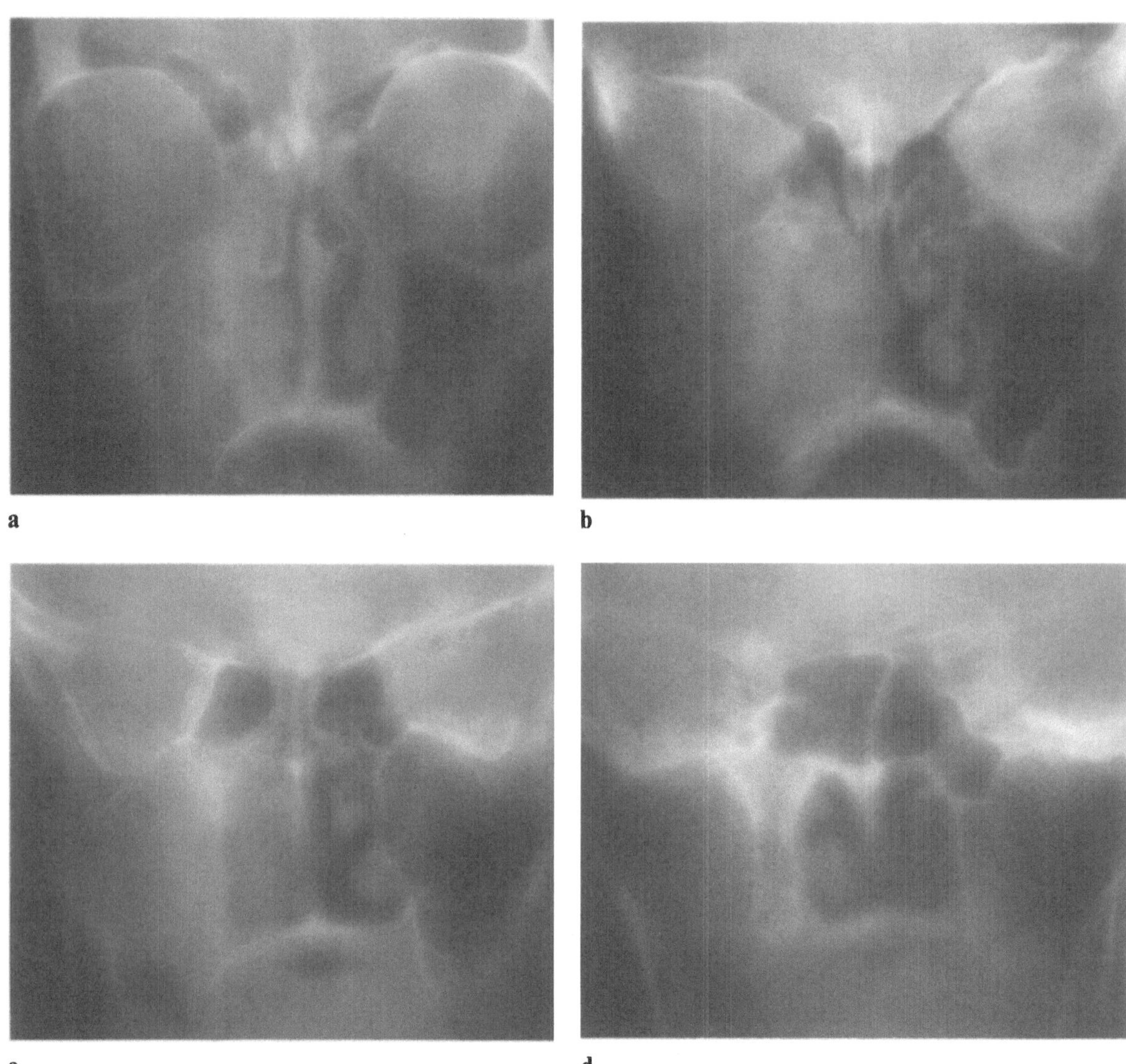

a b

c d

26.12 Metastase eines hypernephroiden Karzinoms der Kieferhöhle mit Tumorausdehnung in Siebbeinzellen, Nasenhaupthöhle und Gaumen (67 J., weiblich)

Klinik: Seit 3 Wochen Geschwür im Bereich des harten Gaumens rechts. Auf der Übersichtsaufnahme pathologischer Befund der rechten Kieferhöhle.
Befund: Vollständige Verschattung der rechten Kieferhöhle mit Auftreibung von Recessus zygomaticus und alveolaris. Destruktion der medialen Kieferhöhlenwand und Einbruch von Tumorgewebe in die angrenzende Nasenhöhle und die Siebbeinzellen (**a, b, c**). Der Processus pterygoideus ist intakt (**d**).

27 Nasennebenhöhlen-Schicht lateral

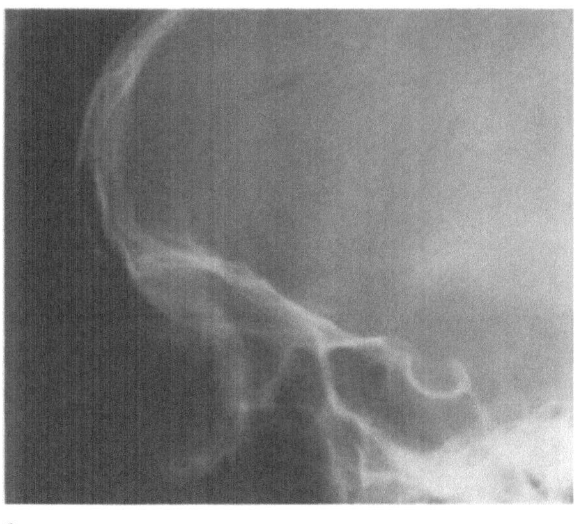

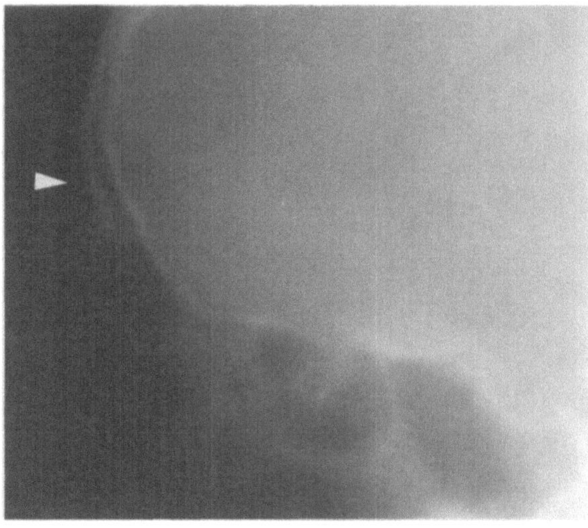

a

b

27.1 Impressionsfraktur Stirnhöhlenvorderwand (19 J., weiblich)

Klinik: Sportverletzung.
Befund: Winkelförmige, ins Stirnhöhlenlumen ragende Knochenstruktur (**a**). Die Schichtaufnahme beweist die Verlagerung der Stirnhöhlenvorderwand okzipitalwärts (**►**) (**b**) sowie die frakturbedingte Konturunterbrechung.

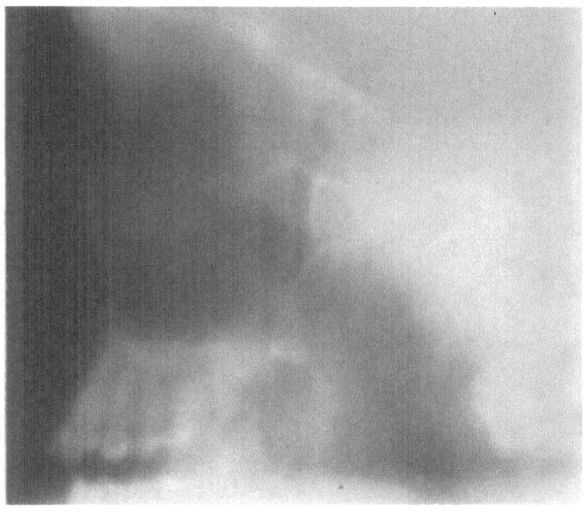

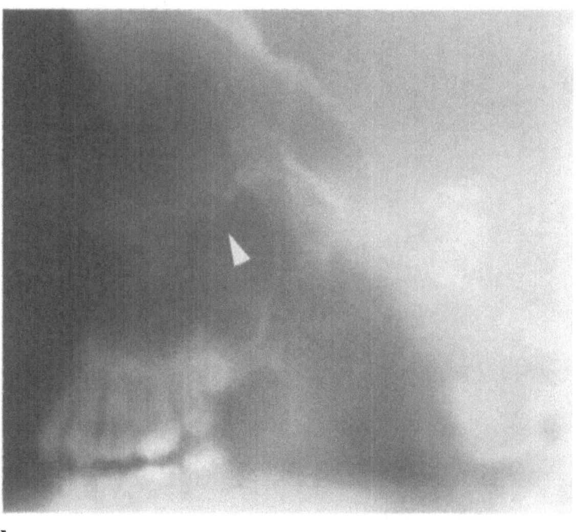

a

b

27.2 Blow-out-Fraktur (23 J., männlich)

Klinik: Schlageinwirkung auf das Auge.
Befund: Ausgedehnte Konturunterbrechung des Orbitabodens mit Verlagerung von orbitalen Weichteilen in die Kieferhöhle (**a**). Knochenfragmente (**►**) im mittleren und hinteren Drittel des Orbitabodens (**b**).

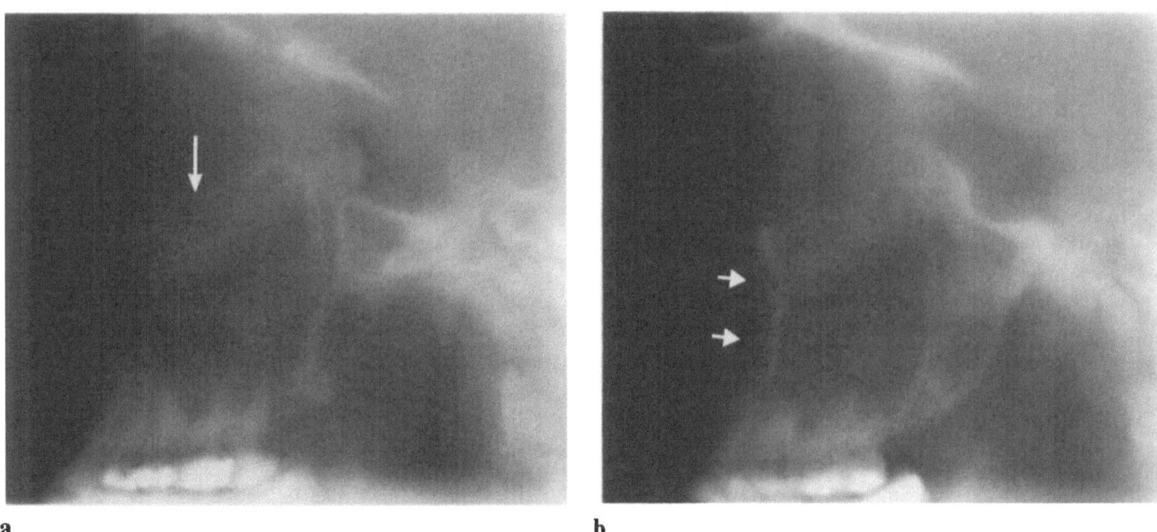

a   b

27.3 Fraktur Orbitaboden und faziale Kieferhöhlenwand (32 J., weiblich)

Klinik: Frontales Mittelgesichtstrauma.
Befund: Bogenförmige Absenkung des Orbitabodens im vorderen und mittleren Drittel (→) mit begleitender Schleimhautschwellung am Kieferhöhlendach (**a**). Die faziale Kieferhöhlenwand ist insgesamt lumenwärts verschoben (→). Ausgeprägte Stufenbildung am Alveolarfortsatz (**b**).

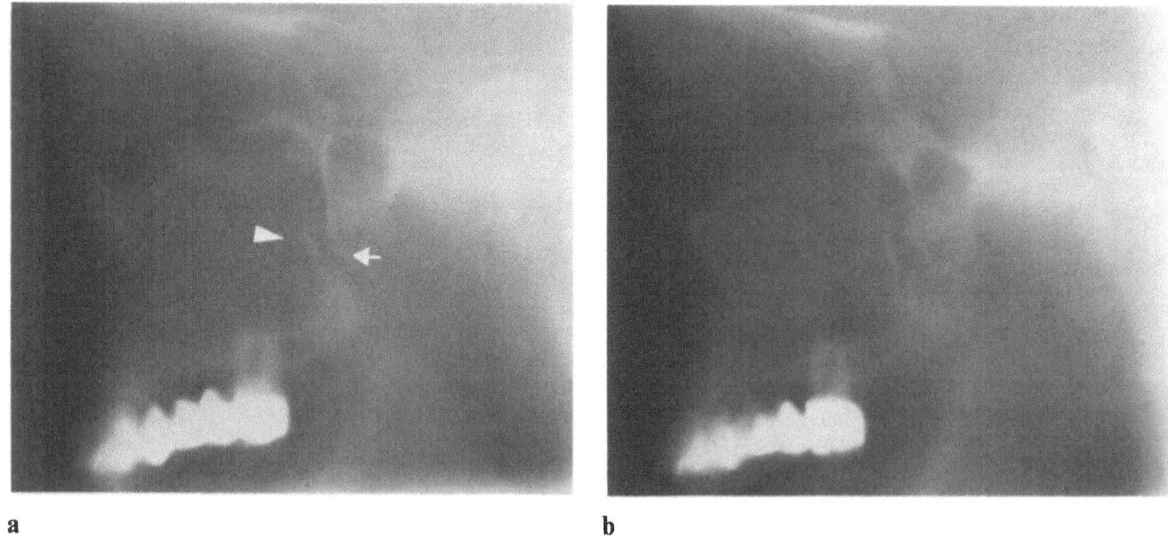

a   b

27.4 Fraktur von Kieferhöhlenhinterwand und Processus pterygoideus (36 J., weiblich)

Klinik: Faustschlagverletzung.
Befund: Aussprengung eines 10 mm großen Fragmentes (▶) der Kieferhöhlenhinterwand mit ventraler Verlagerung. In gleicher Höhe Konturunterbrechung des Processus pterygoideus (→). Begleitende homogene Verschattung der zugehörigen Kieferhöhle.

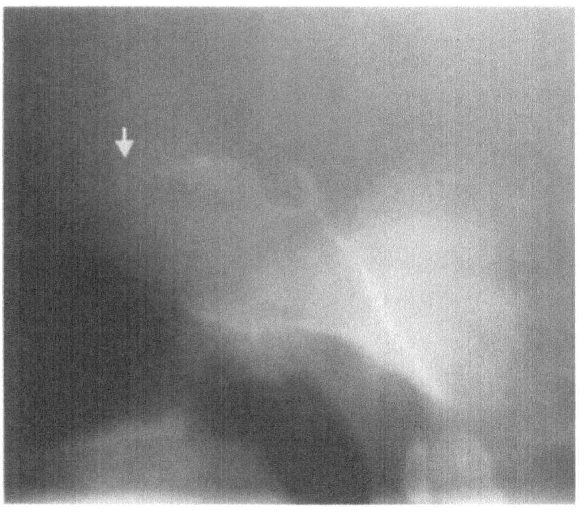
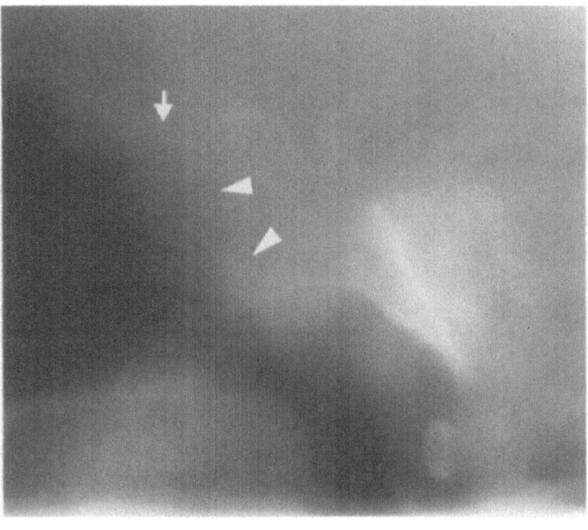

a
b

27.5 Neuroblastom mit Beteiligung der Orbita, Siebbeinzellen und Keilbeinhöhle (13 J., weiblich)

Klinik: Vor 4 Wochen Bulbuskontusion rechts bei Schulunfall. Danach Feststellung von Doppelbildern. Die radiologische Abklärung ergab eine Verschattung der rechtsseitigen Siebbeinzellen und der Keilbeinhöhle.

Befund: Aus einer Schichtserie zeigen die ausgewählten Tomogramme eine vollständige Verschattung von Siebbeinzellen und Keilbeinhöhle. Vorderwand der Keilbeinhöhle und angrenzender Boden (►) sind destruiert. Darüber hinaus sind Dach (→) und Zellsepten des Siebbeins nicht abgrenzbar. Der Befund spricht für das Vorliegen eines tumorösen Prozesses.

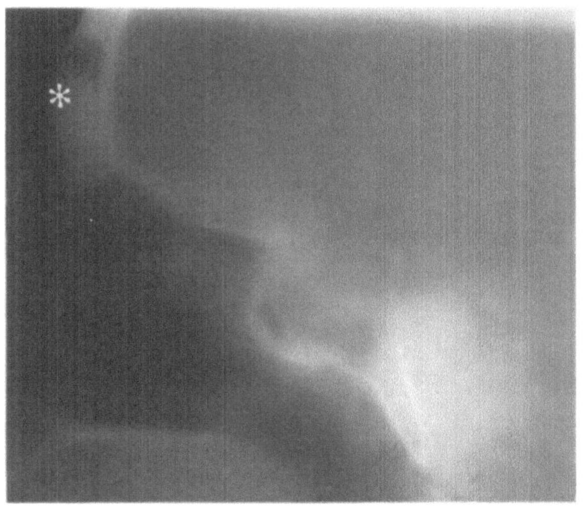
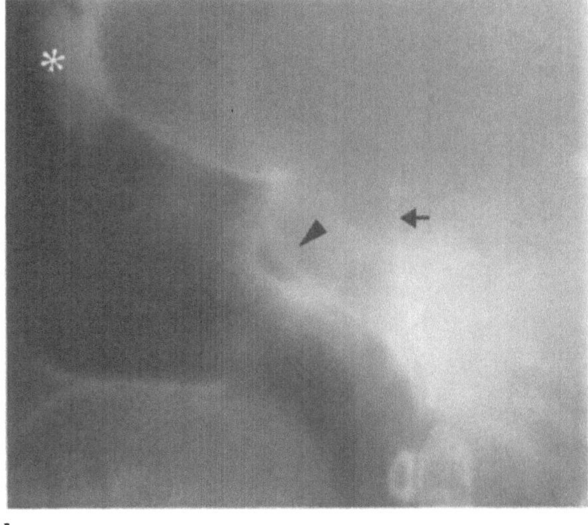

a
b

27.6 Hypophysenadenom mit supra- und infrasellärer Ausdehnung. Zusätzlich Stirnhöhlenosteom (53 J., weiblich)

Klinik: Seit 6 Wochen bitemporale Hemianopsie; Stirnkopfschmerzen.
Befund: Absenkung des Sellabodens bzw. Keilbeinhöhlendaches (►) und Aufrichtung des Dorsum sellae (→) mit balloniertem Hypophysenlumen (konsekutive Einengung der Keilbeinhöhle). Außerdem knochendichter Prozeß in der Stirnhöhle (*).

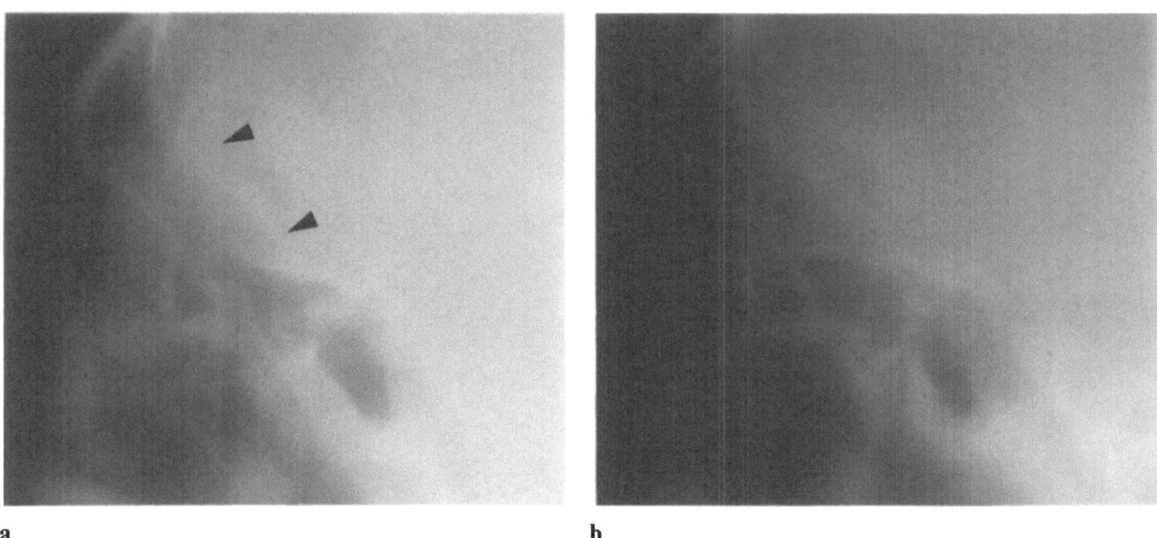

a	b

27.7 Entdifferenziertes Plattenepithelkarzinom der Stirnhöhle mit Einbruch in die vordere Schädelgrube, Siebbeinzellsystem und Orbita (68 J., männlich; s. 26.5)

Klinik: Seit 2 Monaten stechende Schmerzen über dem linken Auge mit Lidödem.
Befund: Weichteildichte Verschattung am Boden der Stirnhöhle auf die vorderen Siebbeinzellen und die vordere Schädelgrube (▶) übergreifend. In diesem Bereich Auslöschung der Knochenstrukturen.

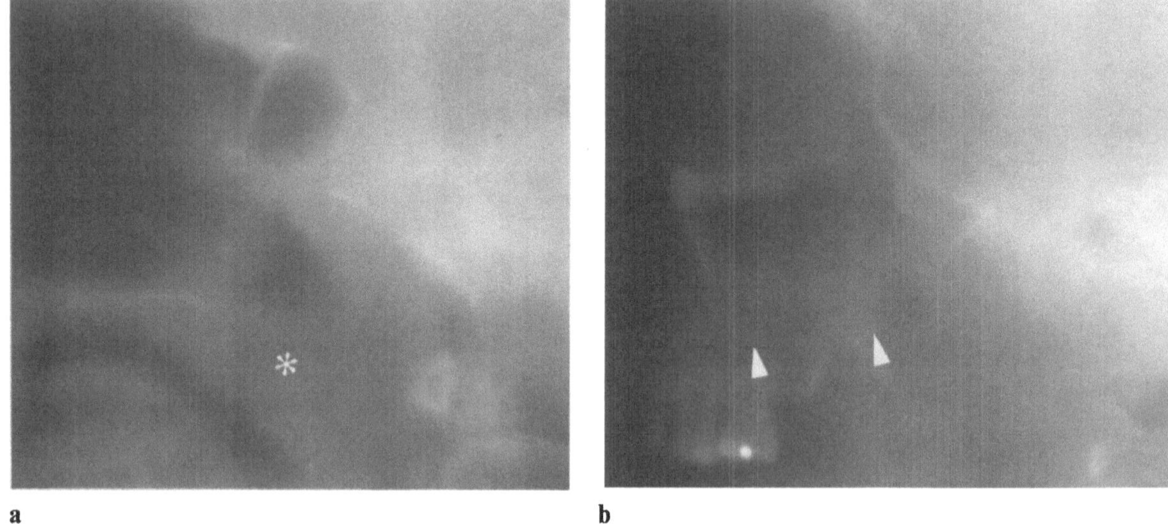

a	b

27.8 Verhornendes Plattenepithelkarzinom von Gaumen, Kieferhöhlenboden und -hinterwand (47 J., männlich; s. 26.9)

Klinik: Exulzerierter Tumor am harten Gaumen links.
Befund: Verbreiterung des weichen Gaumens (∗) (**a**) und Verdichtung am Boden der Kieferhöhle (▶) bis zur fazialen Kieferhöhlenwand. Partielle Zerstörung des Kieferhöhlenbodens und der -hinterwand (**b**).

106

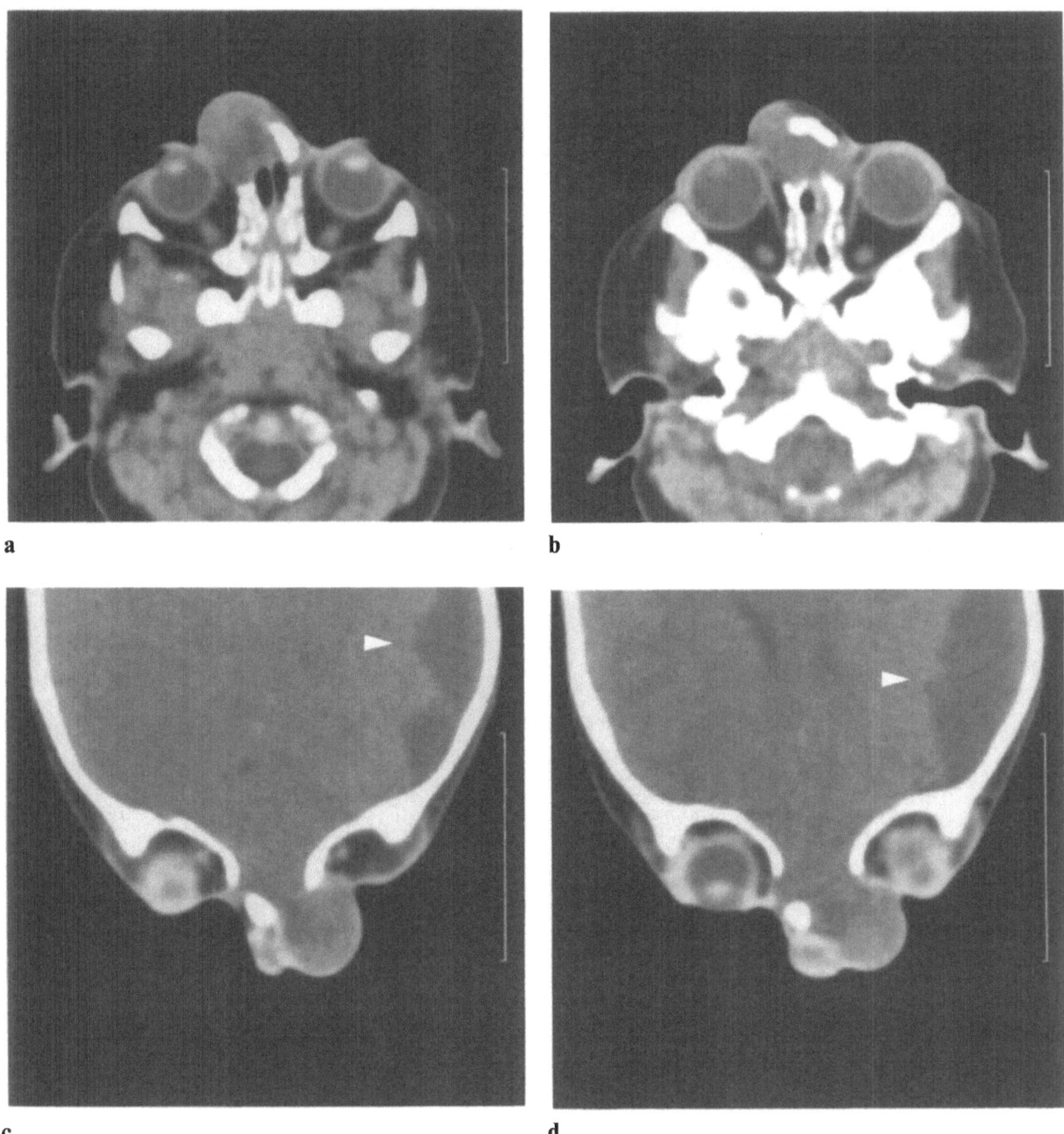

c d

28.1 Nasale Meningoenzephalozele. Zusätzliche Arachnoidalzyste (5 Mon., weiblich)

Klinik: Seit Geburt weiche Schwellung am Nasenrücken links.
Befund: Fast homogene, kugelige Vorwölbung zwischen medialem Augenwinkel und Nasenrücken der linken Seite. Im Bereich der vorderen Schädelgrube und Nasenwurzel findet sich eine breite Knochenlücke und dadurch eine offene Verbindung zwischen dem Schädelinneren und dem Prozeß. Außerdem ausgedehnte linsenförmige hypodense Zone (Arachnoidalzyste) links temporal (►) (c, d).

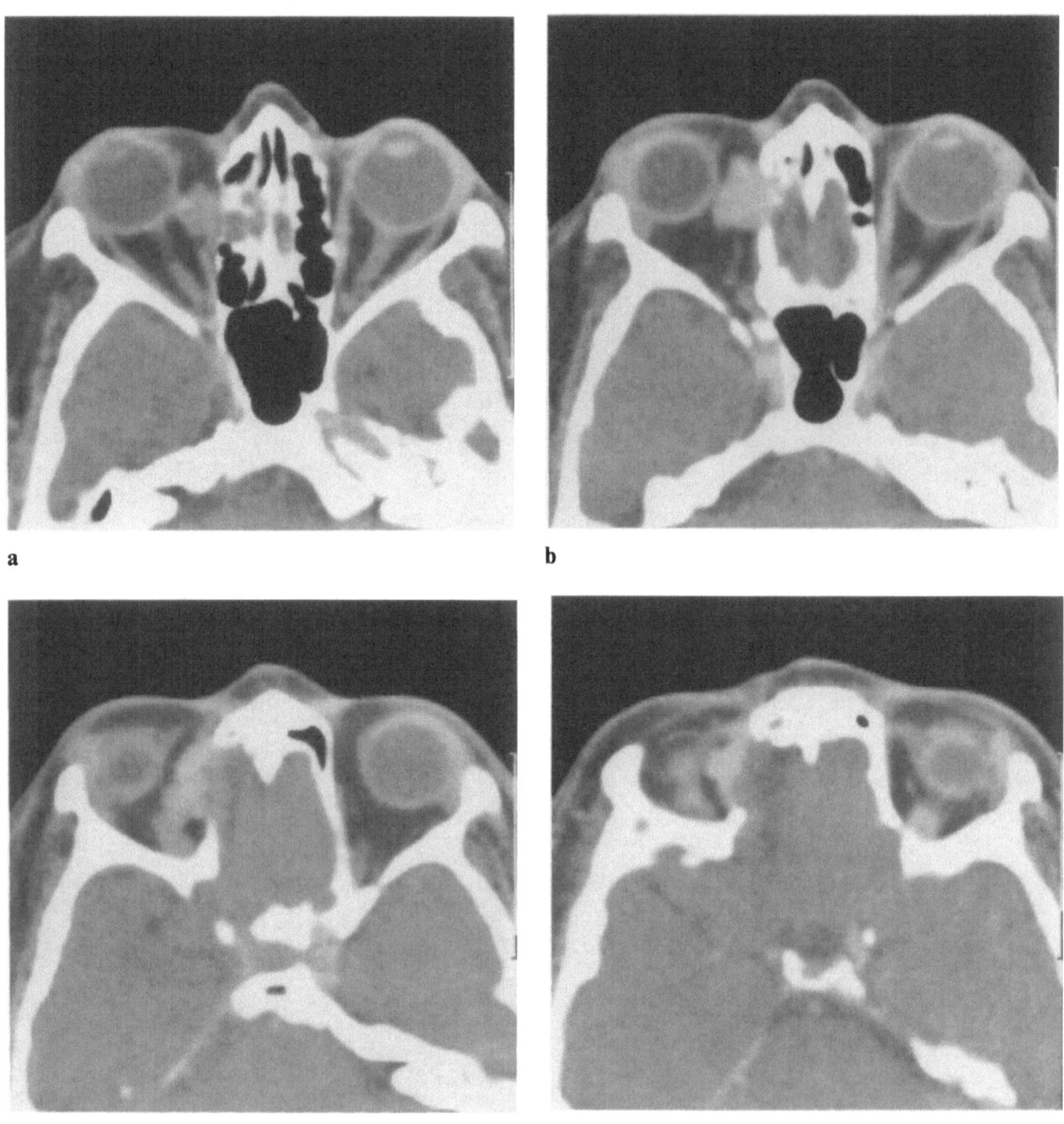

28.2 Frontoethmoidale Meningozele (58 J., weiblich)

Klinik: Seit einigen Jahren pulsierender Exophthalmus links.
Befund: Gut abgegrenzter, etwas unregelmäßig konfigurierter, kontrastmittelanreichernder Prozeß in der medialen Orbitahälfte, der zu einer leichten Protrusio und Lateralverlagerung des Bulbus geführt hat (**a, b**). Ossärer Defekt von Os lacrimale und Lamina papyracea übergehend auf das Orbitadach (**b, c, d**).

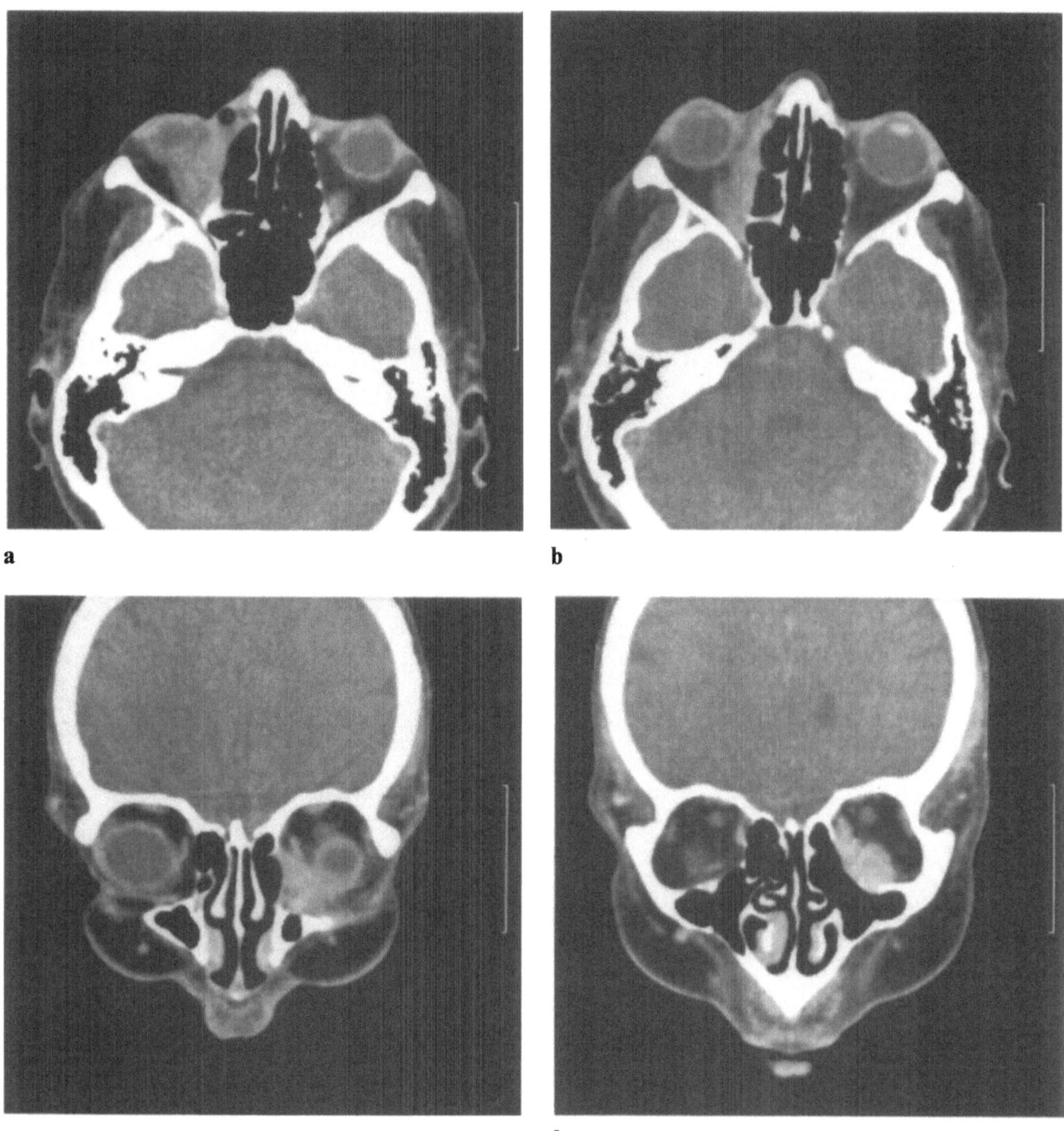

a

b

c

d

28.3 Entzündlicher Pseudotumor der Orbita (47 J., weiblich)

Klinik: Seit einem Jahr Bulbushochstand sowie Druckschmerz im medialen Augenwinkel links.
Befund: In medialen und kaudalen Orbitaquadranten weichteildichte plattenförmige Veränderung mit Einbeziehung des M. rectus medialis und inferior. Siebbeinzellsystem ohne Verschattung.

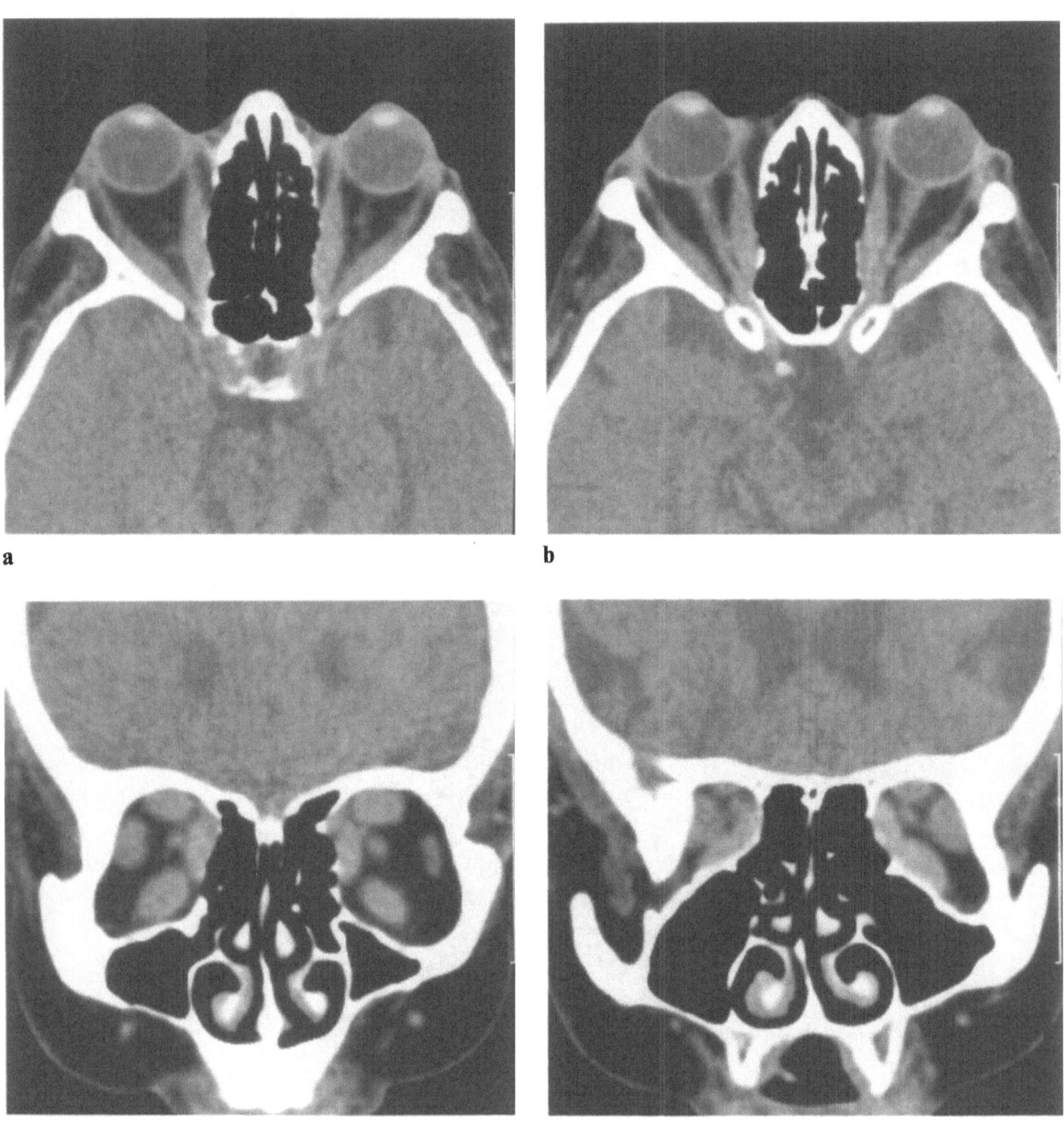

a b

c d

28.4 Endokrine Orbitopathie (vor Operation) (71 J., weiblich; s. 28.5)

Klinik: Seit mehr als einem Jahr Protrusio bulbi, jetzt zunehmender Visusverlust.
Befund: Spindelförmige Verbreiterung aller geraden Augenmuskeln mit dadurch bedingter Einengung des N. opticus im Orbitaspitzenbereich. Exophthalmus beiderseits.

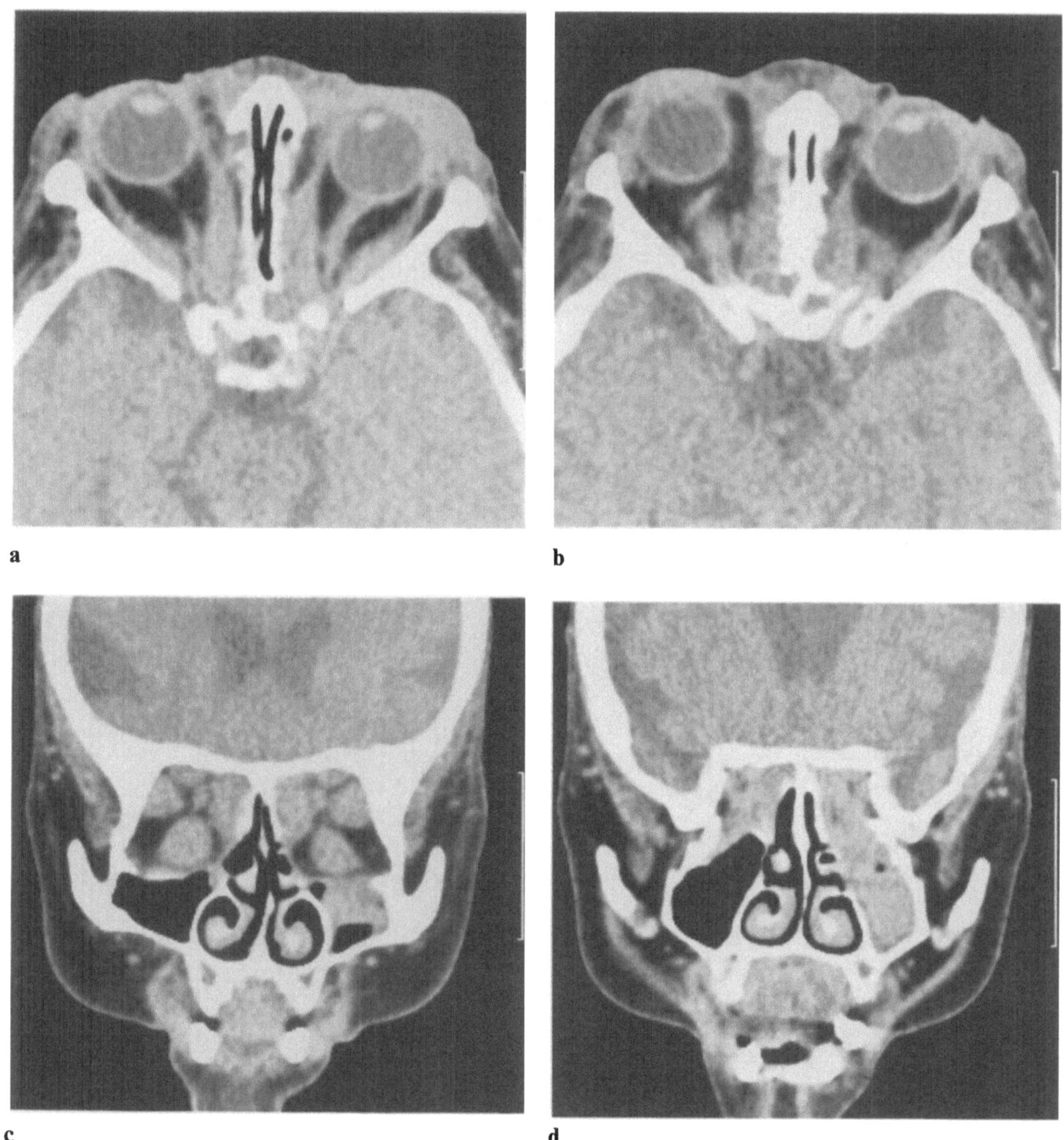

c   d

28.5 Endokrine Orbitopathie (nach Operation) (71 J., weiblich; s. 28.4)

Klinik: Zustand nach Dekompressionsoperation vor 6 Wochen bei endokriner Orbitopathie.
Befund: Operationsbedingtes Fehlen von medialer Orbitawand und Orbitaboden beiderseits. Der Orbitainhalt hat den Raum der Siebbeinzellen eingenommen und wölbt sich ins Kieferhöhlenlumen vor. Deutlicher Rückgang des Exophthalmus, aber noch bestehende Weichteilschwellung der Lider. Reaktive Verschattung der linken Kieferhöhle.

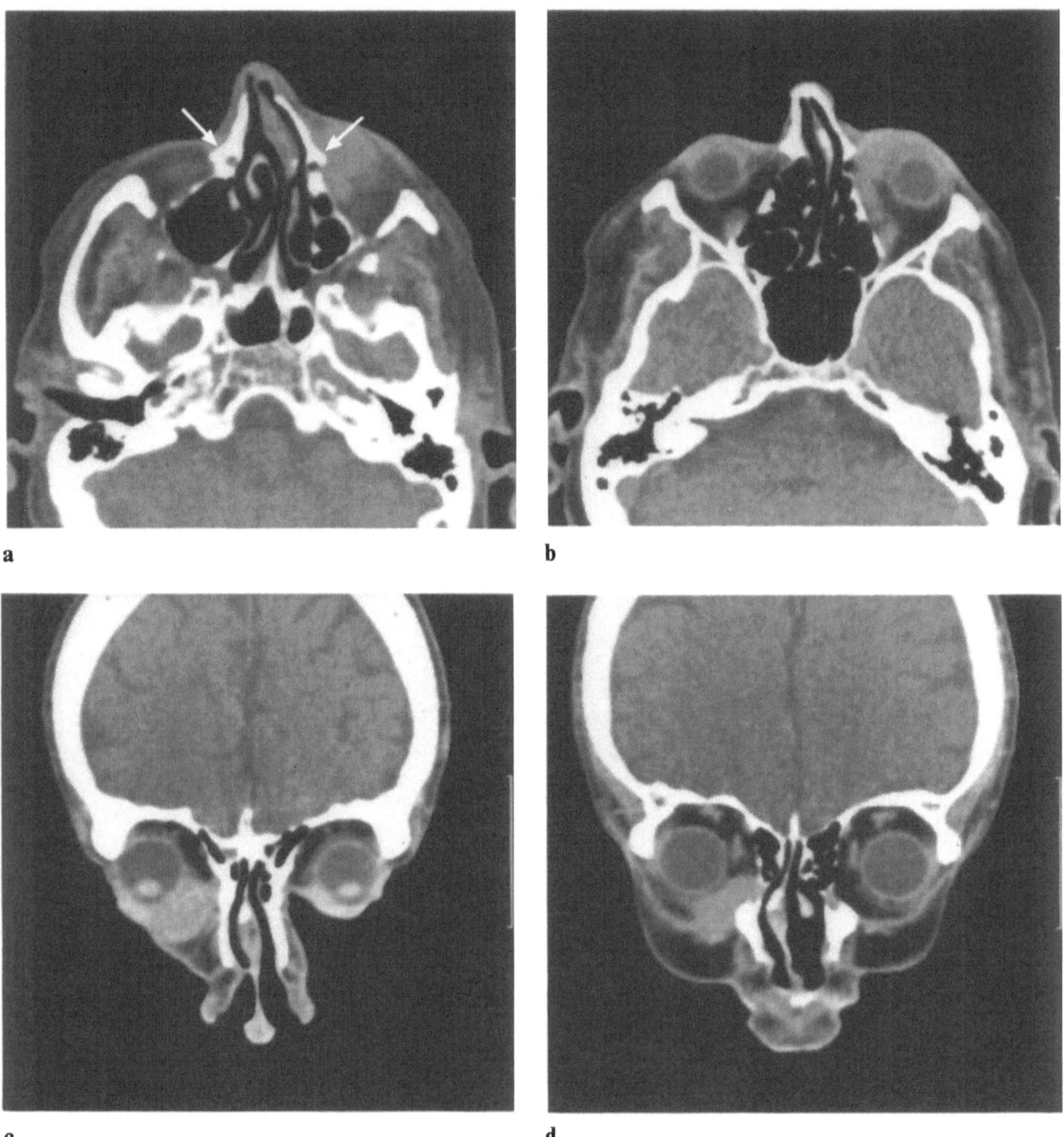

28.6 Pseudolymphom (Pseudotumor) der Orbita (71 J., männlich; s. 3.54)

Klinik: Seit drei Monaten Verhärtung im rechten Unterlid.
Befund: Unscharf begrenzte Verdichtung im medialen Augenwinkel, im Unterlid und entlang der medialen Orbitawand. Im orbitalen Fettgewebe keine Hinweise auf entzündliche Veränderungen. Nasennebenhöhlen und Nasenhaupthöhlen frei von Verschattungen. Der Ductus nasolacrimalis ist beiderseits gut abgrenzbar (→) (a).

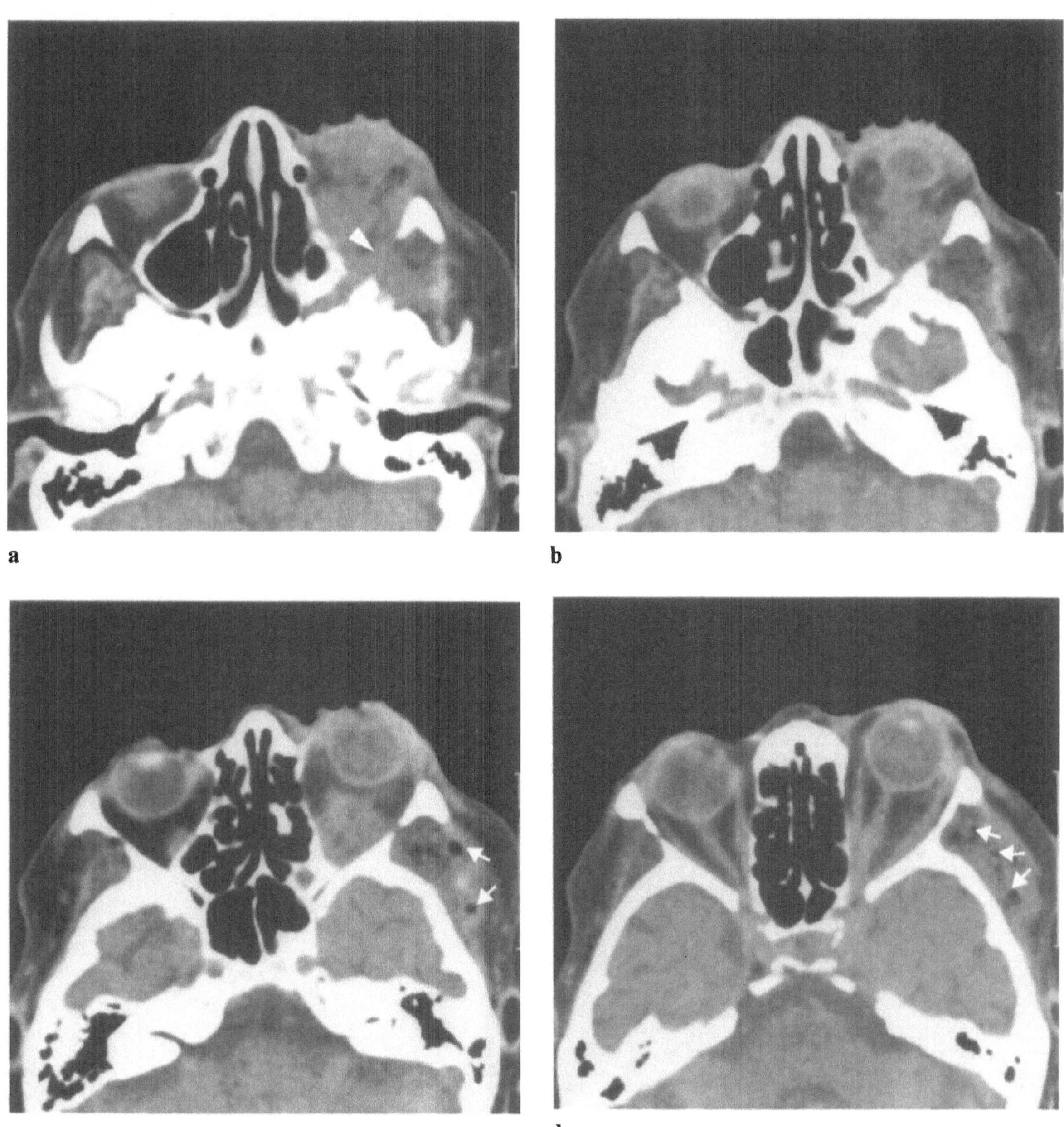

28.7 Orbitaler Abszeß mit Ausbreitung in die Fossa temporalis (80 J., weiblich)

Klinik: Zunehmende Schwellung des rechten Ober- und Unterlids sowie der Schläfe.
Befund: Unscharf begrenzte, inhomogene Infiltration am Boden der rechten Orbita (**a, b**). Über die Fissura orbitalis inferior (▶) Ausdehnung in die Fossa temporalis, hier Auflockerung durch Gaseinschüsse (Anaerobier!) (→) (**c, d**).

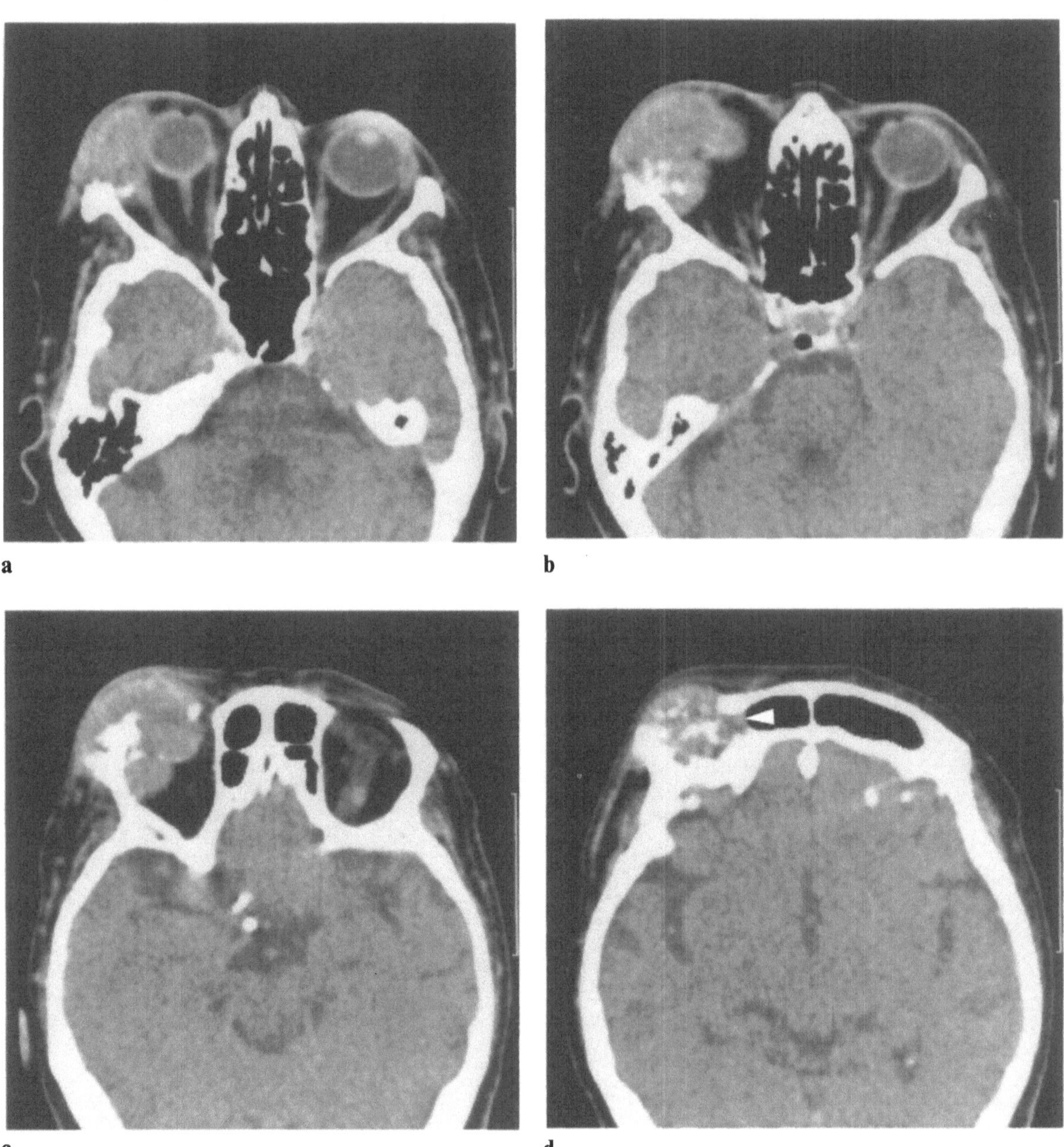

a

b

c

d

28.8 Adenokarzinom der Tränendrüse mit Infiltration in benachbarte Strukturen (80 J., weiblich; s. 28.9)

Klinik: Derbe Vorwölbung am linken äußeren Orbitarand mit Verlagerung des Bulbus nach medial und kaudal seit einem Jahr.

Befund: Weichteildichter, gelappter und glatt berandeter Tumor im oberen äußeren Orbitaquadranten, der bis in die Stirnhöhle (►) reicht. Die unregelmäßigen Knochenkonturen und die im Tumor versprengt liegenden Fragmente sprechen für eine ossäre Beteiligung.

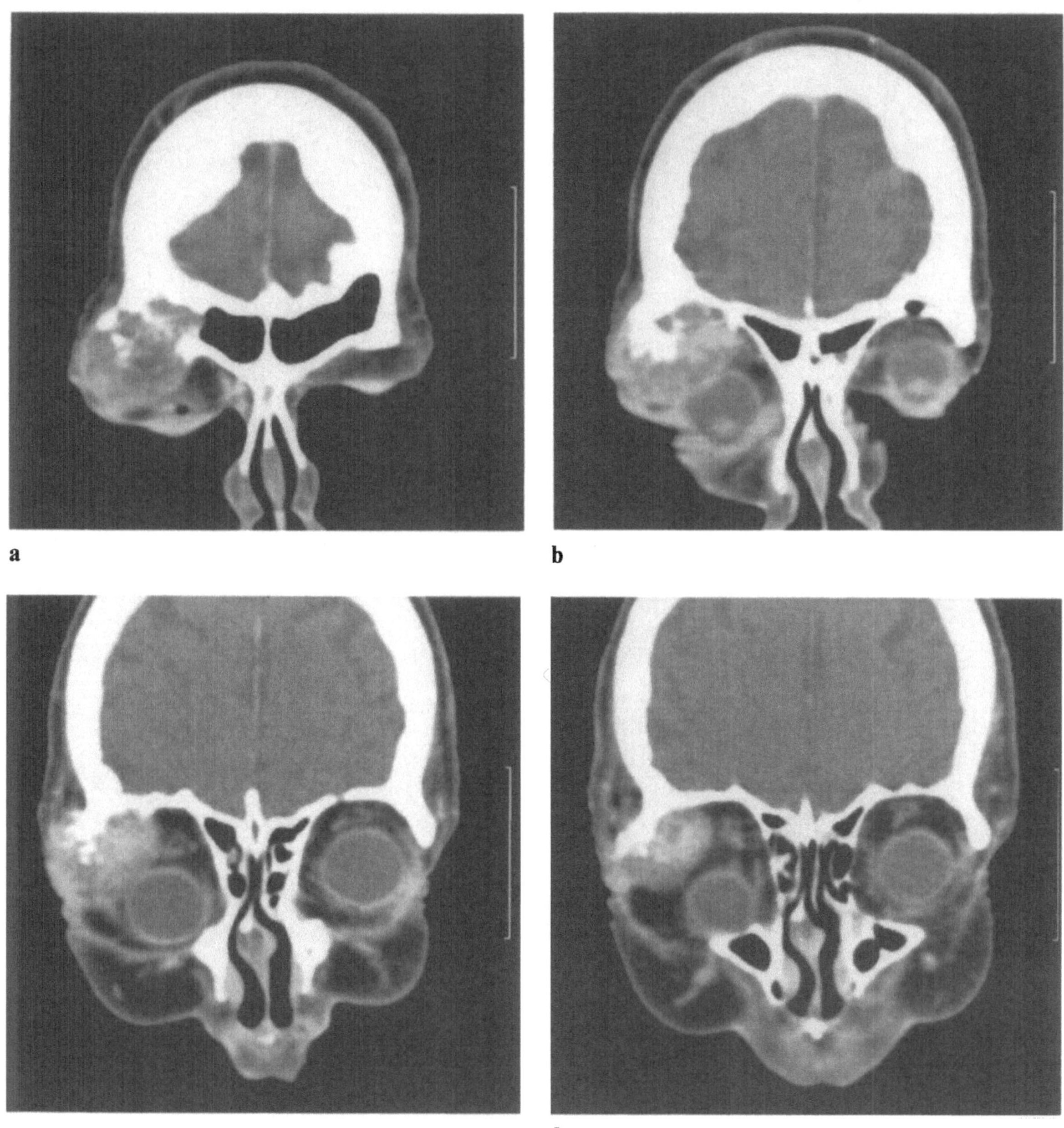

a

b

c

d

28.9 Adenokarzinom der Tränendrüse mit Infiltration in benachbarte Strukturen (80 J., weiblich; s. 28.8)

Klinik: Derbe Vorwölbung am linken äußeren oberen Orbitarand mit Verlagerung des Bulbus nach medial und kaudal seit einem Jahr.

Befund: Im linken oberen äußeren Orbitaquadranten findet sich ein ausgedehnter Prozeß, der über die Orbitaeingangsebene nach lateral und ventral hinausreicht (**a, b, c**). Der Tumor verlagert den Bulbus nach kaudal und medial (**b, c, d**).

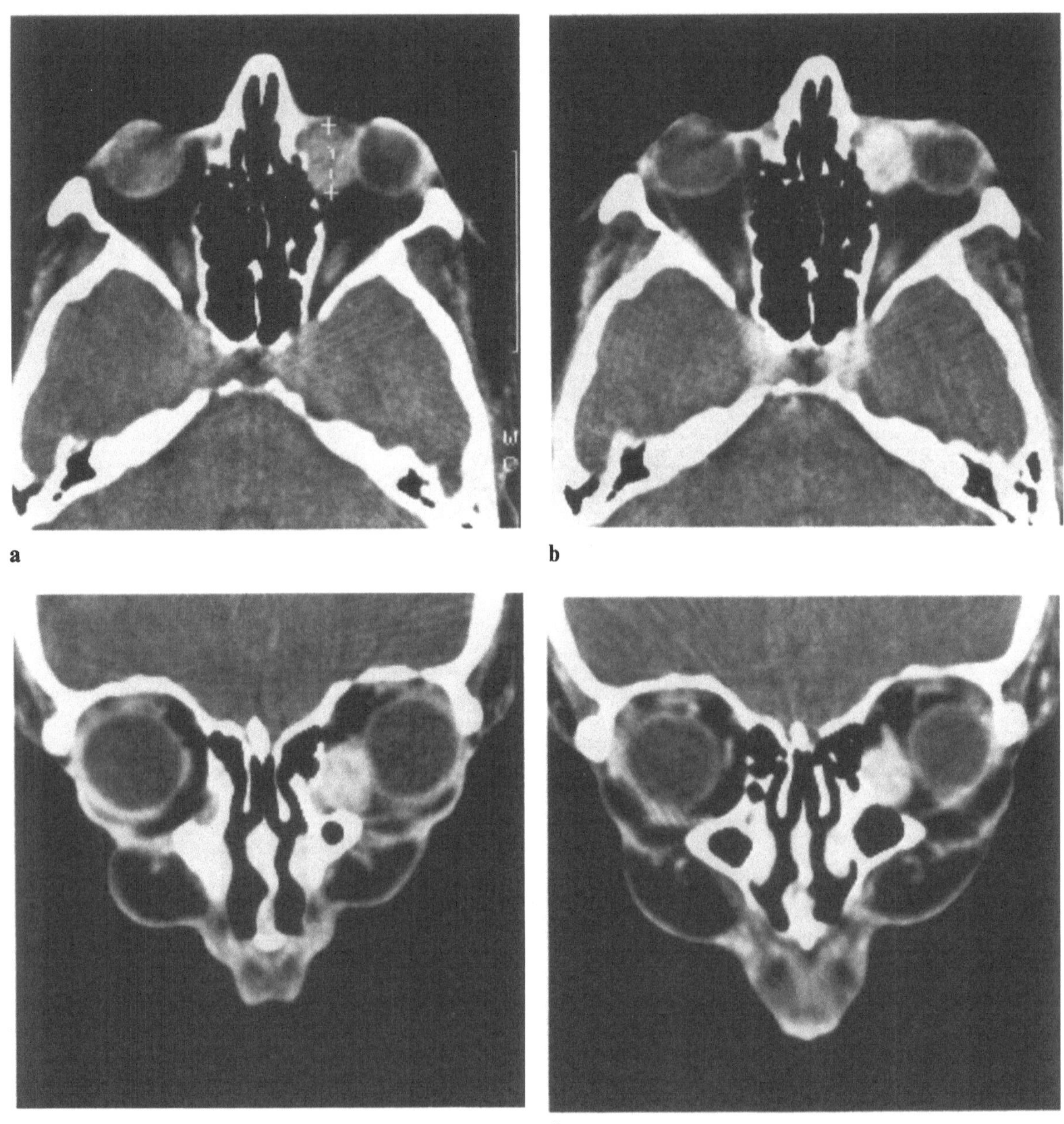

a b
c d

28.10 Angiofibroleiomyom der Orbita (48 J., weiblich)

Klinik: Doppelbilder bei Bulbusdeviation nach außen.
Befund: Kugeliger, 1,6 cm messender, glatt begrenzter Prozeß (**a**) medial des Augapfels. Keine Verbindung zum Siebbein. Die intensive Kontrastmittelaufnahme (**b, c, d**) spricht für einen stark vaskularisierten soliden Tumor und gegen eine Mukozele.

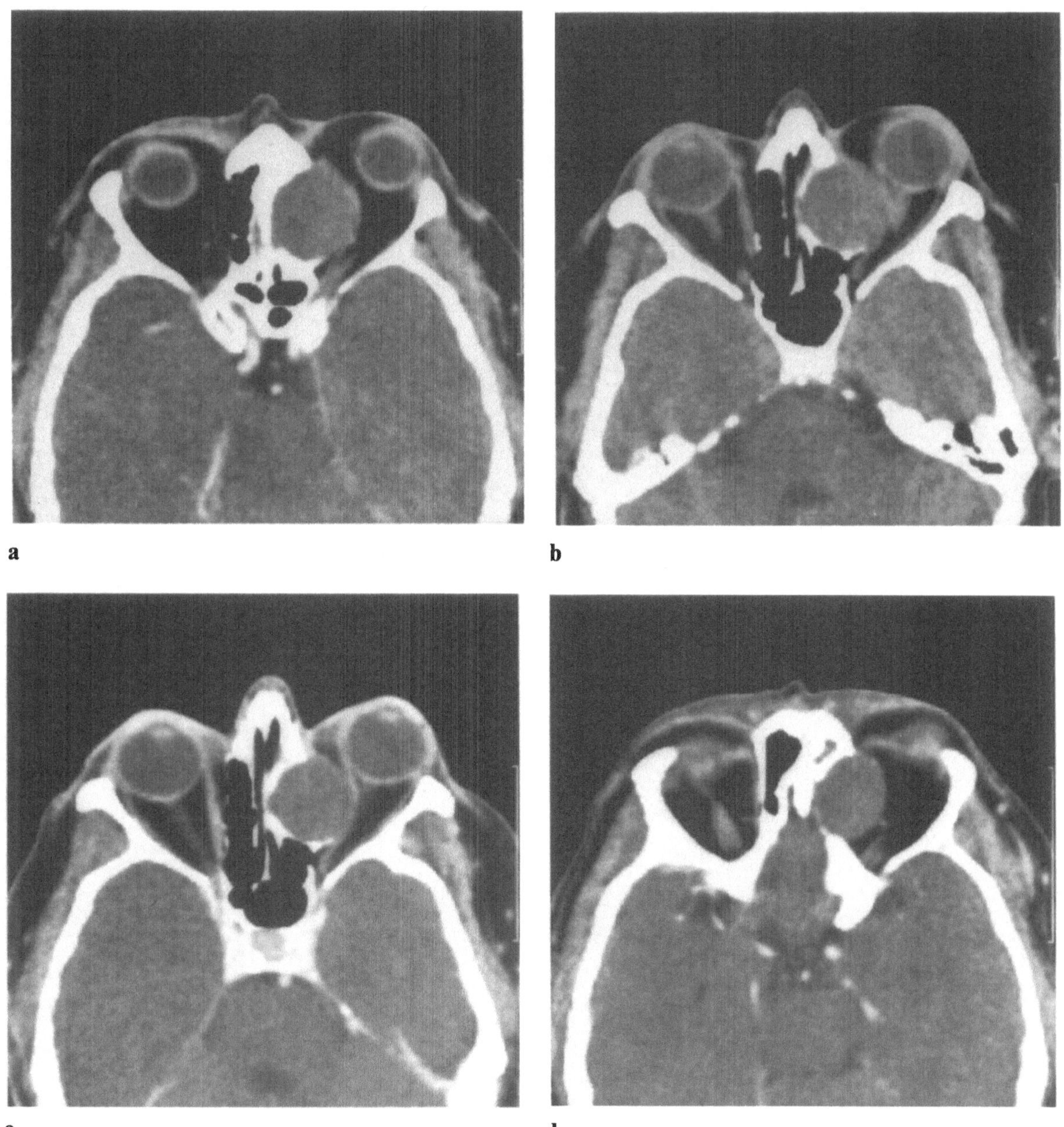

28.11 Mukozele der vorderen Siebbeinzellen (48 J., männlich)

Klinik: Seit 3 Jahren Protrusio bulbi und Tränenlaufen rechts.
Befund: Kugelige, glattberandete, homogene Raumforderung von den vorderen Siebbeinzellen ausgehend. Verlagerung des M. rectus medialis nach lateral und des Bulbus nach lateral und vorne (**b,
c**). Keine Zeichen der Infiltration in orbitales Fettgewebe. Keine Kontrastmittelanreicherung. Die
Dichtewerte um 35 HE sind vereinbar mit zellreichem, schleimgefüllten Inhalt.

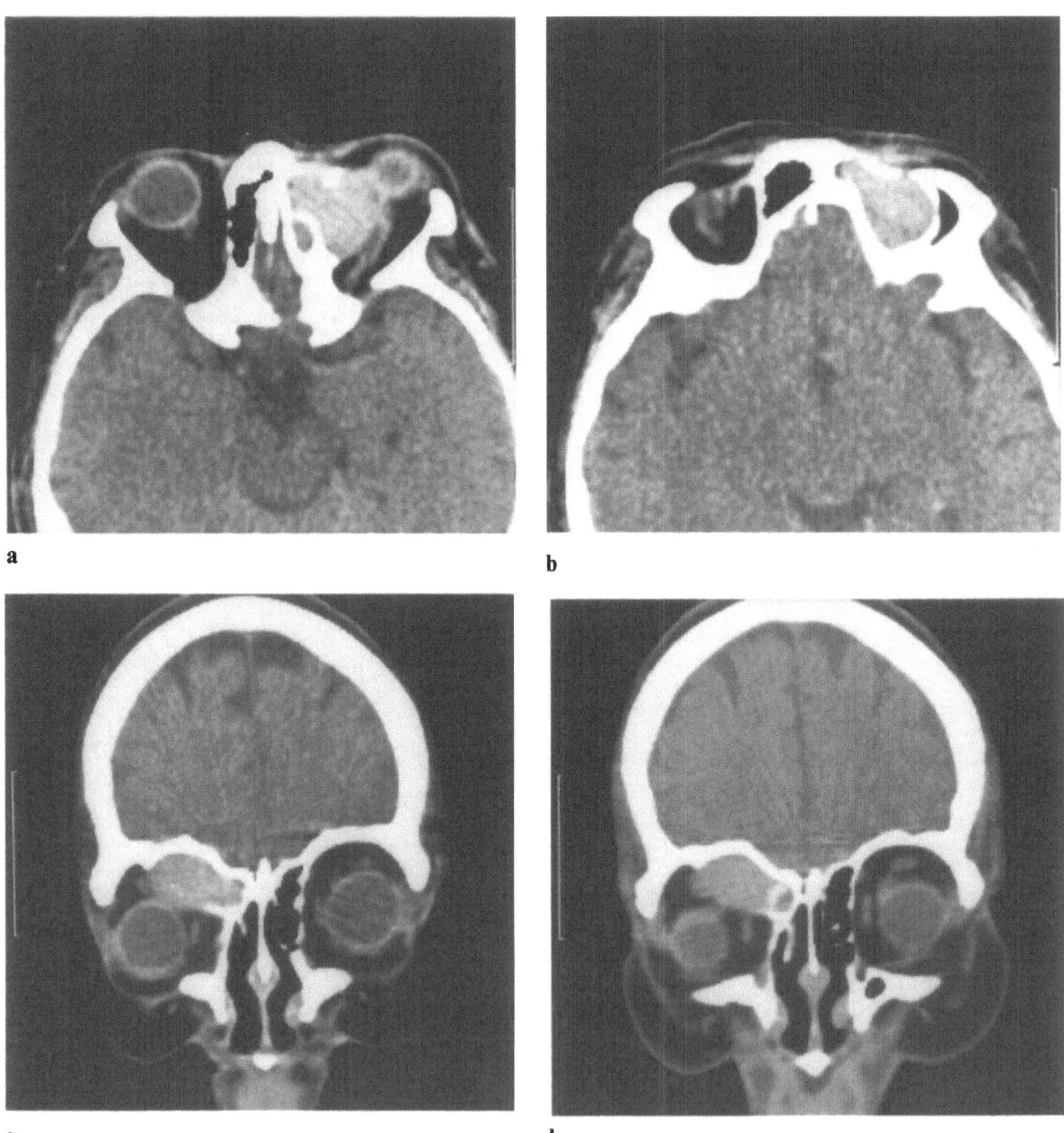

c

d

28.12 Pyozele von Stirnhöhle und vorderem Siebbein (69 J., weiblich)

Klinik: Vor 50 Jahren Stirnhöhlenoperation rechts, seit 6 Monaten Vorstehen des rechten Auges. Doppelbilder.
Befund: Von der rechten Stirnhöhle ausgehender, weitgehend homogener Prozeß im oberen inneren Orbitaquadranten mit relativ hohen Dichtewerten (40–50 HE). Der Bulbus ist nach unten und vorne verlagert. Die knöcherne Begrenzung des Stirnhöhlenbodens ist nicht mehr erkennbar.

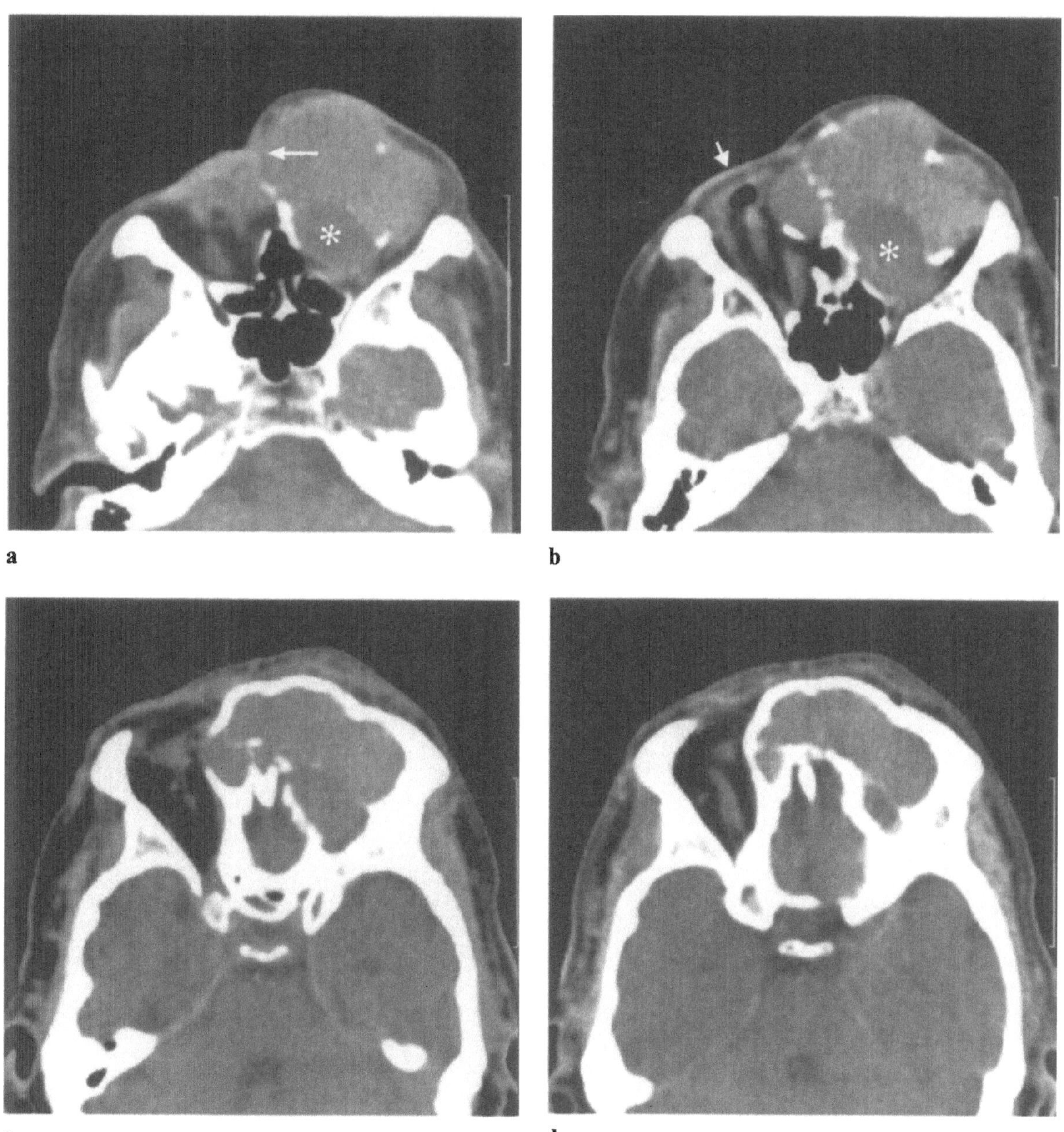

28.13 Extrem große Pyomukozele der Stirnhöhle (65 J., männlich)

Klinik: Vor 38 Jahren beiderseits Erblindung durch Kriegsverletzung.
Befund: Polyzyklisch begrenzte, monströse Auftreibung der rechten Stirnhöhle und der Orbita. Im Bereich der vorderen Siebbeinzellen (→) reicht der Befund bis zur Gegenseite, im Bereich der Orbitaspitze (∗) geringere Dichte des Prozesses. Zustand nach Bulbus-Enukleation (→).

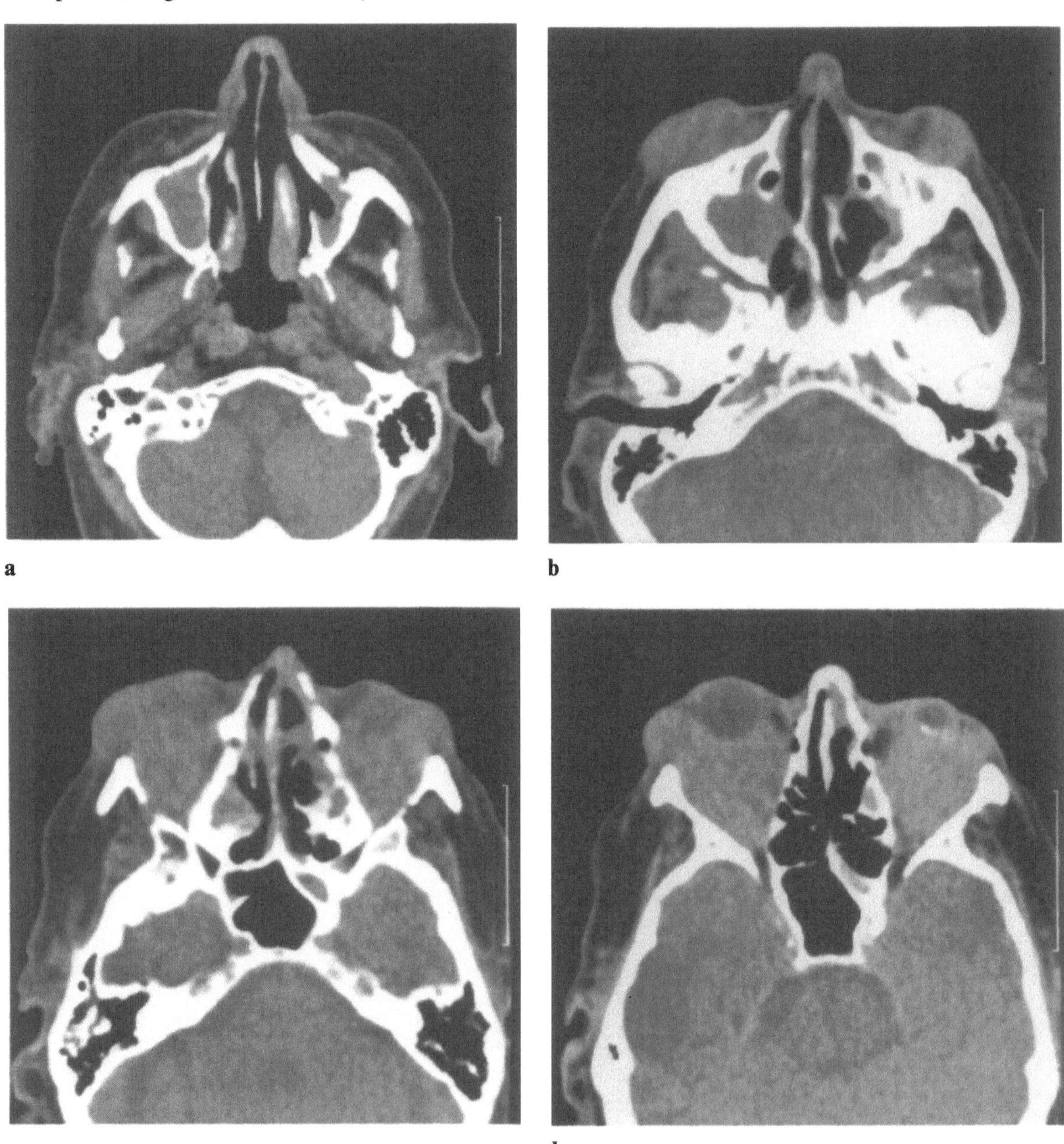

a

b

c

d

28.14 Wegenersche Granulomatose von Nasennebenhöhlen und Orbitae (70 J., männlich)

Klinik: Derbe Schwellung beider Unterlider und Protrusio bulbi bei phthitischem Bulbus rechts nach Kataraktoperation. Vor 7 Jahren Oberlappenresektion rechts und Kieferhöhlenoperation beiderseits wegen chronisch granulierenden, nekrotisierenden Entzündungen.
Befund: Beide Orbitatrichter sind bis zur Orbitaspitze mit Tumormassen ausgefüllt (**c, d**). Protrusio bulbi beiderseits und Phthisis bulbi rechts (**d**). Der Befund überschreitet die Orbitaeingangsebene und infiltriert die Unterlider (**b, c**). Sklerosierung der Kieferhöhlenwände bei Zustand nach Operation (**a, b**).

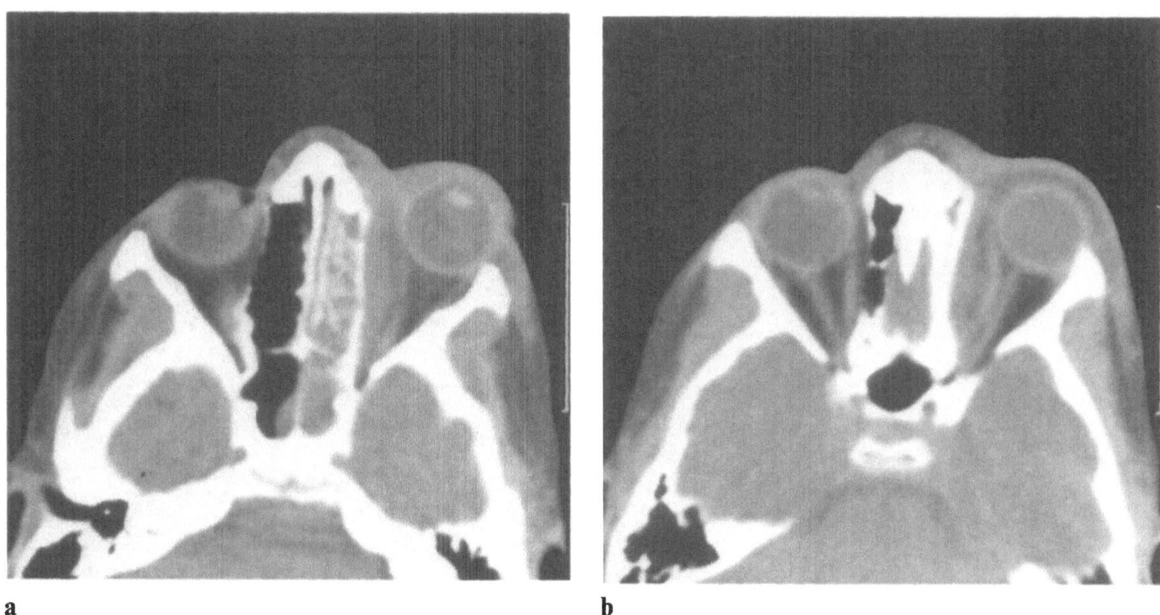

ab

28.15 Sinusitis ethmoidalis mit umschriebener subperiostaler Ausdehnung in die Orbita (9 J., männlich)

Klinik: Protrusio bulbi rechts mit Oberlidödem bei hochfieberhafter Rhinosinusitis.
Befund: Verschattung der rechtsseitigen Siebbeinzellen und Keilbeinhöhle. Subperiostale entzündliche Raumforderung an der medialen Orbitawand mit Verlagerung des M. rectus medialis nach lateral und des Bulbus nach vorne und außen.

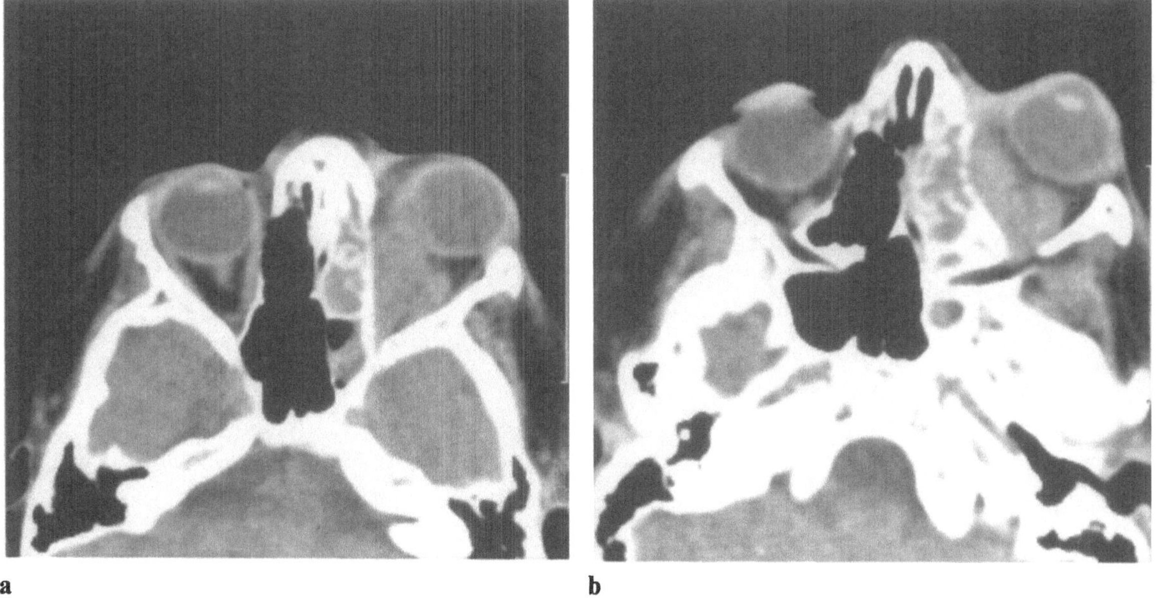

ab

28.16 Sinusitis ethmoidalis mit retrobulbärem Abszeß (10 J., männlich)

Klinik: Lidschwellung und Protrusio bulbi rechts bei sinubronchialem Infekt.
Befund: Die rechtsseitigen Siebbeinzellen sind diffus verschattet. Die mediale Hälfte der homolateralen Orbita einschließlich der Orbitaspitze zeigt eine ausgeprägte Raumforderung, die den Bulbus nach vorne und außen verlagert. Zur Erfassung orbitaler Komplikationen einer Sinusitis (Orbitaödem, orbitale Periostitis, subperiostaler Abszeß, Orbitaphlegmone) ist eine Computertomografie als Notfallmaßnahme indiziert.

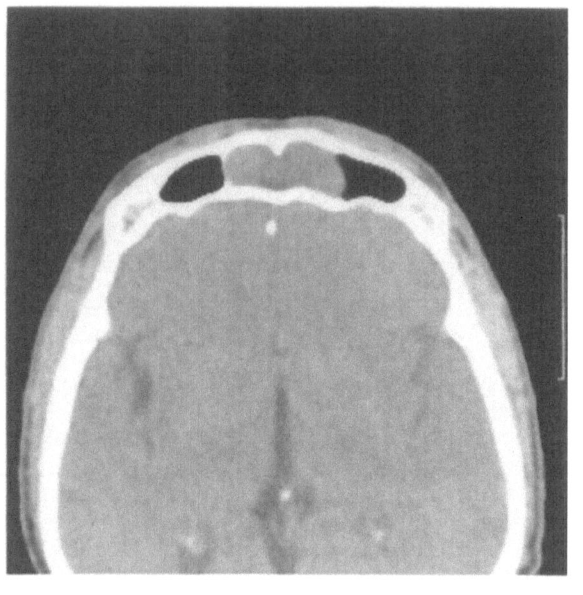 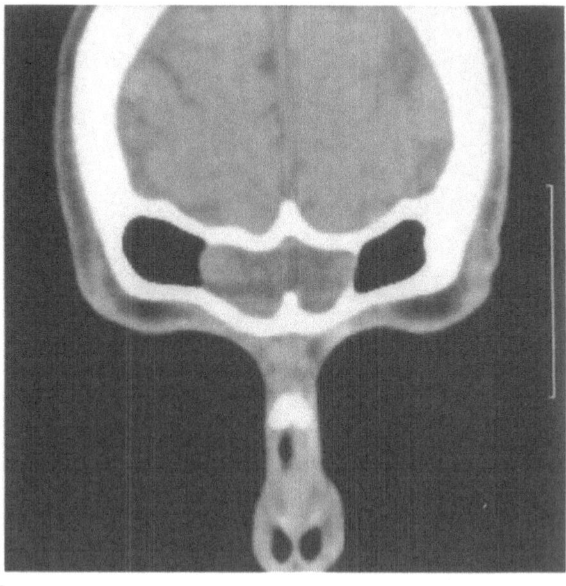

a   b

28.17 Stirnhöhlenzyste (52 J., männlich)

Klinik: Seit 2 Jahren Kopfschmerzen im Stirnbereich, besonders morgens.
Befund: Fast homogene, glatte berandete, nach lateral konvexbogig begrenzte Verdichtung im mittleren Bereich der — größeren — rechten Stirnhöhle. Keine Knochenarrosion, keine Lumenerweiterung. Restlumina beiderseits unauffällig.

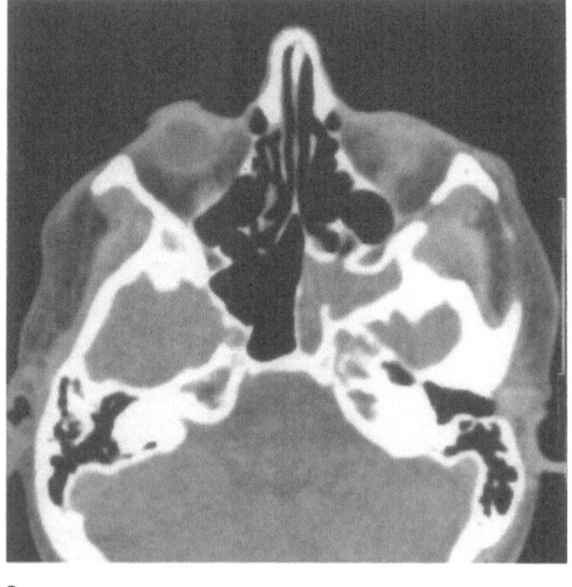 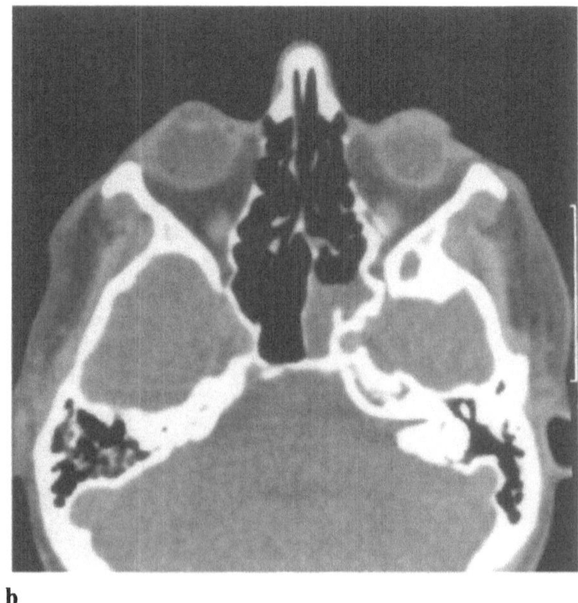

a   b

28.18 Isolierte purulente Sinusitis sphenoidalis (19 J., männlich; s. 3.18)

Klinik: Durchuntersuchung vor ophthalmologischem Eingriff. Dauerschnupfen.
Befund: Homogene Teilverschattung der rechten Keilbeinhöhle mit konkav-konfigurierter Spiegelbildung (**b**). Sklerosierung der lateralen Keilbeinhöhlenwand als Hinweis auf einen chronisch entzündlichen Prozeß. Übrige Nasennebenhöhlen frei. Traumatischer Linsenverlust rechts (**b**).

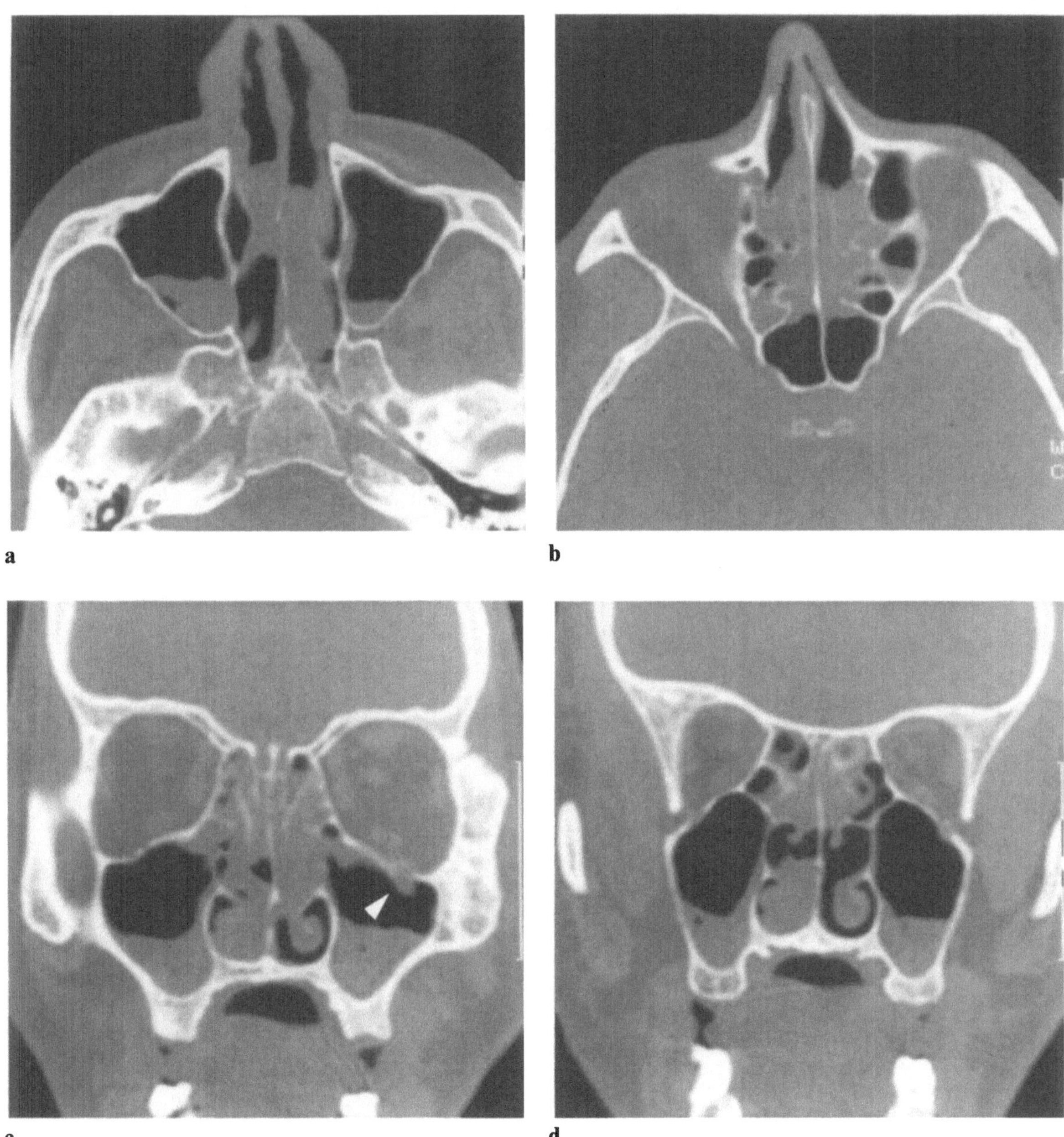

a

b

c

d

28.19 Polyposis nasi und Blow-out-Fraktur (50 J., männlich)

Klinik: Seit Jahren eitriger Schnupfen mit Behinderung der Nasenventilation. Jetzt Schlag aufs linke Auge.

Befund: Die vorderen und hinteren Siebbeinzellen sind fast vollständig verlegt (**b, c, d**); überwiegend bodenständige Verschattungen beider Kieferhöhlen (**a, c, d**). Die Polypen füllen auch weite Abschnitte der Nasenhaupthöhlen aus (**a, c**). Der Weichteilschatten am Orbitaboden links (▶) entspricht prolabiertem orbitalen Fettgewebe bei Zustand nach Orbitabodenfraktur.

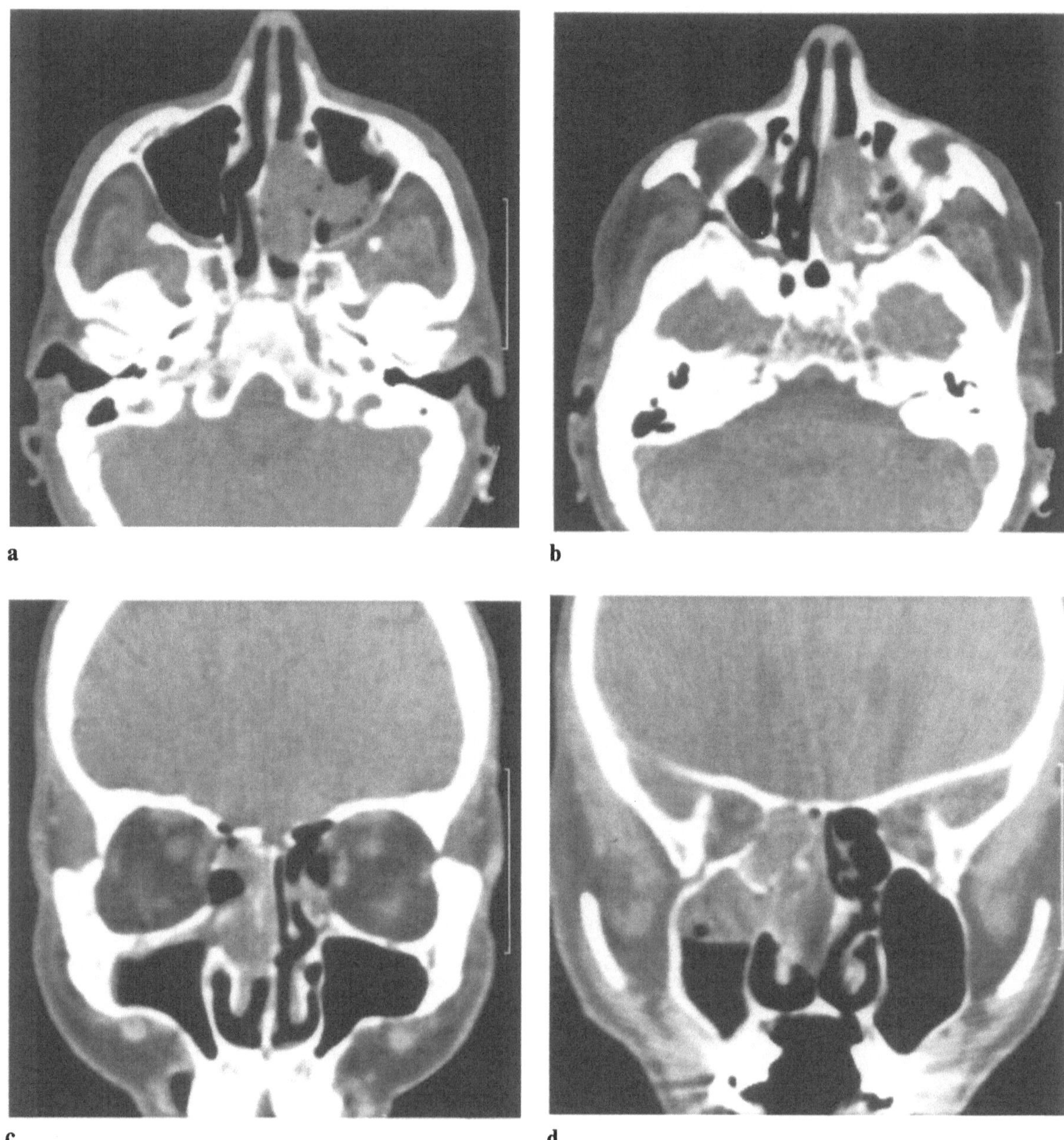

a   b

c   d

28.20 Invertiertes Papillom von Nase und Nasennebenhöhlen (60 J., männlich)

Klinik: Seit 7 Monaten behinderte Nasenatmung rechts mit eitrigem Schnupfen.
Befund: Pathologisches Gewebe in der rechten Nasenhaupthöhle, den Siebbeinzellen und im oberen Anteil der Kieferhöhle mit einzelnen verstreut liegenden Lufteinschlüssen. Die angrenzenden Knochenlamellen sind partiell demineralisiert. Verlagerungen oder Destruktionen liegen nicht vor.

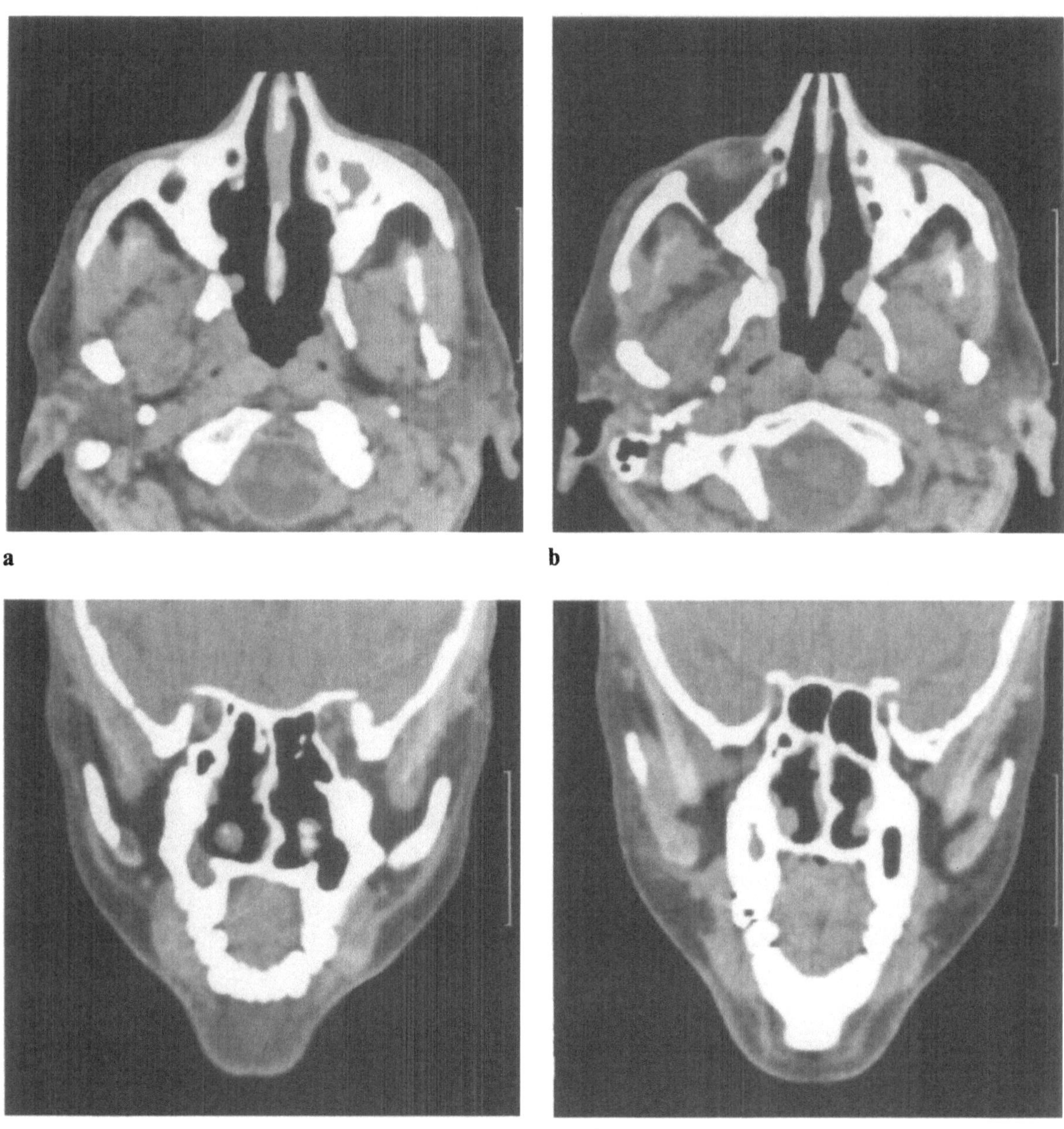

28.21 Status nach radikaler Kieferhöhlenoperation beiderseits (45 J., männlich)

Klinik: Wetterabhängige Beschwerden im Mittelgesichtsbereich bei Zustand nach Operation aller Nasennebenhöhlen vor 13 Jahren.

Befund: Verkleinerung und Lumeneinengung beider Kieferhöhlen mit starker Sklerosierung und Verdickung der Wände. Nasenhaupthöhlen konsekutiv erweitert, mittlere Muschel reseziert.

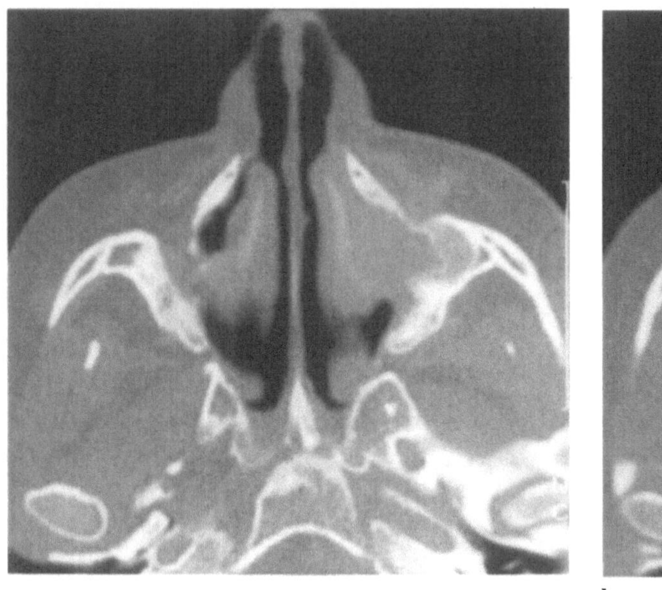 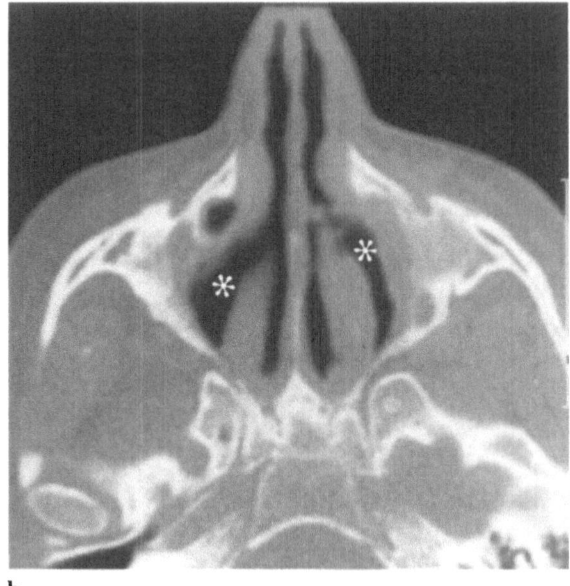

a　　　　　　　　　　　　　　　　　　　b

28.22 Hochgradige Kieferhöhlenvernarbung nach Caldwell-Luc-Operation (43 J., weiblich)

Klinik: Zustand nach Kieferhöhlenradikaloperation vor 20 Jahren mit neuralgiformen Beschwerden.
Befund: Das Kieferhöhlenlumen ist fast vollständig obliteriert, die Nasenhaupthöhle (∗) kompensatorisch erweitert. Die dorsolaterale Kieferhöhlenwand ist spongiös umgewandelt und verbreitert.

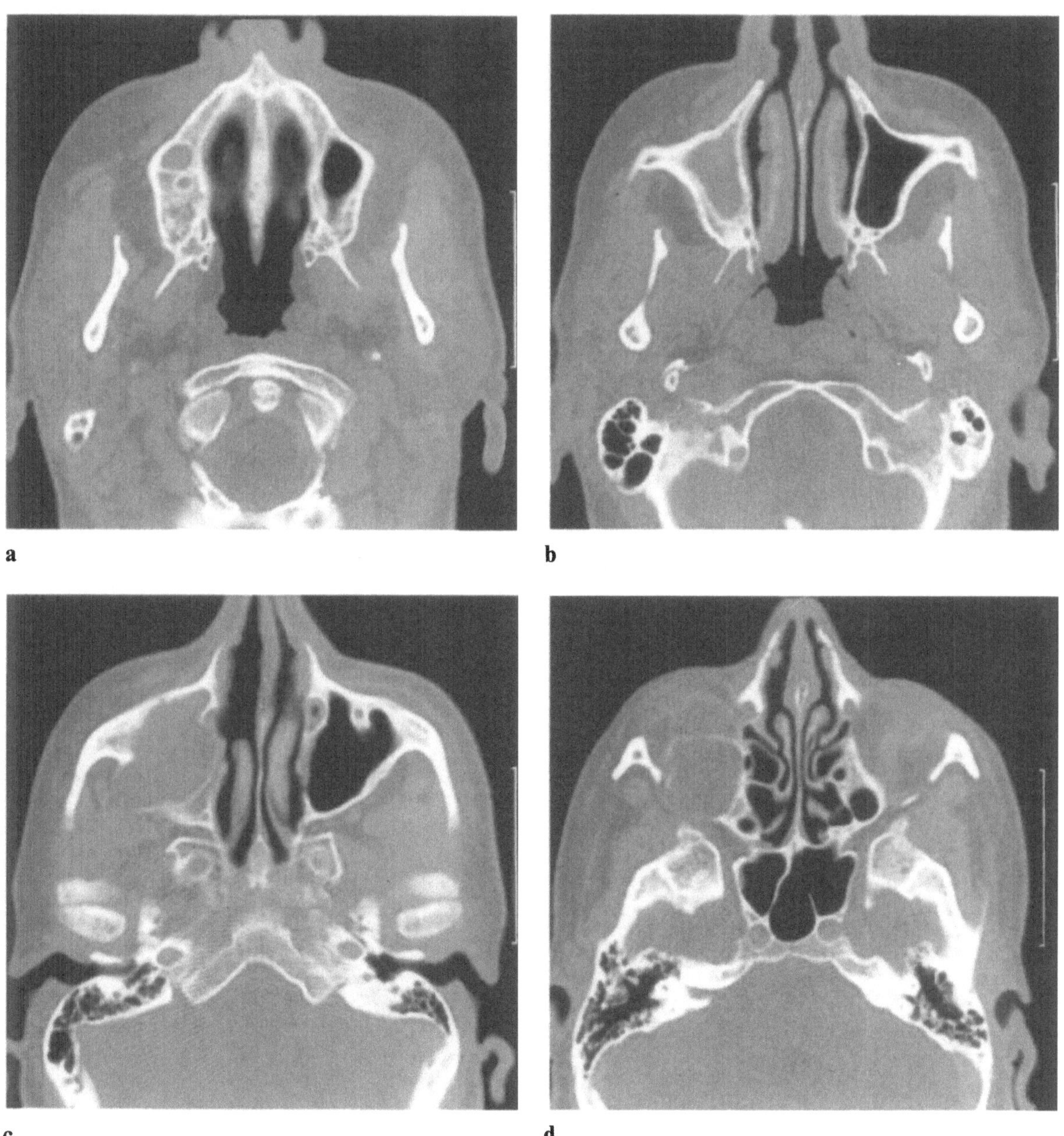

a b

c d

28.23 Kieferhöhlenmukozele (43 J., weiblich)

Klinik: Kieferhöhlenradikaloperation links vor 25 Jahren. Jetzt Wangenschmerzen und Doppelbilder.
Befund: Vollständige Verschattung der linken Kieferhöhle. Hinterwand und Dach sind hernienartig nach außen bzw. oben vorgewölbt (**c, d**). Die Dichtewerte zwischen 15 und 20 HE sprechen für einen mukösen Inhalt.

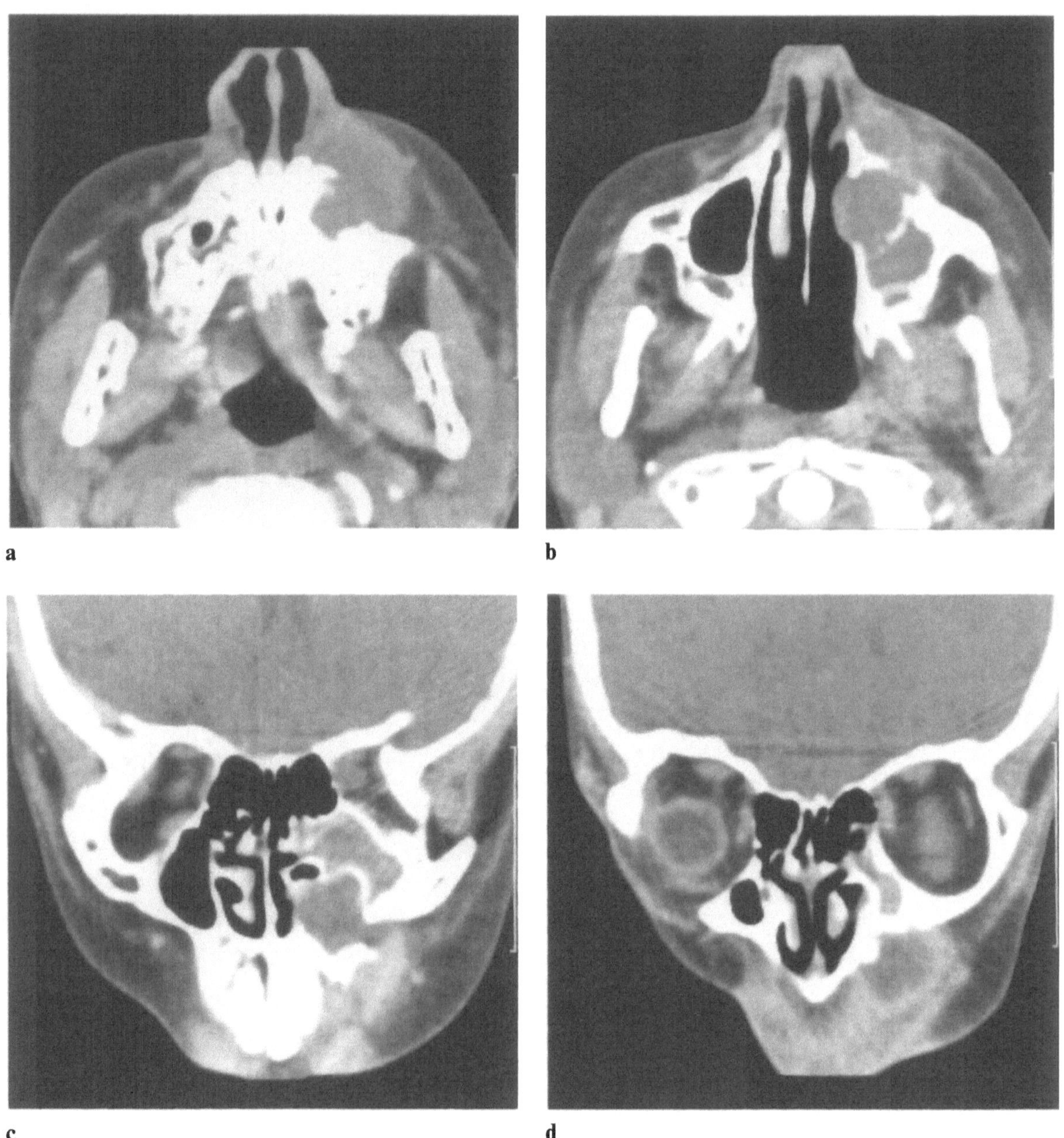

a b

c d

28.24 Infizierte odontogene Oberkieferzyste (12 J., männlich)

Klinik: Seit einer Woche Wangenschwellung rechts und erhöhte Temperaturen.
Befund: Hypodenser Prozeß vom Recessus alveolaris ausgehend mit Abszedierung in die Wangenweichteile. Die umgreifende Knochenlamelle im Kieferhöhlenlumen (**b, c**) spricht für eine ossäre Zyste. Der hyperdense Randsaum außerhalb der Kieferhöhle (**a, d**) ist Ausdruck der umgebenden Abszeßkapsel.

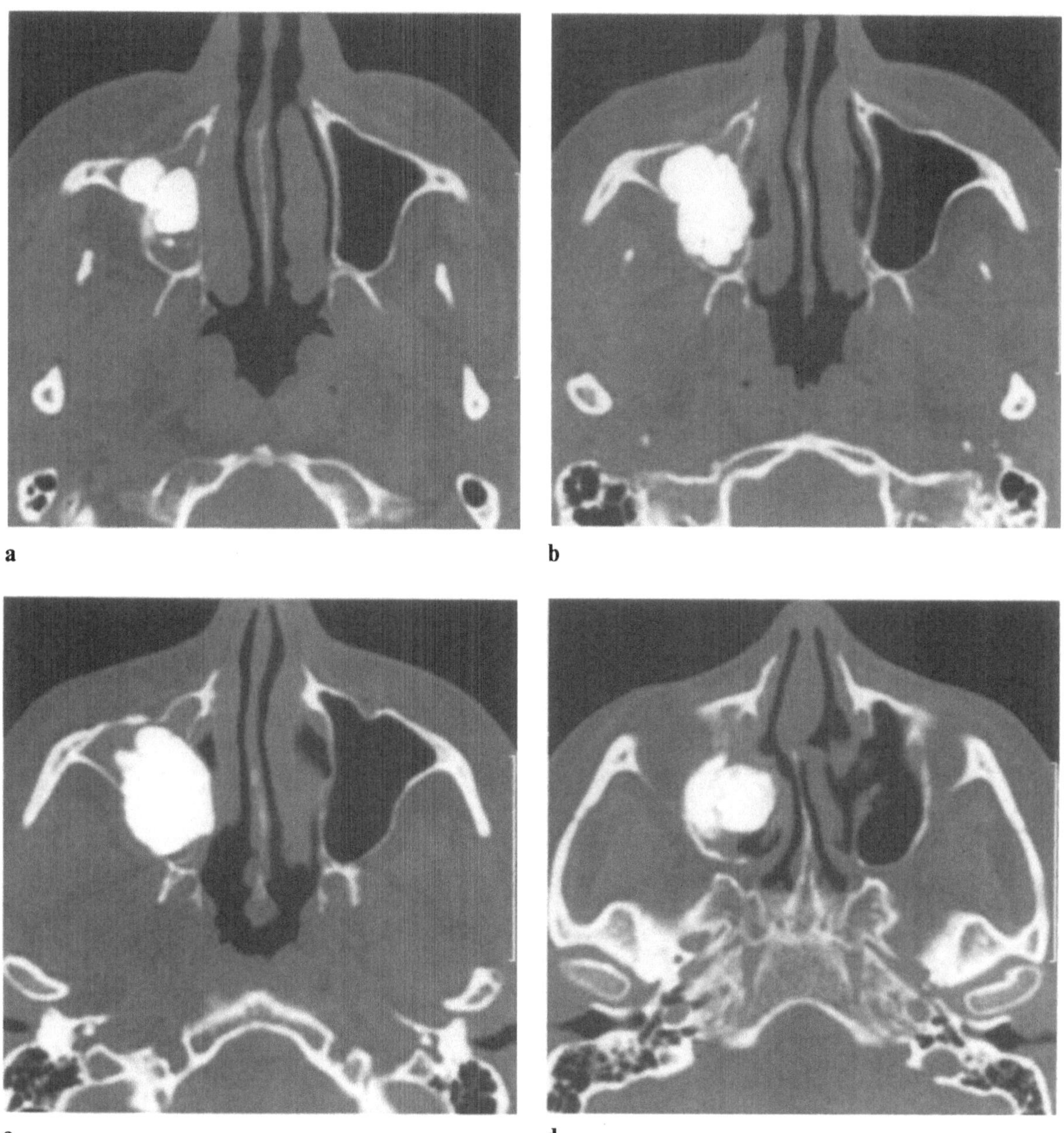

a

b

c

d

28.25 Osteom von Kieferhöhle und Siebbeinzellen (66 J., weiblich; s. 3.43, 4.8, 5.4, 28.26)

Klinik: Druckgefühl linke Wange.
Befund: Knochendichter, knollig konfigurierter Prozeß, der die linke Kieferhöhle fast vollständig ausfüllt. Das Restlumen der Kieferhöhle ist mit Sekret ausgefüllt.

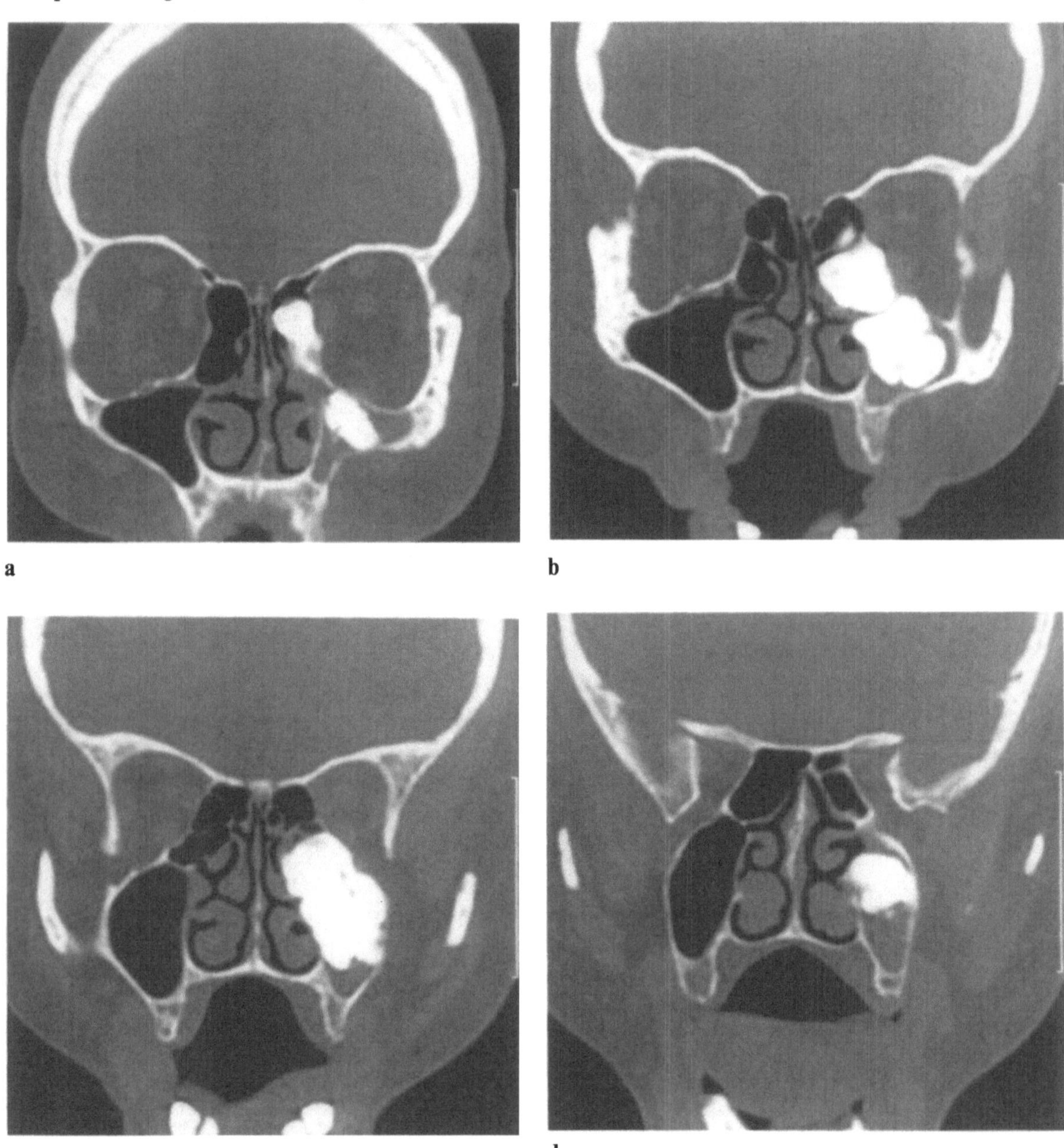

a

b

c

d

28.26 Osteom von Kieferhöhle und Siebbeinzellen (66 J., weiblich; s. 3.43, 4.8, 5.4, 28.25)

Klinik: Druckgefühl linke Wange.
Befund: Der knochendichte Prozeß der linken Kieferhöhle erstreckt sich über den maxilloethmoidalen Winkel auf die unteren Abschnitte der Siebbeinzellen und auf den mittleren sowie oberen Nasengang.

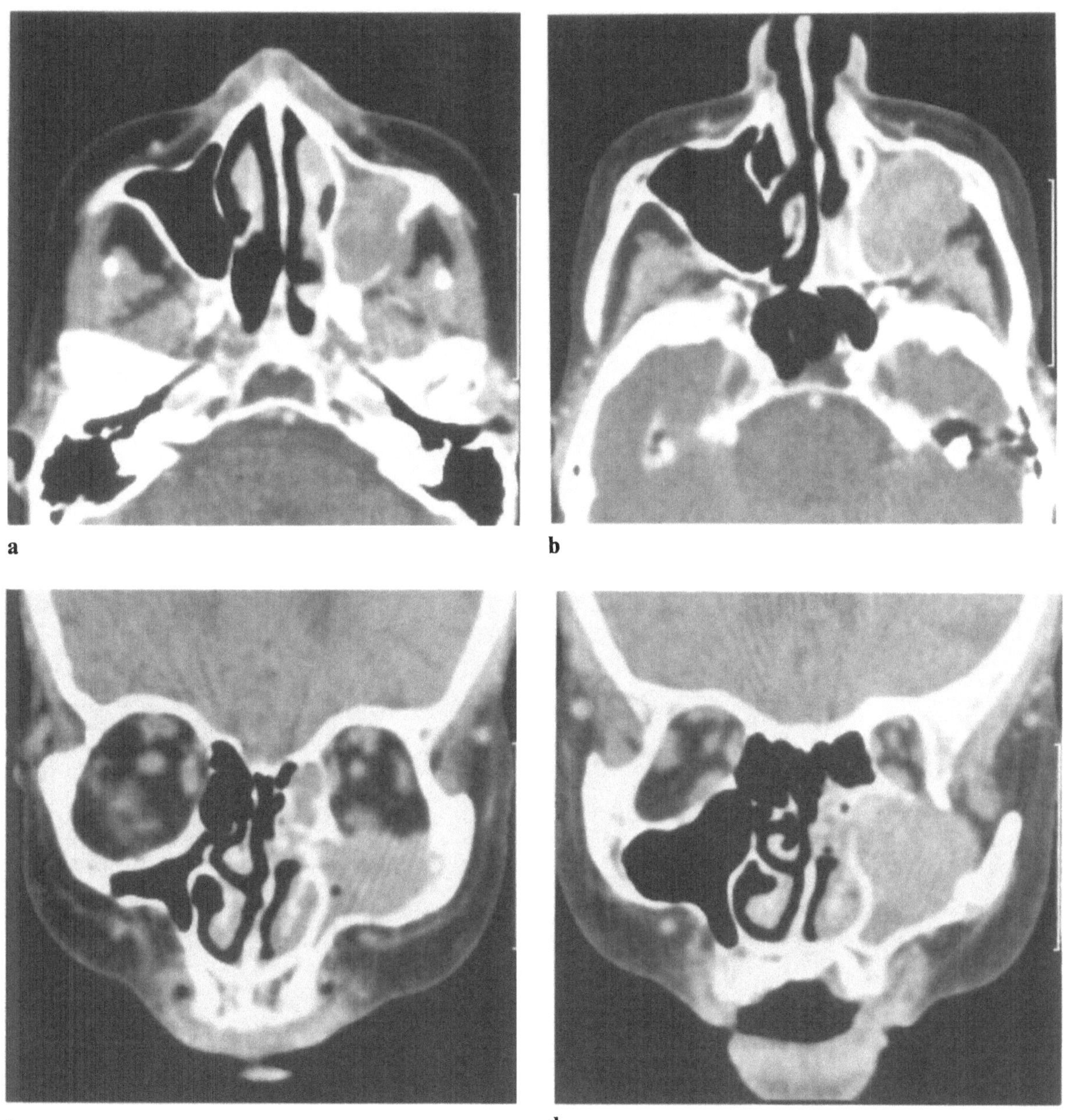

28.27 Malignes Melanom der Kieferhöhle (74 J., weiblich)

Klinik: Seit 3 Monaten behinderte Nasenatmung und Epistaxis rechts.
Befund: Komplette Verlegung der rechten Kieferhöhle und des mittleren sowie oberen Nasengangs **(c, d)**. Die mediale Kieferhöhlenwand ist nur im oberen Anteil **(d)**, der Orbitaboden aber fast vollständig destruiert **(c)**. Der Tumor ist außerdem bereits durch die Hinterseitenwand in den retromaxillären Raum eingebrochen **(a, b, d)**.

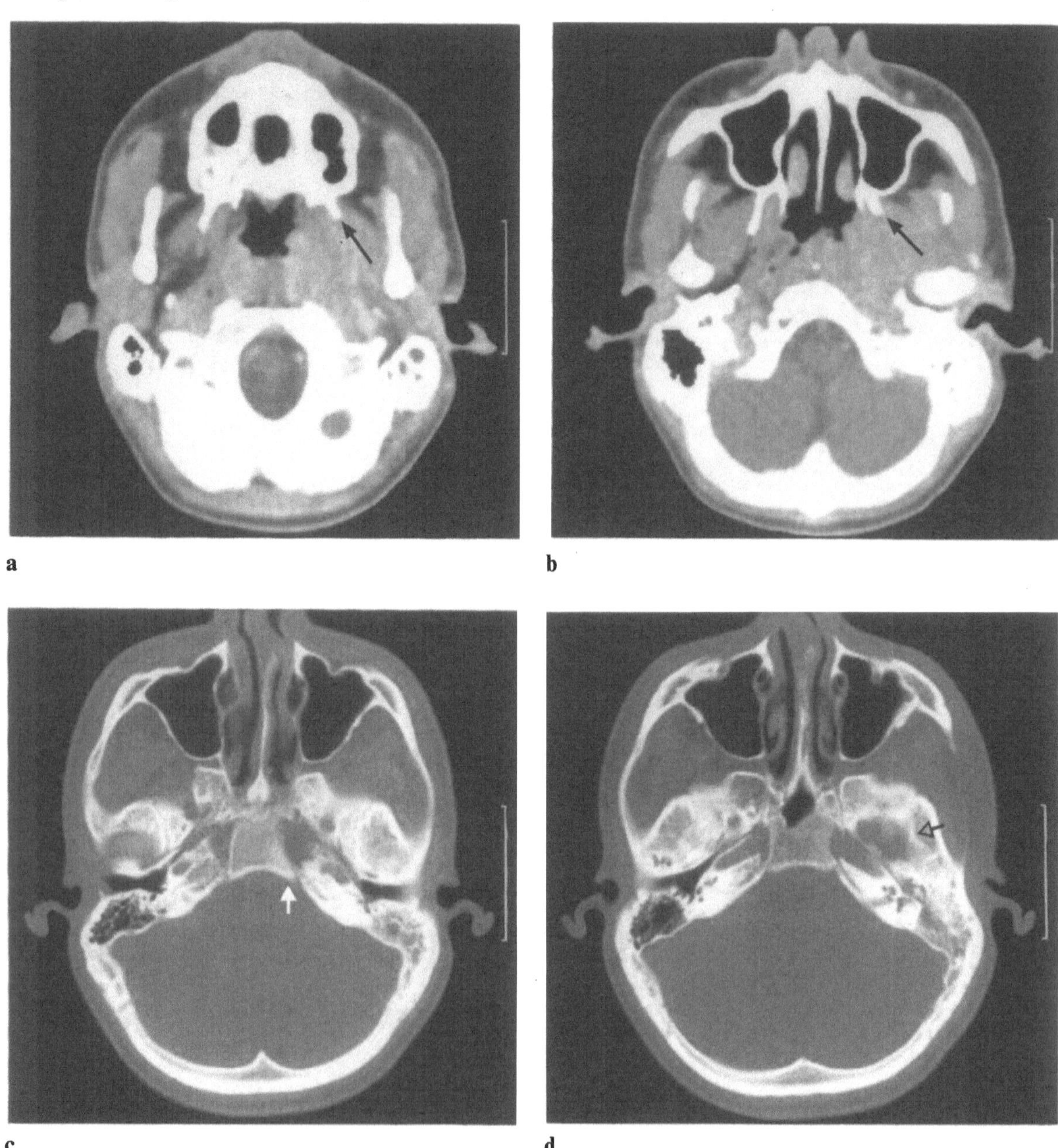

a

b

c

d

28.28 Plattenepithelkarzinom des Nasopharynx mit Infiltration von Parapharyngealraum und Schädelbasis (18 J., männlich)

Klinik: Seit 2 Monaten Schwellung der linken Halsseite und Tubenkatarrh links.
Befund: Retromaxillar- und Parapharyngealraum links sind verbreitert. Die buccopharyngeale Fettlinie ist verstrichen, der Nasopharynx von links her eingeengt. Die Lamina lateralis (→) (**a, b**) des linken Flügelfortsatzes ist arrodiert. Die Schädelbasis ist in High-Resolution-Technik dargestellt (**c, d**): Partielle Osteolyse der Pyramidenspitze, des Foramen lacerum, der lateralen Clivusbegrenzung (→) und der mittleren Schädelgrube (⇢).

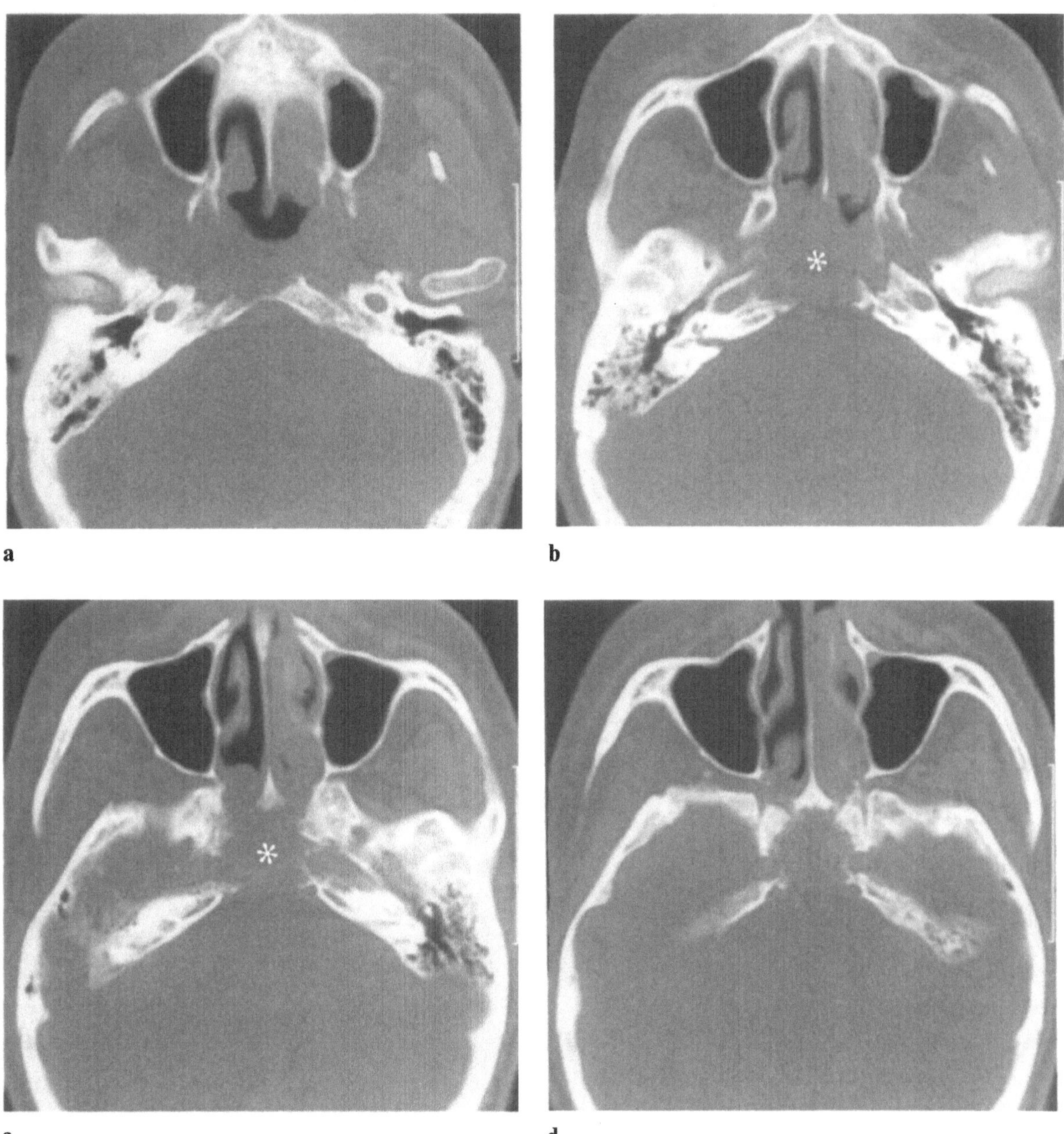

28.29 Plattenepithelkarzinom des Nasopharynx mit Einbruch in die Schädelbasis (62 J., männlich)

Klinik: Seit 3 Monaten behinderte Nasenatmung und Nasenbluten. Tubenkatarrh rechts und Stirnkopfschmerzen.

Befund: High-Resolution-Technik mit betonter Knochendarstellung. Tumorgewebe in der rechten Nasenhaupthöhle und im prävertebralen Raum (**a**) übergehend in den Nasopharynx (**b**) mit Einbruch in die Schädelbasis (**c, d**). Knochenabbau an der Pyramidenspitze (**b**) und im Clivusbereich (∗) (**b, c**). Die Keilbeinhöhle ist tumorös infiltriert (**d**).

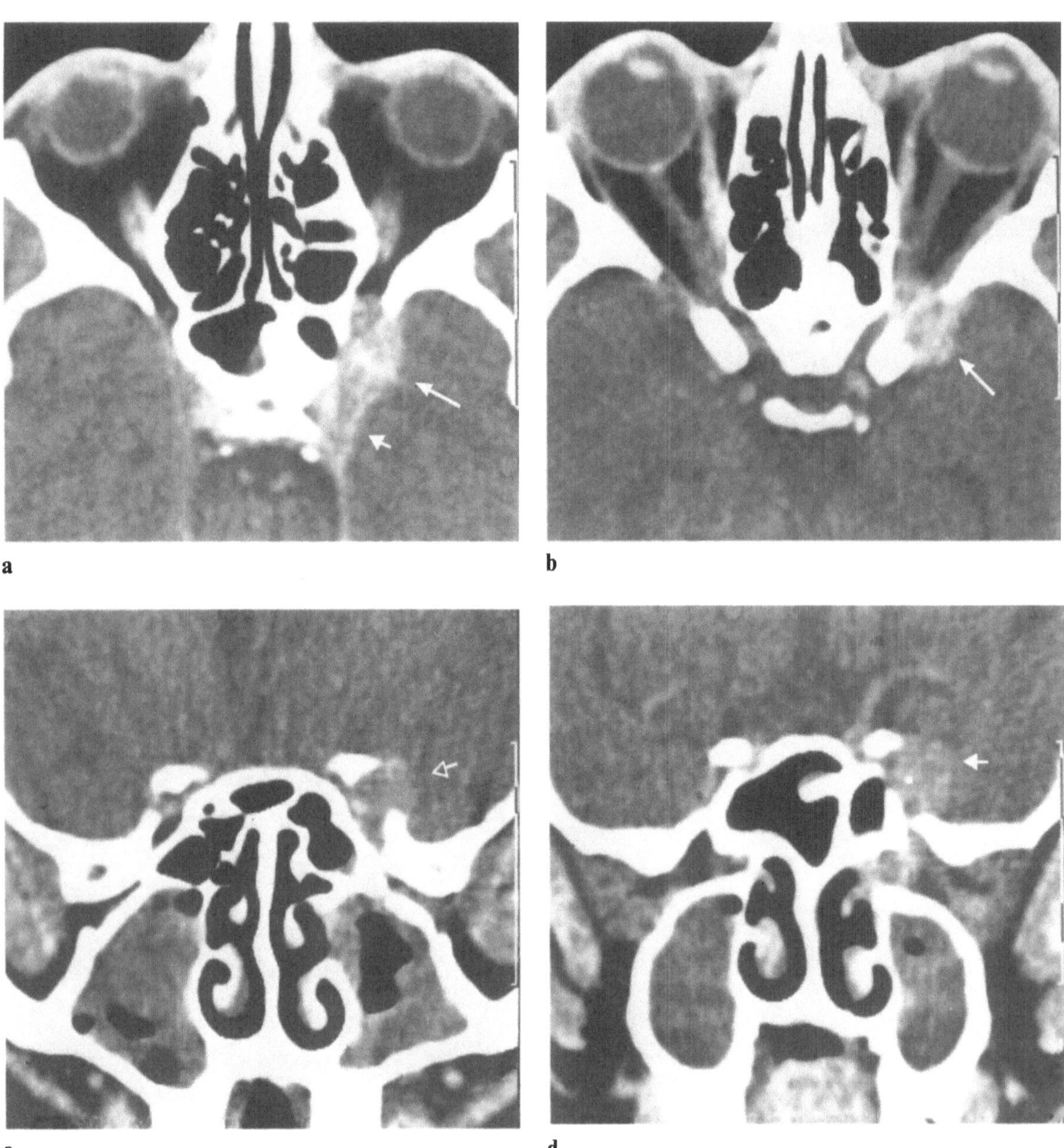

28.30 Rezidiv eines Nasopharynxkarzinoms mit Befall der Orbitaspitze und der mittleren Schädelgrube (40 J., männlich)

Klinik: Sehverschlechterung rechts bei Zustand nach Bestrahlung eines Nasopharynxkarzinoms.
Befund: Kontrastmittelanreichernder Prozeß an der Orbitaspitze (**a, b**), der Fissura orbitalis superior (→) (**a, b**), am Sinus cavernosus (→) (**a, d**) und lateral des anterioren Klinoidfortsatzes (-⊳) (**c**). Als Nebenbefund reaktiv verschattete Kieferhöhlen beiderseits ohne Tumorverdacht.

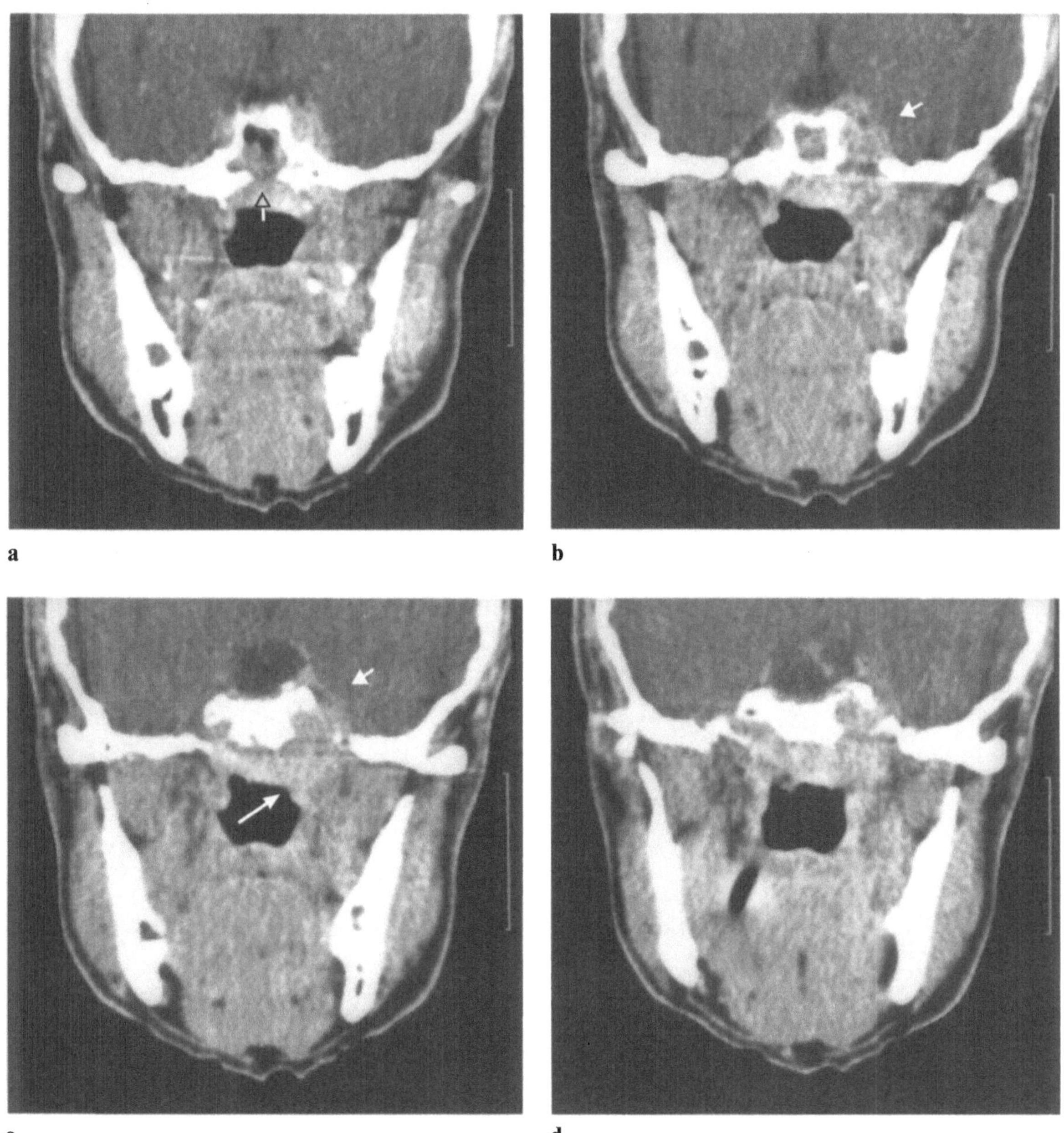

28.31 Lymphoepitheliales Nasopharynxkarzinom mit parasellärer Ausdehnung (48 J., männlich)

Klinik: „Tiefer" Kopfschmerz und Doppelbilder bei linksseitiger Abduzensparese.
Befund: Kontrastmittelanreichernder Tumor am Rachendach, Rosenmüller'sche Grube links (→) verstrichen (c). Tumorausdehnung nach intrakraniell, parasellär links (→) (b, c) Defekt im Keilbein und am Boden der Keilbeinhöhle (⇢) (a).

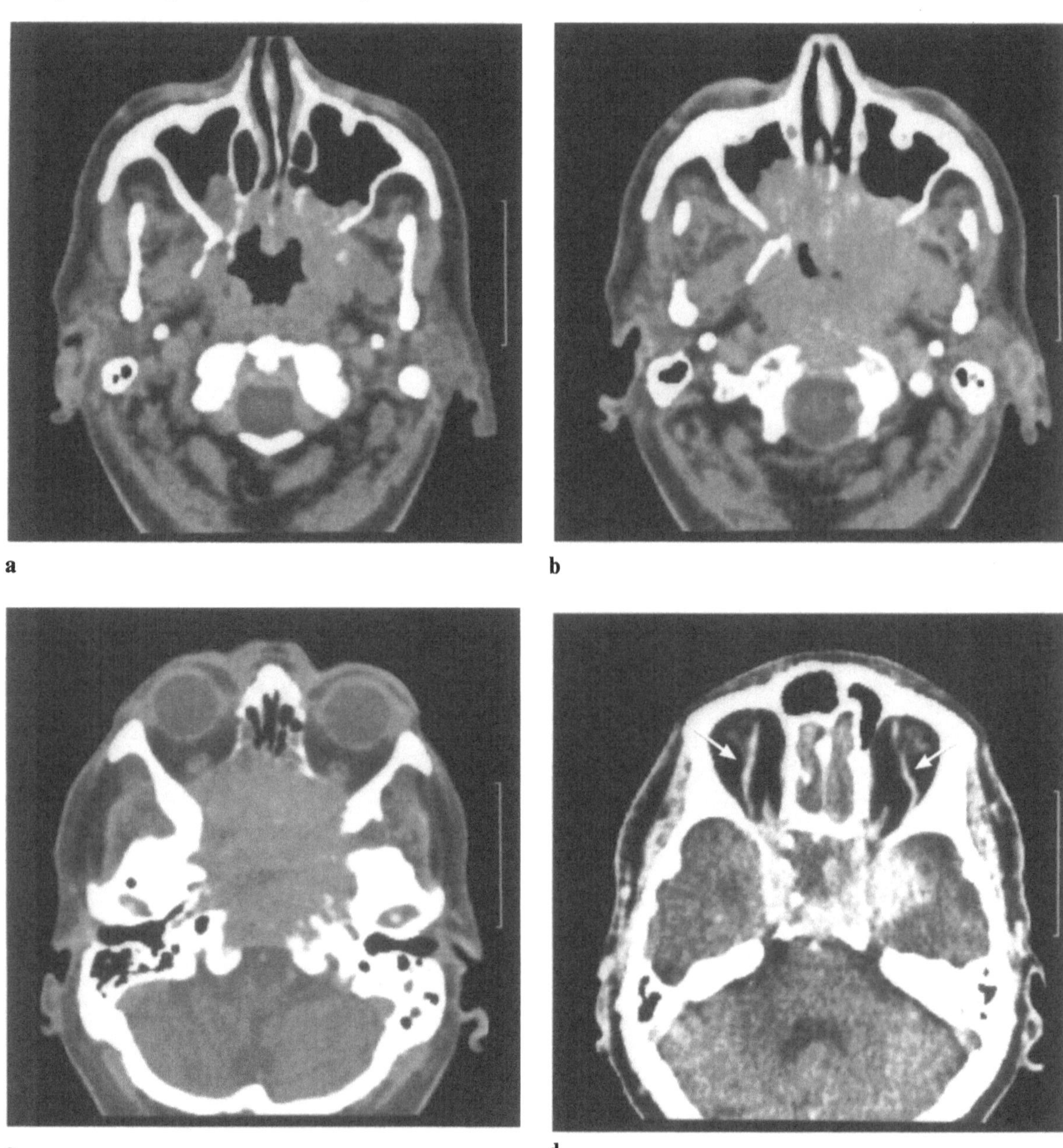

a

b

c

d

28.32 Plattenepithelkarzinom des Nasopharynx mit ausgedehnter Destruktion der Schädelbasis
(69 J., männlich; s. 11.7)

Klinik: Seit 8 Monaten Kopfschmerzen, Visuseinschränkung, Augenmotilitätsstörung, Schwerhörigkeit und Nasenbluten.

Befund: Zirkulär um den Nasopharynx gewachsener Tumor (**a**), der die Schädelbasis breit infiltriert und in die mittlere Schädelgrube eingewachsen ist (**c, d**). Mitbetroffen sind beide Kieferhöhlen, Nasenhaupthöhlen, Pterygoidfortsatz rechts (**a, b**), hintere Siebbeinzellen, beide Orbitaspitzen, Felsenbeinspitzen und Clivus (**c**). Nach Kontrastmittelgabe verbesserte Darstellung der durch den Tumor gestauten Vv. ophthalmicae superiores (→) und Tumoranreicherung parasellär und mittlere Schädelgrube rechts (**d**).

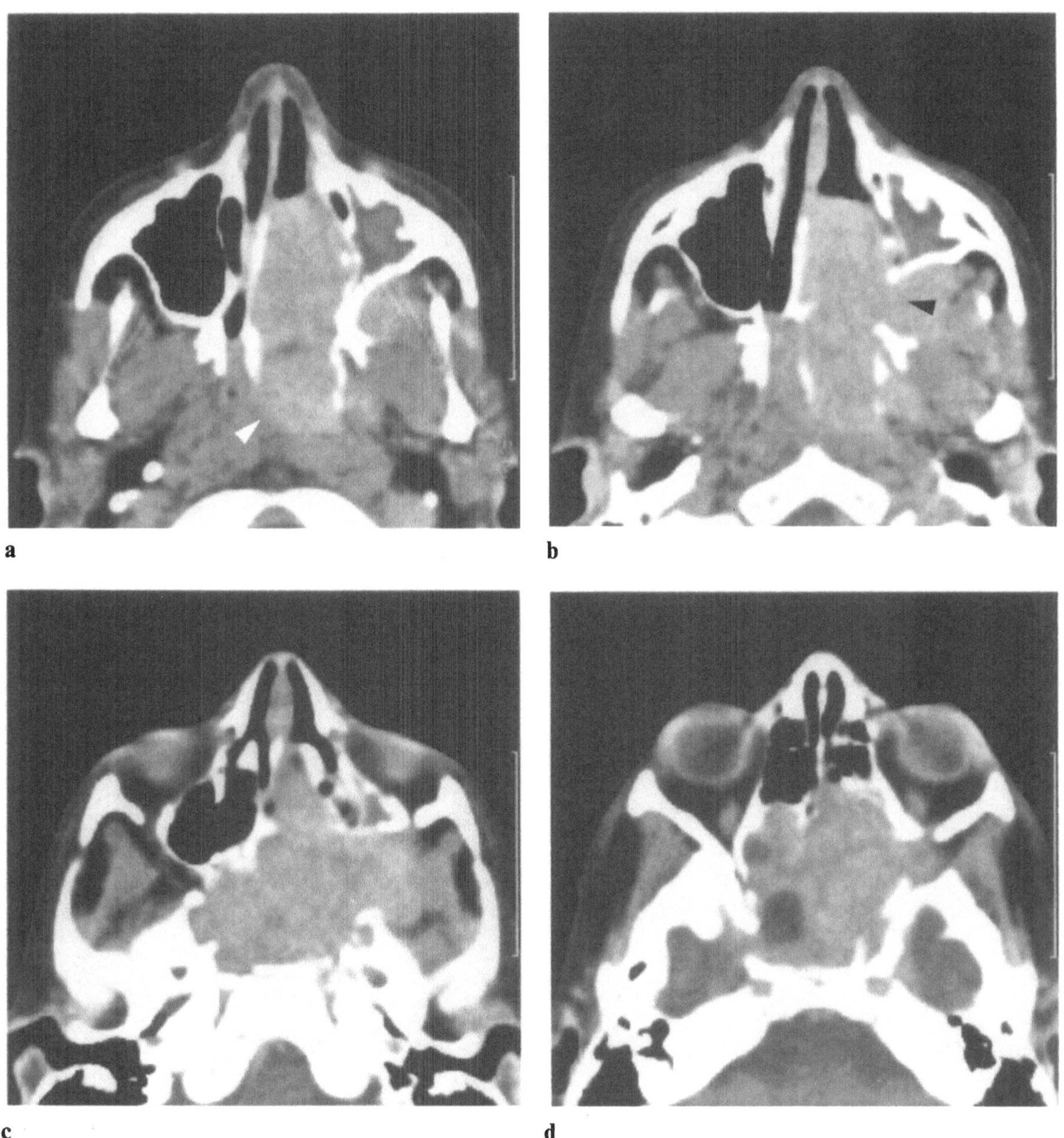

28.33 Juveniles Nasenrachenfibrom (10 J., männlich)

Klinik: Seit 1 Jahr behinderte Nasenatmung rechts mit Schnupfen und Kopfschmerzen.
Befund: Ausgedehnter tumoröser Prozeß mit vollständiger Verlegung des Nasenrachens unter Einbeziehung von Keilbeinhöhlen, dorsalen Siebbeinzellen und rechter Nasenhaupthöhle. Kompression der dorsalen und medialen Kieferhöhlenwände mit Verkleinerung des Lumens (**a, b**) bei gleichzeitiger erheblicher Verbreiterung der Fossa pterygopalatina (**b**). Die vermehrte Kontrastmittelaufnahme (►) (**a**) spricht für einen reich vaskularisierten Tumor.

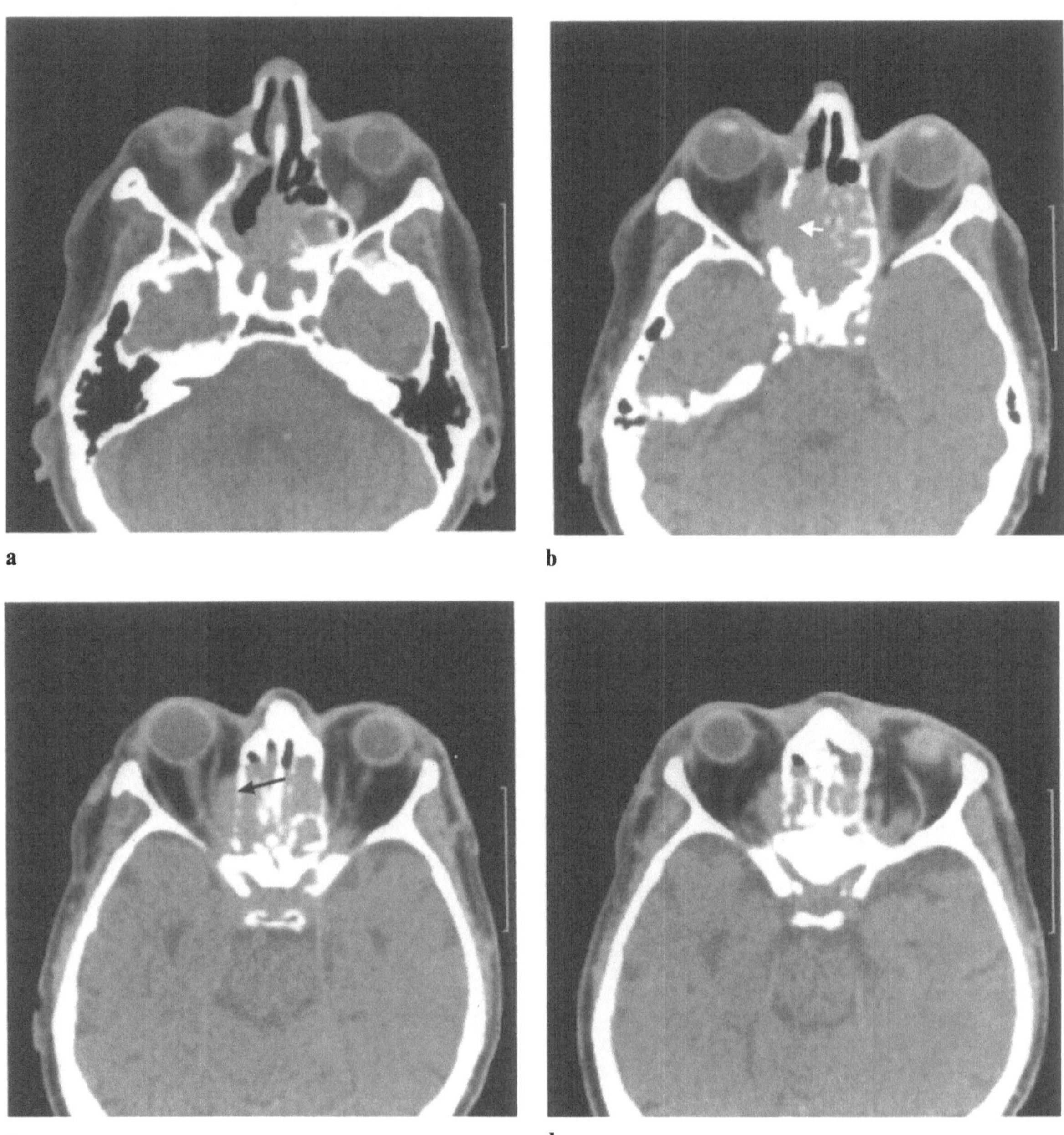

28.34 **Malignes Lymphom vom zentrozytischen Typ von Nase, Nasennebenhöhlen und Orbita**
(69 J., männlich)

Klinik: Seit 3 Jahren zunehmender Visusverlust links, Doppelbilder und behinderte Nasenatmung.
Befund: Pathologische Weichteilstrukturen im oberen Anteil der Nasenhaupthöhlen, der Siebbeinzellen, der Keilbeinhöhlen und in der linken Orbitaspitze in Nachbarschaft der Lamina papyracea. Tumorbedingte Verlagerung des N. opticus und M. rectus medialis der linken Seite (→) (c). Knochenzerstörung der dorsalen Siebbeinzellen, der Keilbeinhöhlenvorderwand und der Lamina papyracea (→) (b).

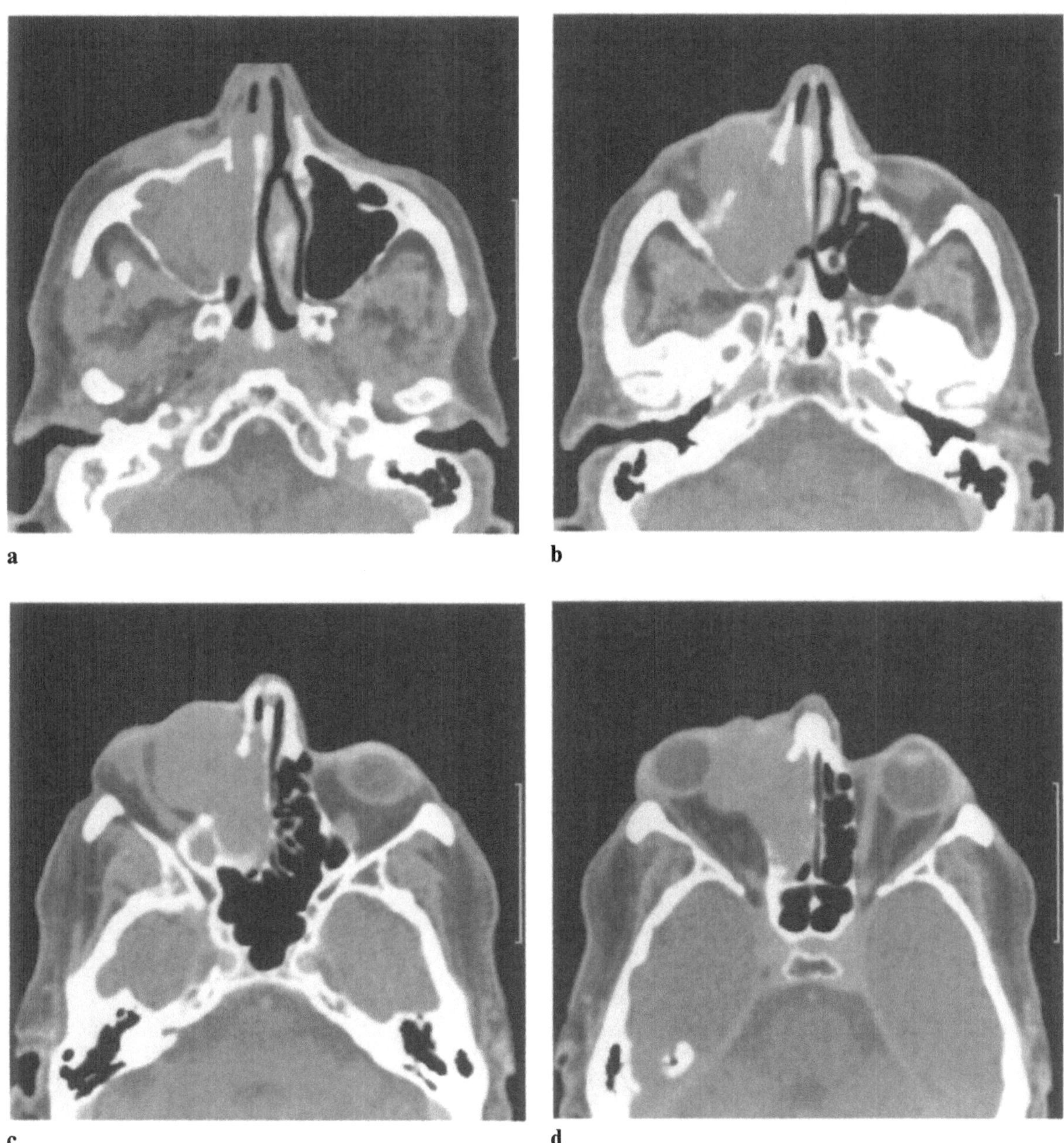

28.35 Malignes Lymphom vom zentroblastischen Typ im linken Mittelgesichtsbereich (62 J., männlich)

Klinik: Zunehmende prallelastische Schwellung im medialen Augenwinkel links mit Verdrängung des Auges nach außen und Tränenträufeln.

Befund: Fast homogener Tumor ausgehend vom medialen Augenwinkel mit Infiltration in homolaterale Siebbeinzellen (**c, d**), Nasenhaupthöhle (**a, b**), Kieferhöhle (**a**) und Orbita mit Unterlid (**b, c, d**). Außerdem Destruktion der in den Prozeß einbezogenen Knochenwände.

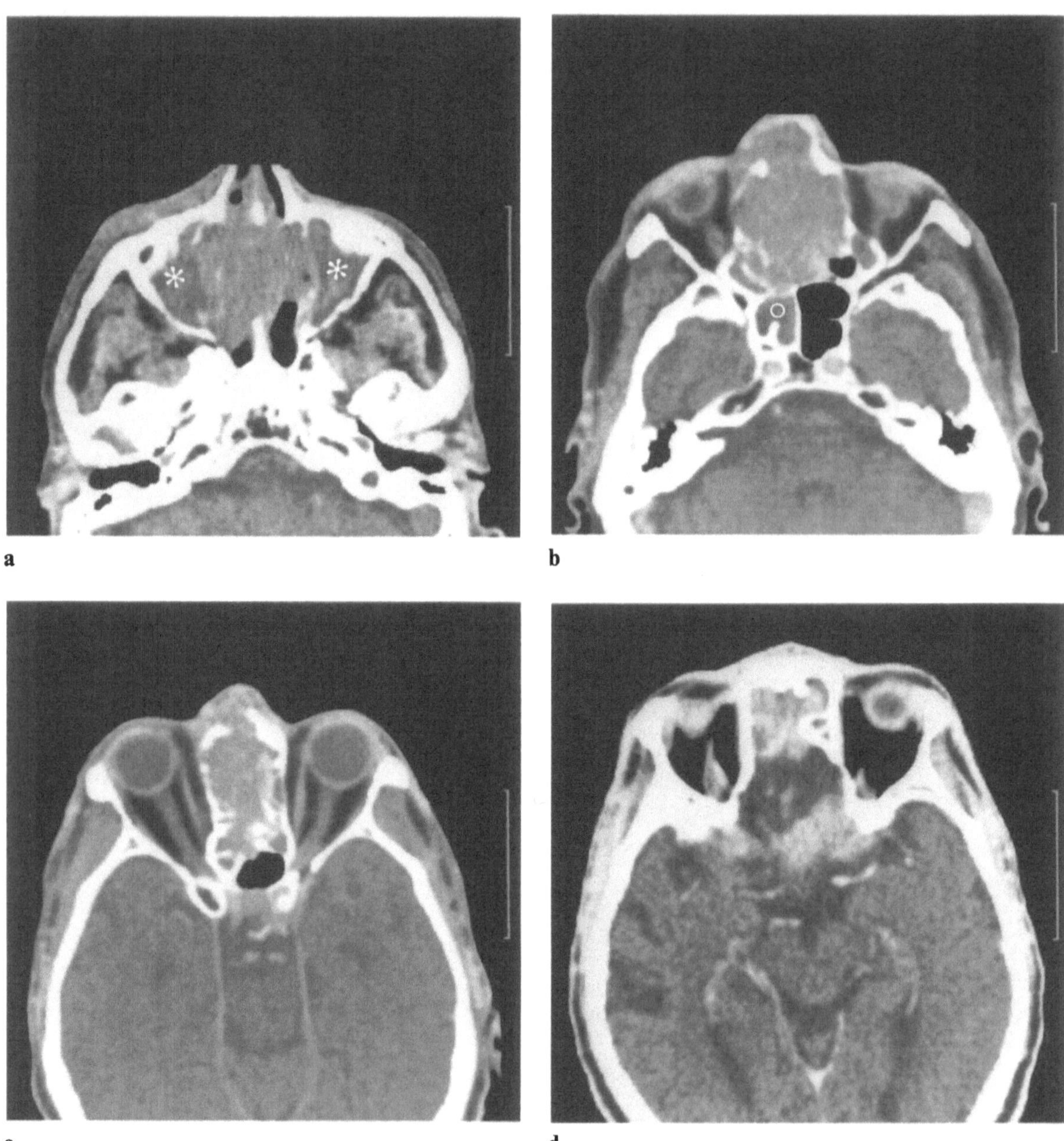

a b

c d

28.36 Entdifferenziertes Siebbeinzellkarzinom mit Einbruch in die vordere Schädelgrube
(57 J., männlich)

Klinik: Seit 3–4 Monaten behinderte Nasenatmung mit Nasenbluten und Kopfschmerzen.
Befund: Kontrastmittelanreichernder Prozeß in der Nasenhaupthöhle (**a**), in den vorderen und hinteren Siebbeinzellen (**b, c**) und in der vorderen Schädelgrube (**d**). Knöcherne Destruktionen des Nasenseptums (**a**), beider lateralen Nasenwände (**a**), der Knochensepten der Siebbeinzellen (**b, c**) sowie Zerstörung des knöchernen Nasenrückens (**c**) und des Bodens der vorderen Schädelgrube (**d**). Die sekretgestauten Kieferhöhlen (∗) (**a**) und die linke Keilbeinhöhle (o) (**b**) heben sich durch geringere Dichtewerte ab.

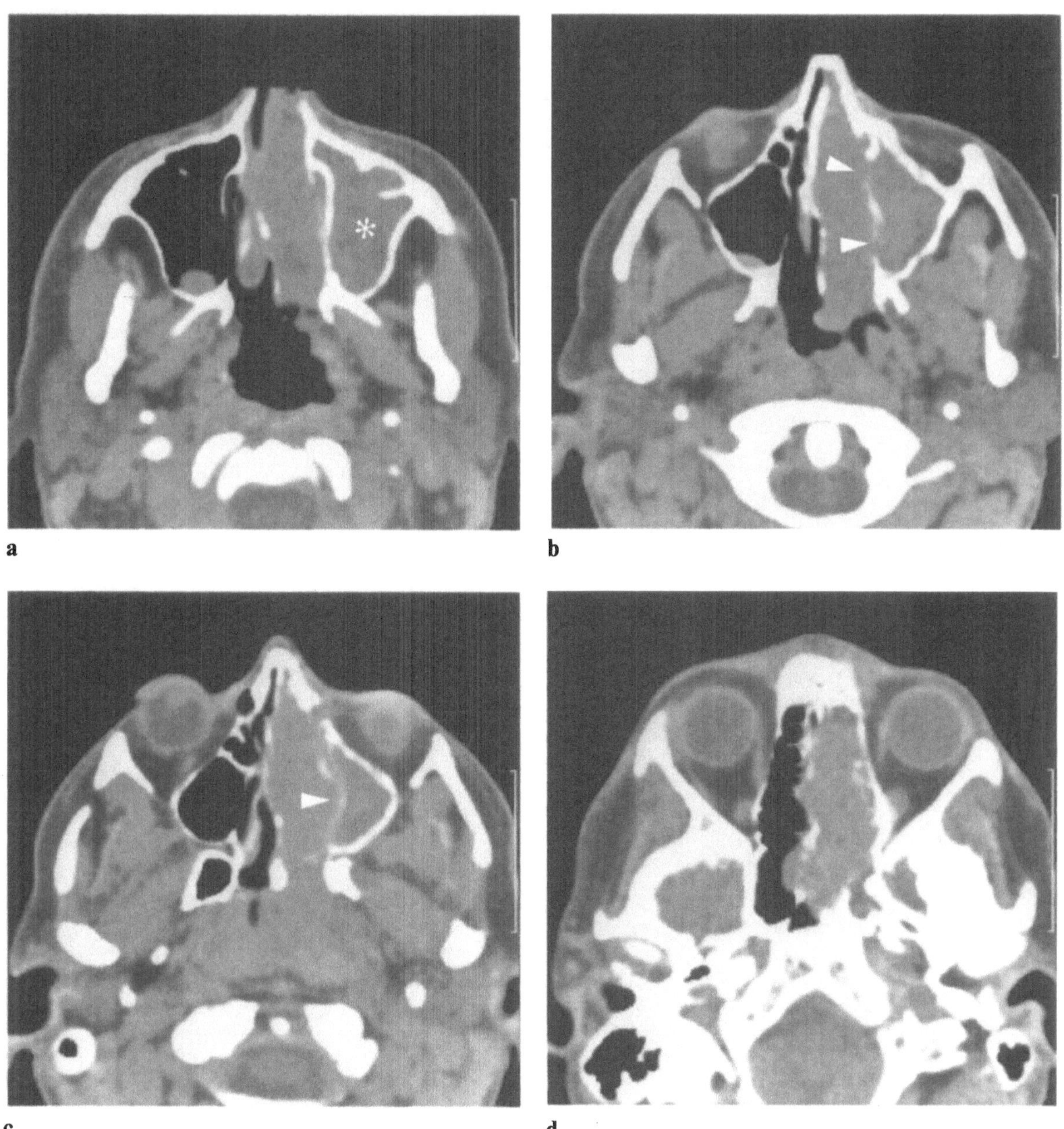

28.37 Aesthesioneuroblastom in Siebbeinzellen und Nasenhaupthöhle (19 J., männlich)

Klinik: Behinderte Nasenatmung rechts seit 3 Monaten, blutig-schleimige Nasensekretion.

Befund: Vollständige Verlegung der Nasenhaupthöhle und der rechten Siebbeinzellen. Die geringere Dichte im Bereich der rechten Kieferhöhle spricht für eine stauungsbedingte Sekretansammlung (*) (**a**). Die mediale Kieferhöhlenwand ist hochgradig demineralisiert (▶) (**b, c**). Der Tumor wächst nach dorsal in den Epipharynx (**b**).

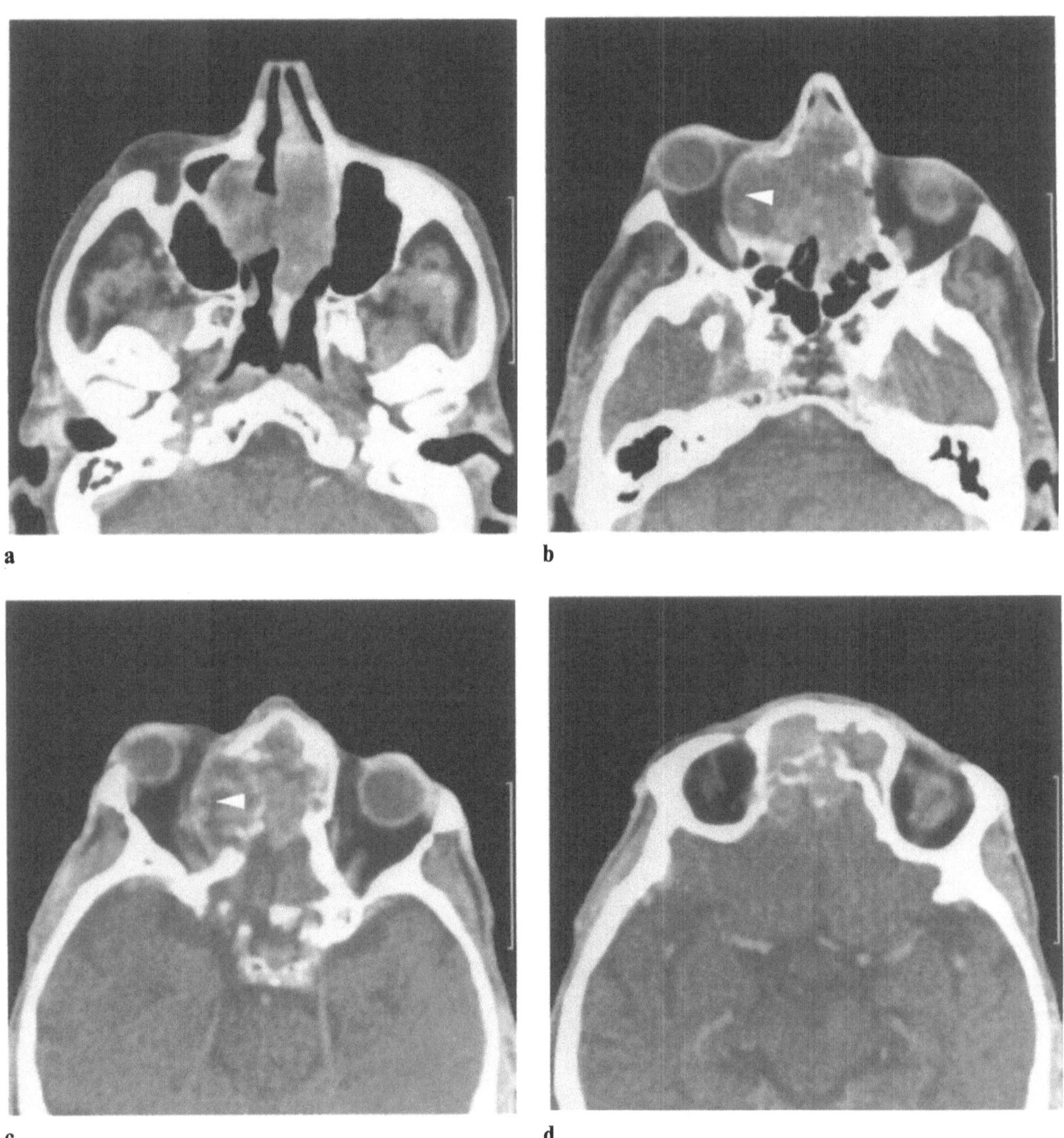

a b

c d

28.38 Chondrosarkom der Siebbeinzellen (81 J., männlich)

Klinik: Seit 3 Monaten Exophthalmus links, Einschränkung der Bulbusbeweglichkeit und Tränenträufeln.

Befund: Inhomogene Raumforderung in beiden Nasenhaupthöhlen, in den Siebbeinzellen und am Boden beider Stirnhöhlen. Die laterale Siebbeinwand ist rechts leicht (**c**) und links stark (►) (**b, c**) konvexbogig nach außen vorgewölbt. Deviation des linken Bulbus nach vorne und außen (**b, c**). Die relativ niedrigen Dichtewerte kombiniert mit kleinnodulären hyperdensen Arealen sprechen für einen von Knorpelgewebe ausgehenden Prozeß (**c**).

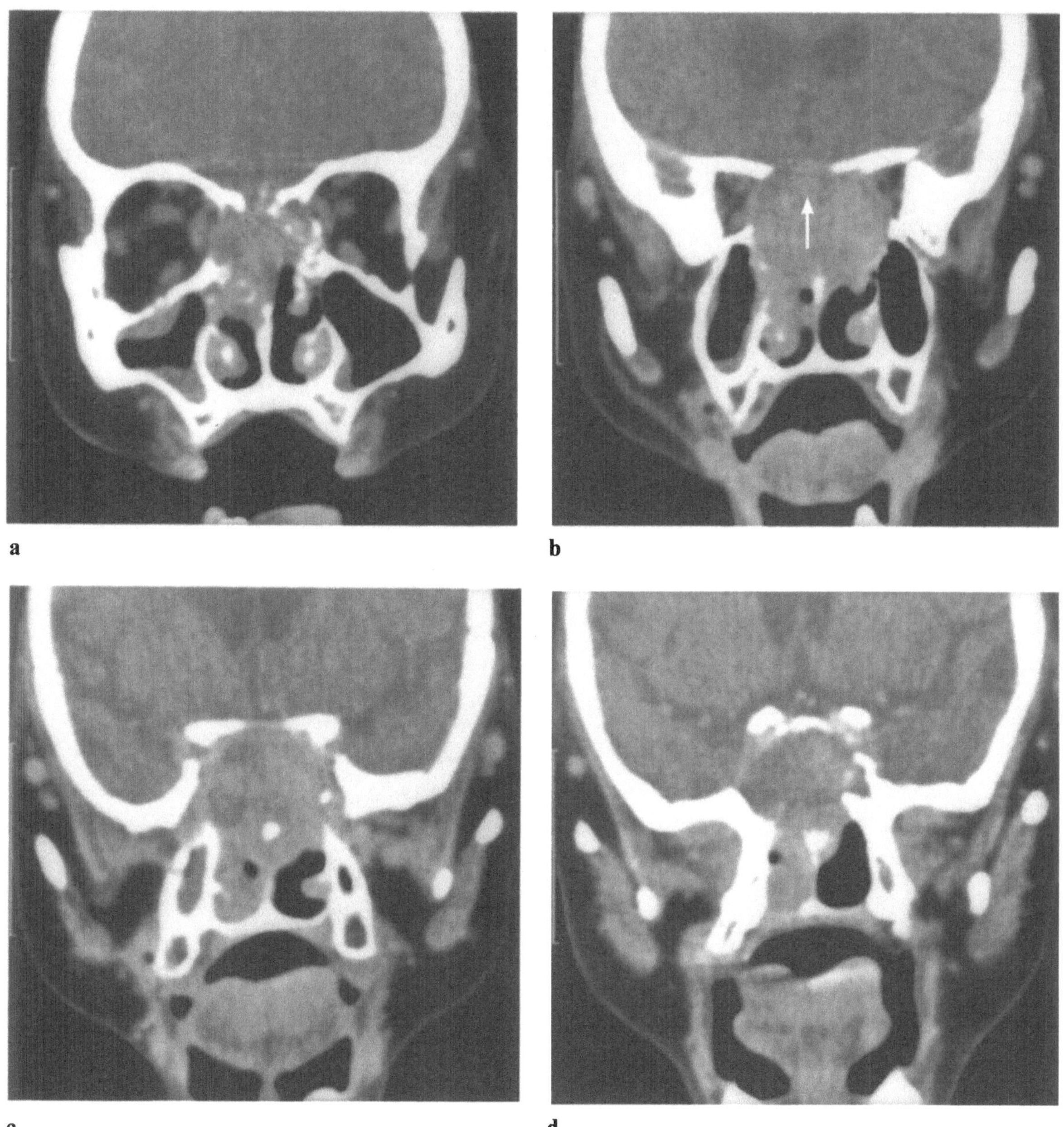

a

b

c

d

28.39 Anaplastisches Karzinom des Siebbeins mit Einbruch in die Schädelbasis (74 J., weiblich)

Klinik: Behinderte Nasenatmung rechts und Nasenbluten.
Befund: Zentral lokalisierter Tumor in Siebbeinzellen, Keilbein- und Nasenhöhlen. Die rechte Choane ist durch Tumor verlegt. Lamina cribrosa (→), mediale Orbitawand und Teile der medialen Kieferhöhlenwand sind beiderseits arrodiert, die Siebbeinzellen sind vollständig ausgelöscht.

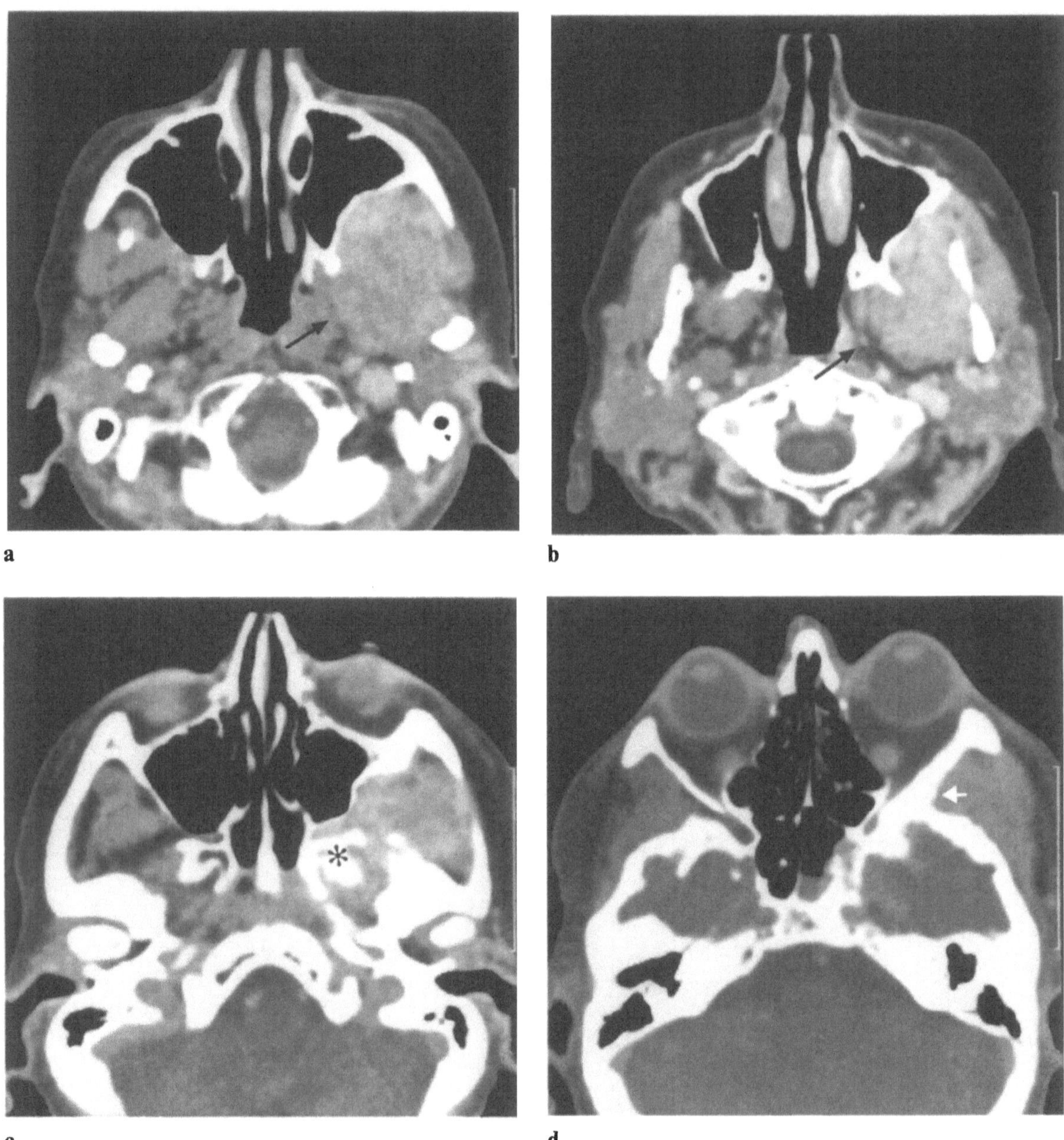

a

b

c

d

28.40 Extrakranielles Keilbeinmeningiom der Fossa temporalis und infratemporalis (60 J., weiblich)

Klinik: Zunehmende Schwellung der rechten Wange seit 3 Jahren.
Befund: Rundlich konfigurierte hyperdense Raumforderung in der Fossa infratemporalis und im retromaxillären Raum (**a, b**). Die erhaltene buccopharyngeale Fettlinie (→) (**a, b**) spricht für einen gutartigen Prozeß. Impression der Kieferhöhlenhinterwand ohne Destruktion (**a**). Verplumpung und Verbreiterung der Basis des Processus pterygoideus (∗) (**c**) und des großen Keilbeinflügels (→) (**d**).

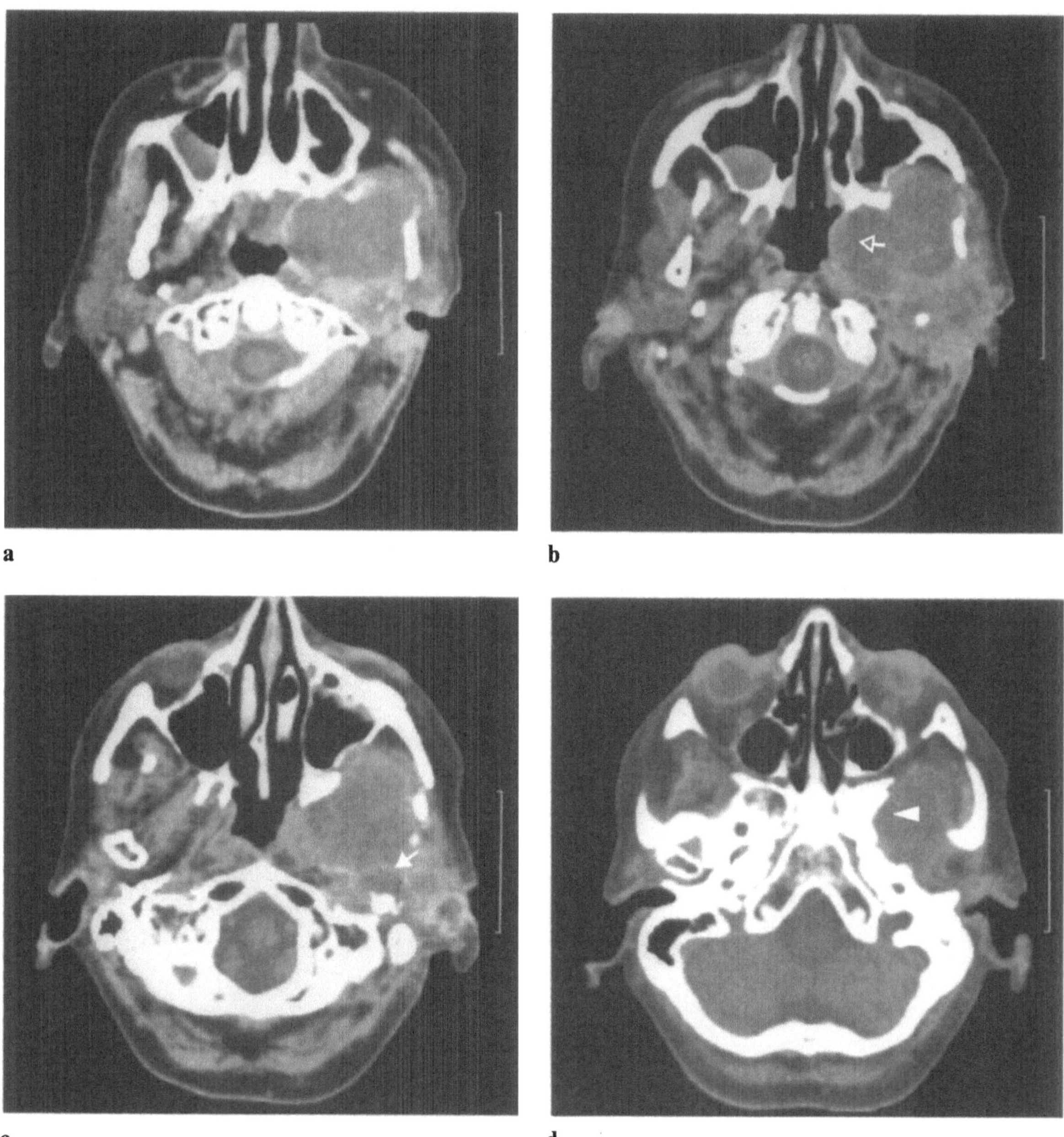

28.41 Chondrosarkom der Schädelbasis (62 J., weiblich)

Klinik: Seit einigen Jahren Schmerzen rechte Halsseite, ins Ohr ausstrahlend sowie rechtsseitiger Tubenkatarrh und Fazialisparese. Zunehmende periaurikuläre Schwellung.

Befund: 7,0 × 7,0 cm großer, im Zentrum hypodenser, teilweise polyzyklisch begrenzter Tumor in Retromaxillarraum, Fossa infratemporalis und periaurikulär. Der Processus pterygoideus und die Schädelbasis (▶) (d) sind arrodiert. Das rechte Kiefergelenksköpfchen fehlt (→) (c), die Kieferhöhlenhinterwand ist imprimiert (b, c). Naso- und Oropharynx sind von rechts eingeengt (⇢) (b).

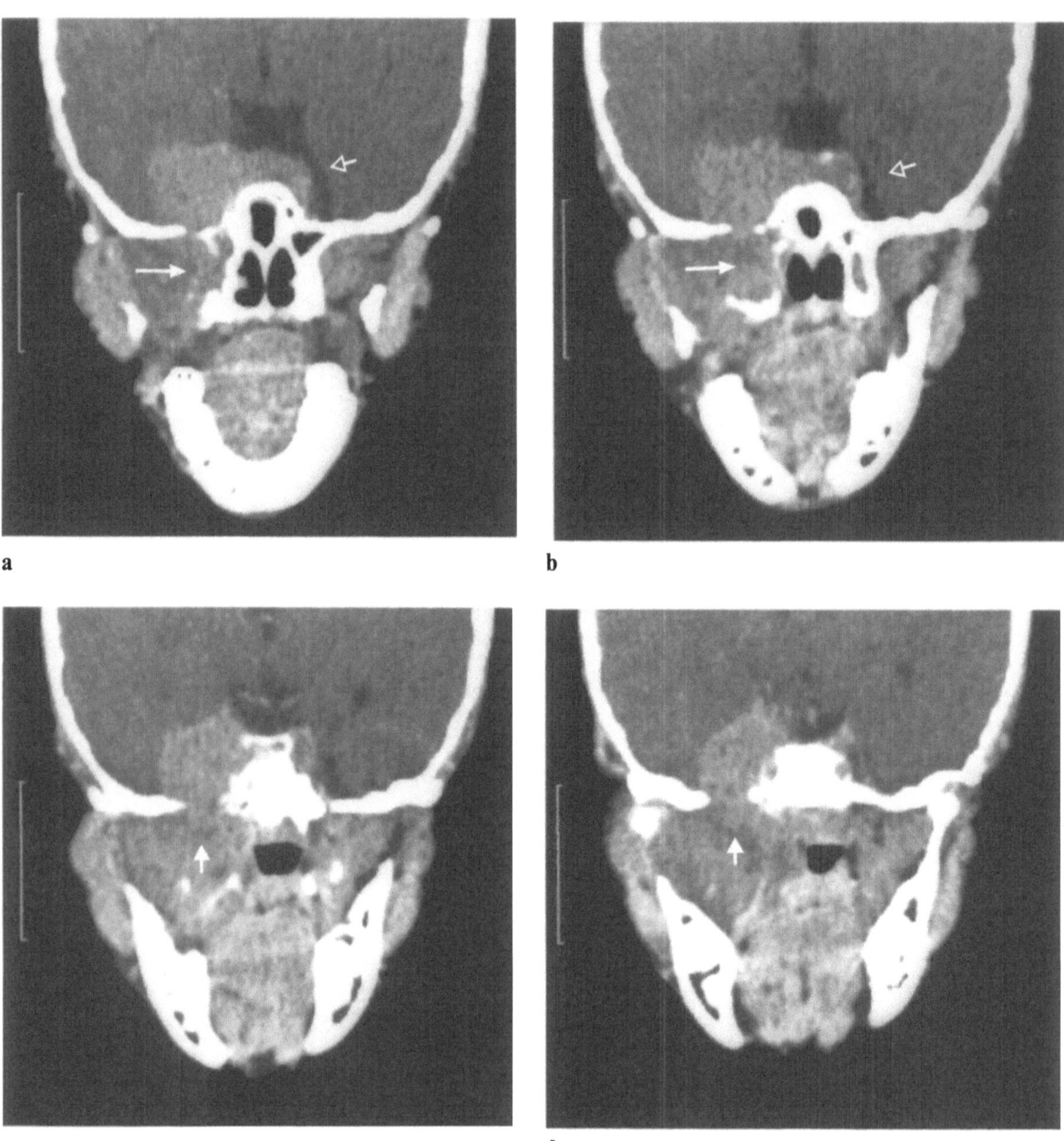

a b

c d

28.42 Parapharyngeales Rhabdomyosarkom mit Einbruch in die mittlere Schädelgrube (11 J., männlich)

Klinik: Wangenschwellung, Ophthalmoplegie und Paukenerguß rechts.
Befund: Fortgeschrittene rechtsseitige Raumforderung im Parapharyngealraum mit intrakranieller Ausdehnung. Die Laminae medialis und lateralis des Flügelfortsatzes (→) (**a, b**) sind destruiert. Außerdem Knochendefekt in der Schädelbasis parasellär (→) (**c, d**). Sinus cavernosus (⇾) (**a, b**) der Gegenseite gut erkennbar.

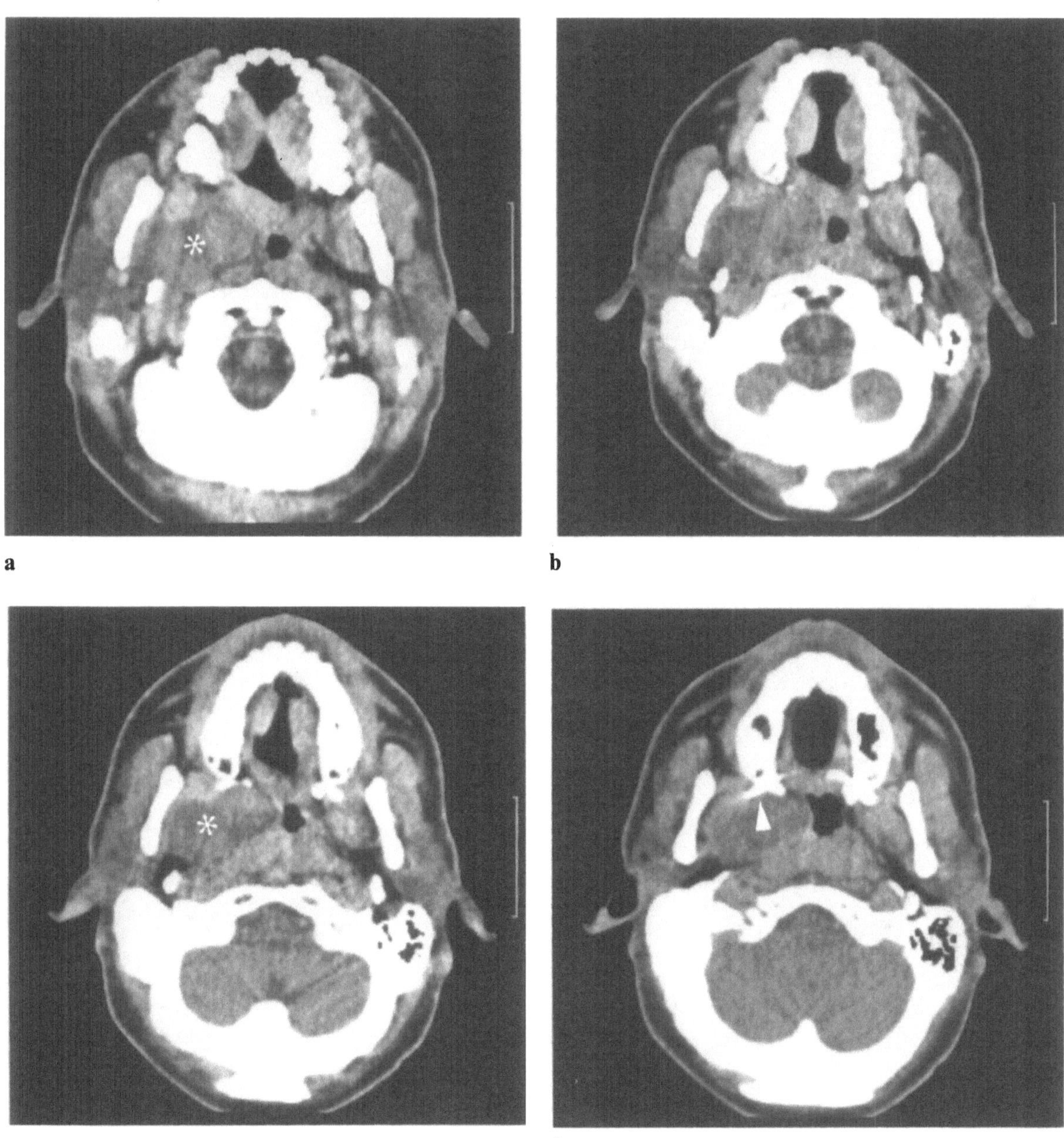

28.43 Großes pleomorphes Adenom im retromaxillären Raum (27 J., männlich)

Klinik: Starke Vorwölbung des linken vorderen Gaumenbogens unter dem klinischen Bild eines Peritonsillarabszesses.

Befund: Hypodenser, gut von der Umgebung abgrenzbarer Bezirk (∗) im retromaxillären Raum rechts mit Einengung des Mesopharynx. Die buccopharyngeale Fettlinie ist verstrichen; die Laminae des rechten Pterygoidfortsatzes sind gespreizt (▶) (d).

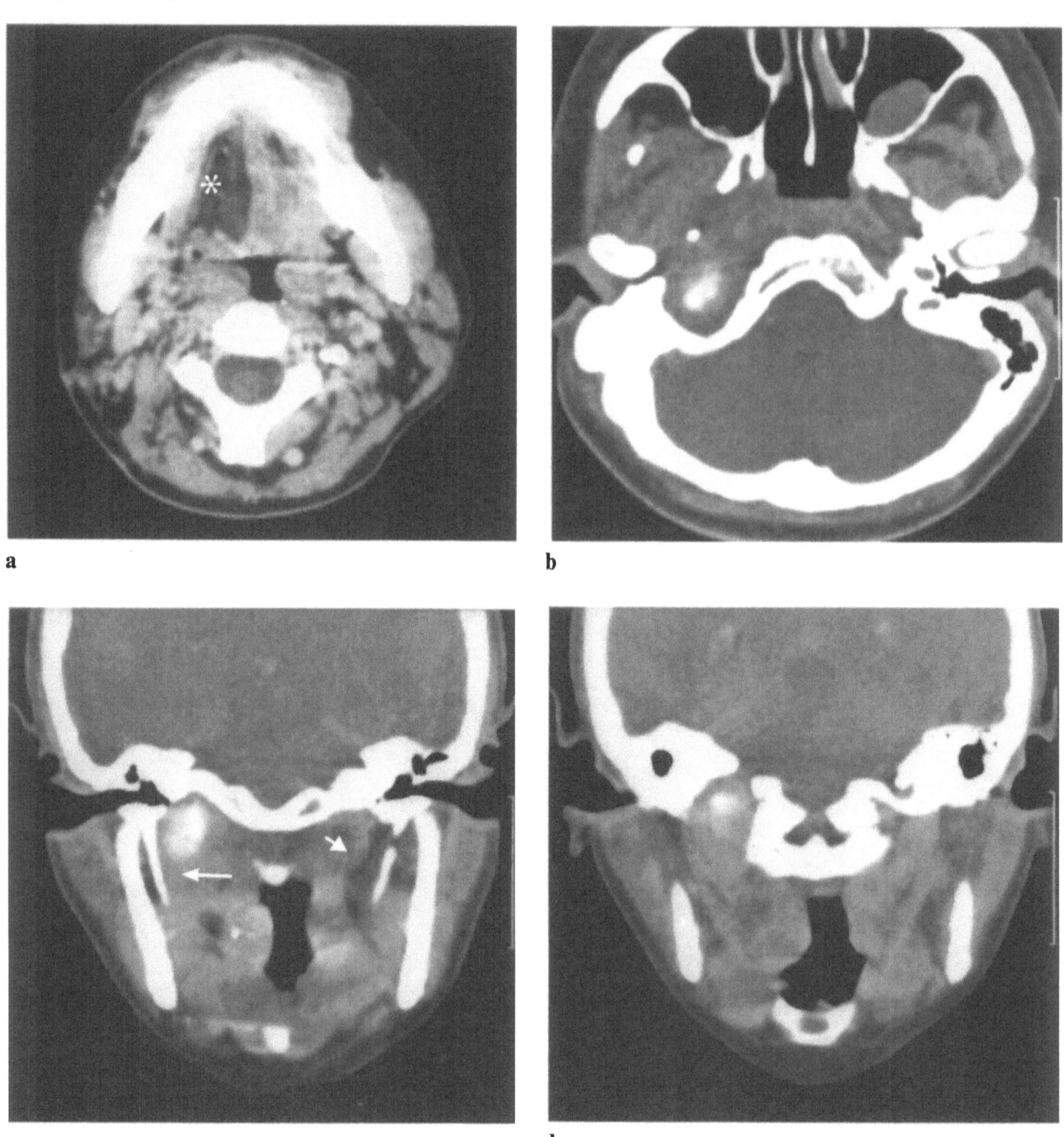

28.44 Neurinom des Nervus hypoglossus mit einseitiger Zungenatrophie (28 J., weiblich)

Klinik: Abweichen der Zunge nach links und homolaterale Atropie der Zungenmuskulatur.
Befund: Aufweitung des Canalis nervi hypoglossi infolge eines regressiv verkalkten Weichteiltumors (**b, c, d**). Der homolaterale Processus styloideus (→) (**c**) ist durch die Raumforderung nach außen verlagert. Auf der gesunden Gegenseite regelrechter Verlauf der buccopharyngealen Fettlinie (→) (**c**). Verfettung der linken Zungenhälfte (∗) als Ausdruck der Muskelatrophie (**a**).

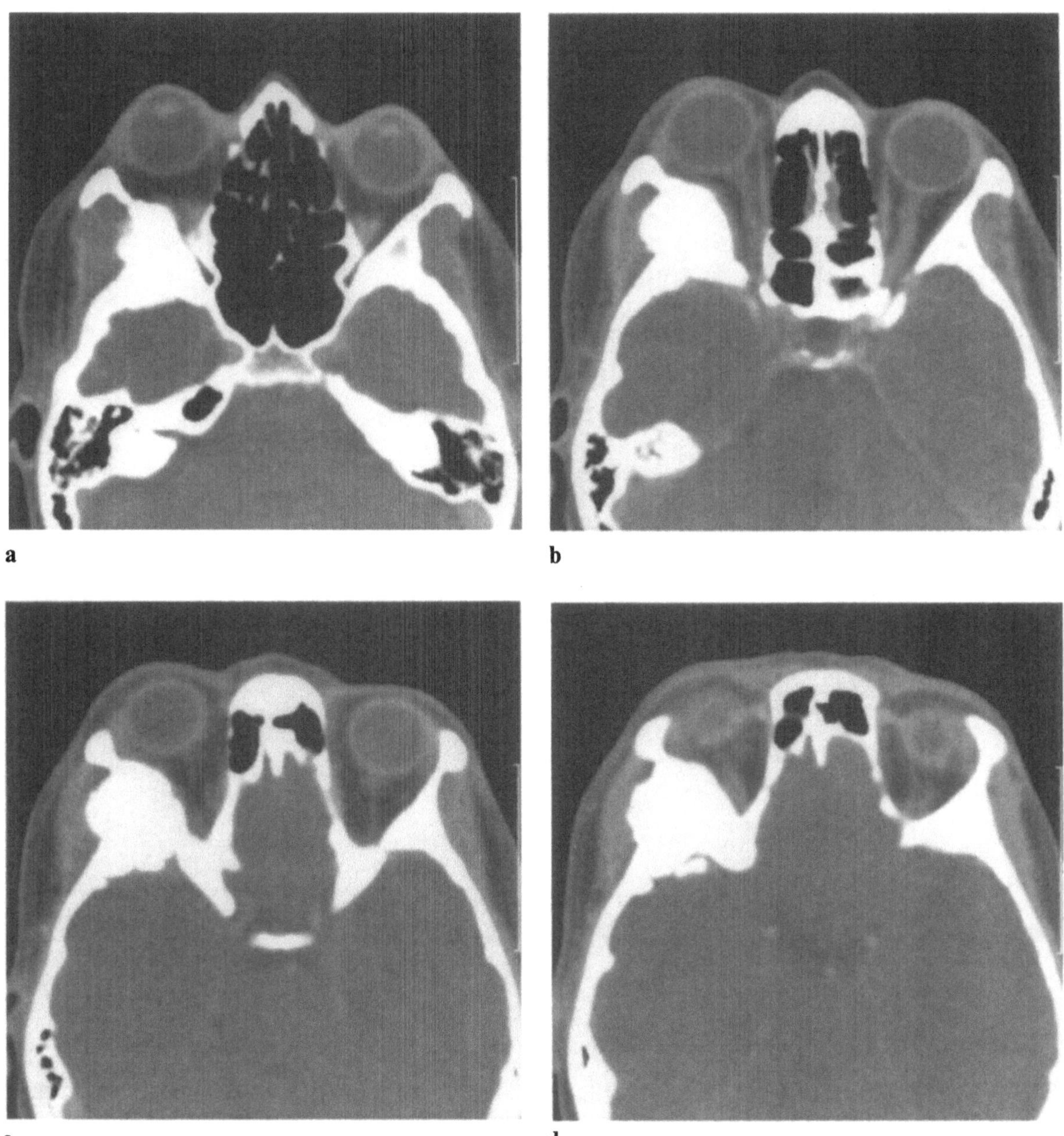

a b

c d

28.45 Keilbeinmeningiom mit stark hyperostotischer Reaktion (46 J., weiblich; s. 2.10, 3.45, 4.15)

Klinik: Kopfschmerzen seit 2–3 Jahren, leichte linksseitige Protrusio bulbi und horizontale Doppelbilder.
Befund: Kolbige Auftreibung der lateralen Orbitawand und des großen Keilbeinflügels. Verlagerung von Bulbus, M. rectus lateralis und N. opticus (**b**).

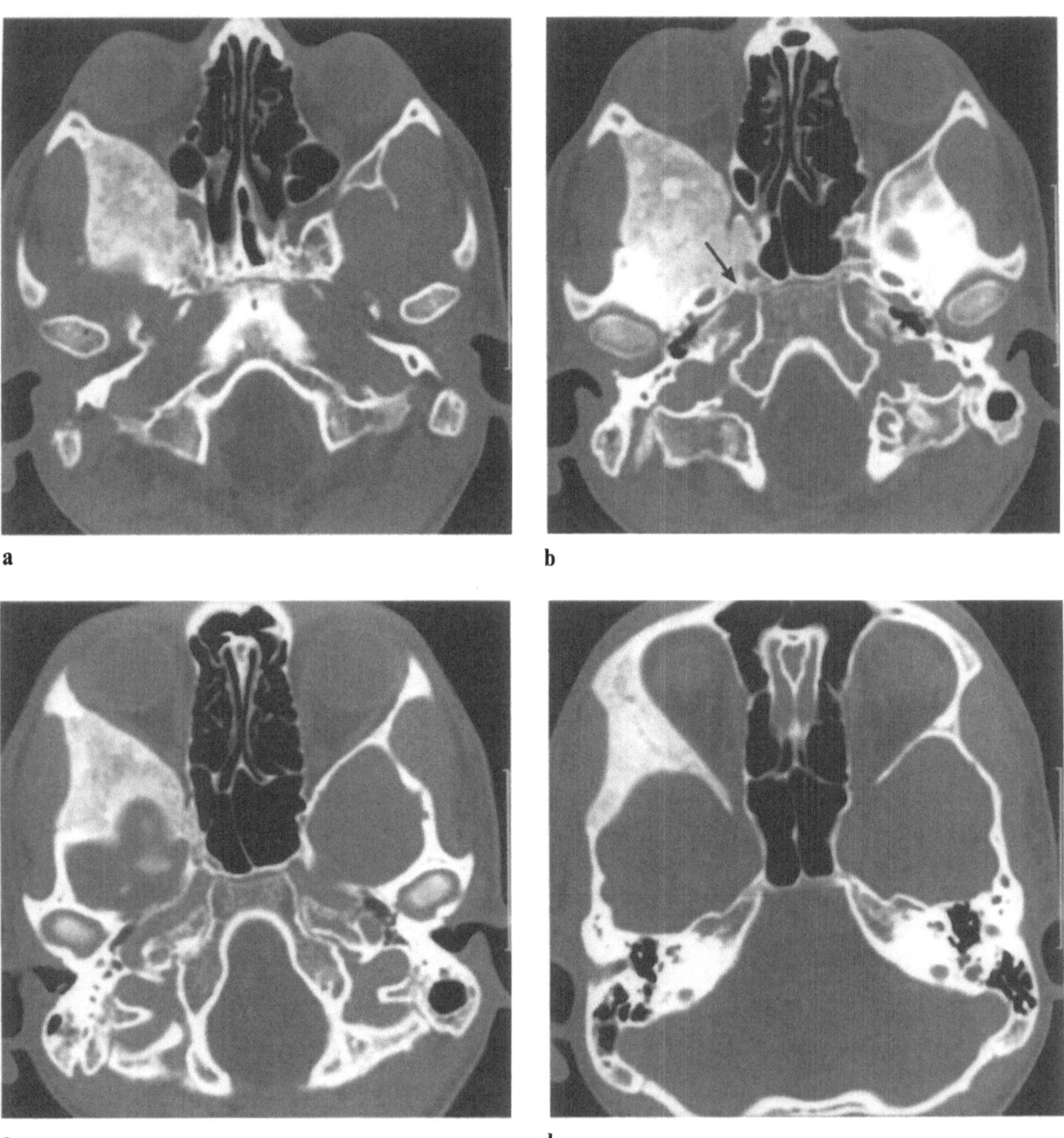

a   b

c   d

28.46 Fibröse Dysplasie der Keilbeinflügel (15 J., männlich; s. 3.48)

Klinik: Rezidivierender Tubenkatarrh links.
Befund: Körnig-inhomogener, vermehrt sklerosierter Prozeß des Keilbeins, auf das Schläfenbein übergreifend. Großer und kleiner Keilbeinflügel sind zusätzlich aufgetrieben. Die Veränderung reicht bis an die Paukenhöhle und komprimiert die Tuba auditiva in ihrer knöchernen Verlaufsstrecke (→) (**b**).

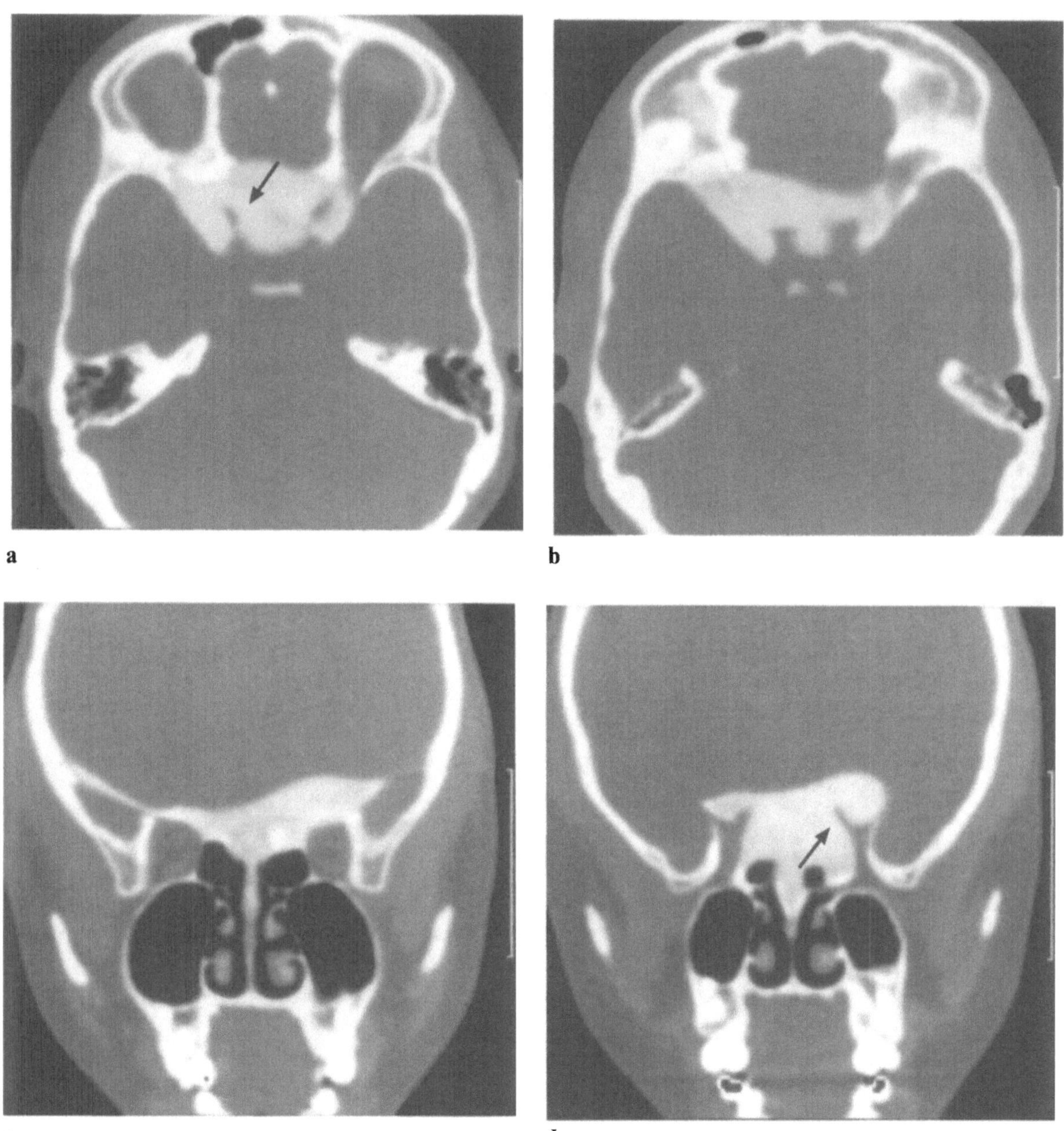

28.47 Fibröse Dysplasie des Keilbeins (18 J., weiblich; s. 2.9, 4.13, 5.1)

Klinik: Erblindung links mit Opticusatrophie.
Befund: Volumenvermehrung der kleinen Keilbeinflügel mit Betonung der linken Seite sowie des Keilbeinkörpers. Im Vergleich zum gesunden Schädelknochen erscheint die Struktur verwaschen und die Dichte herabgesetzt. Einengung des linken Canalis opticus (→) (**a**, **d**).

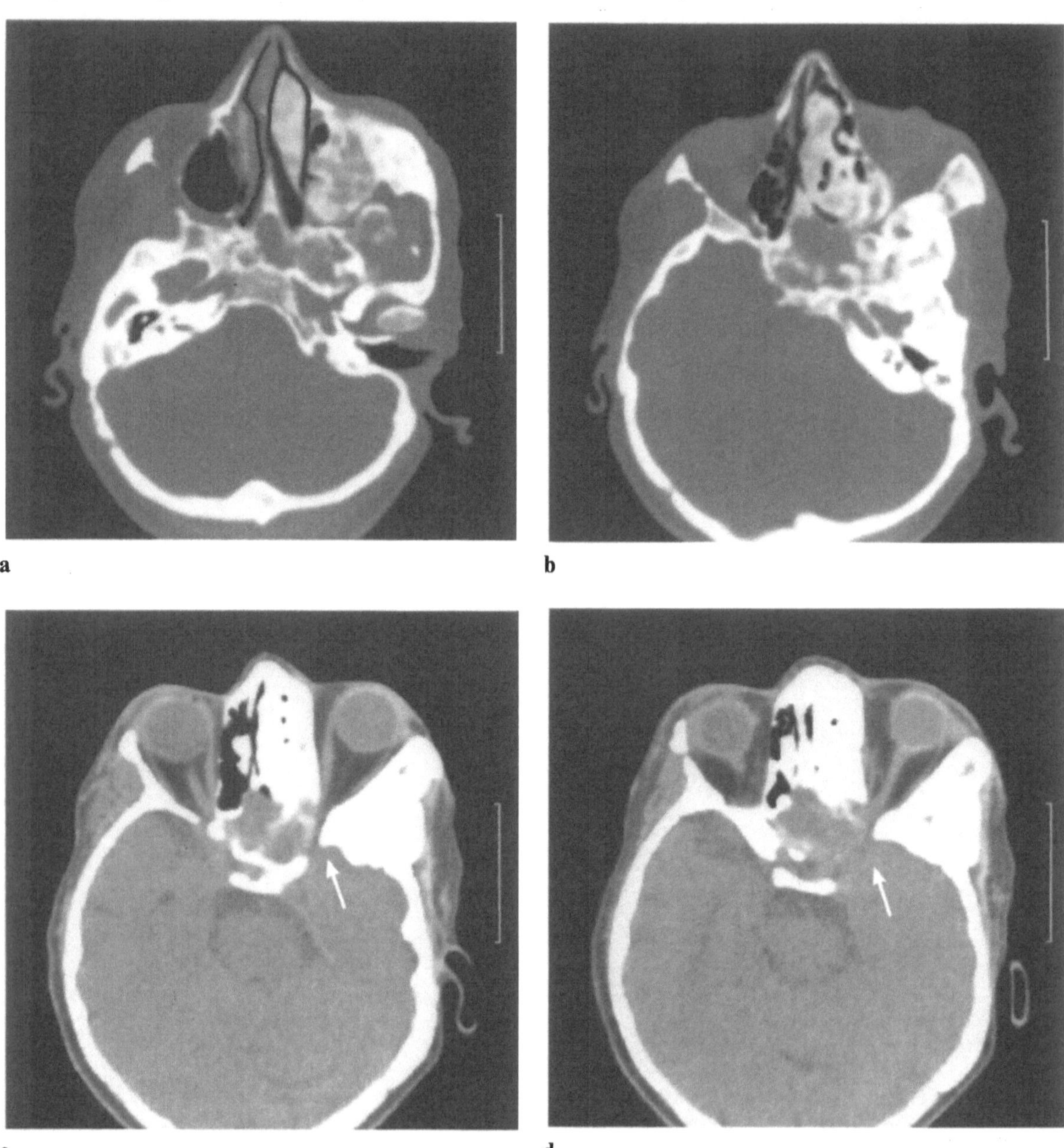

28.48 **Ausgedehnte fibröse Dysplasie von Mittelgesicht und Schädelbasis** (50 J., weiblich; s. 4.14)

Klinik: Seit 4 Jahren fibröse Dysplasie der rechten Gesichtshälfte nachgewiesen. Jetzt plötzliche Sehverschlechterung auf dem rechten Auge. Frage: Optikusdekompressionsoperation?
Befund: Unregelmäßige, teils sklerosierte, teils aufgehellte Knochenpartien mit Volumenzunahme. Betroffen sind sämtliche Mittelgesichtsknochen der rechten Seite bis ins Felsenbein reichend (**a, b**). An der Orbitaspitze Einengung der Fissura orbitalis superior und des Canalis opticus durch den fibrös umgewandelten und aufgetriebenen kleinen Keilbeinflügel (→) (**c, d**).

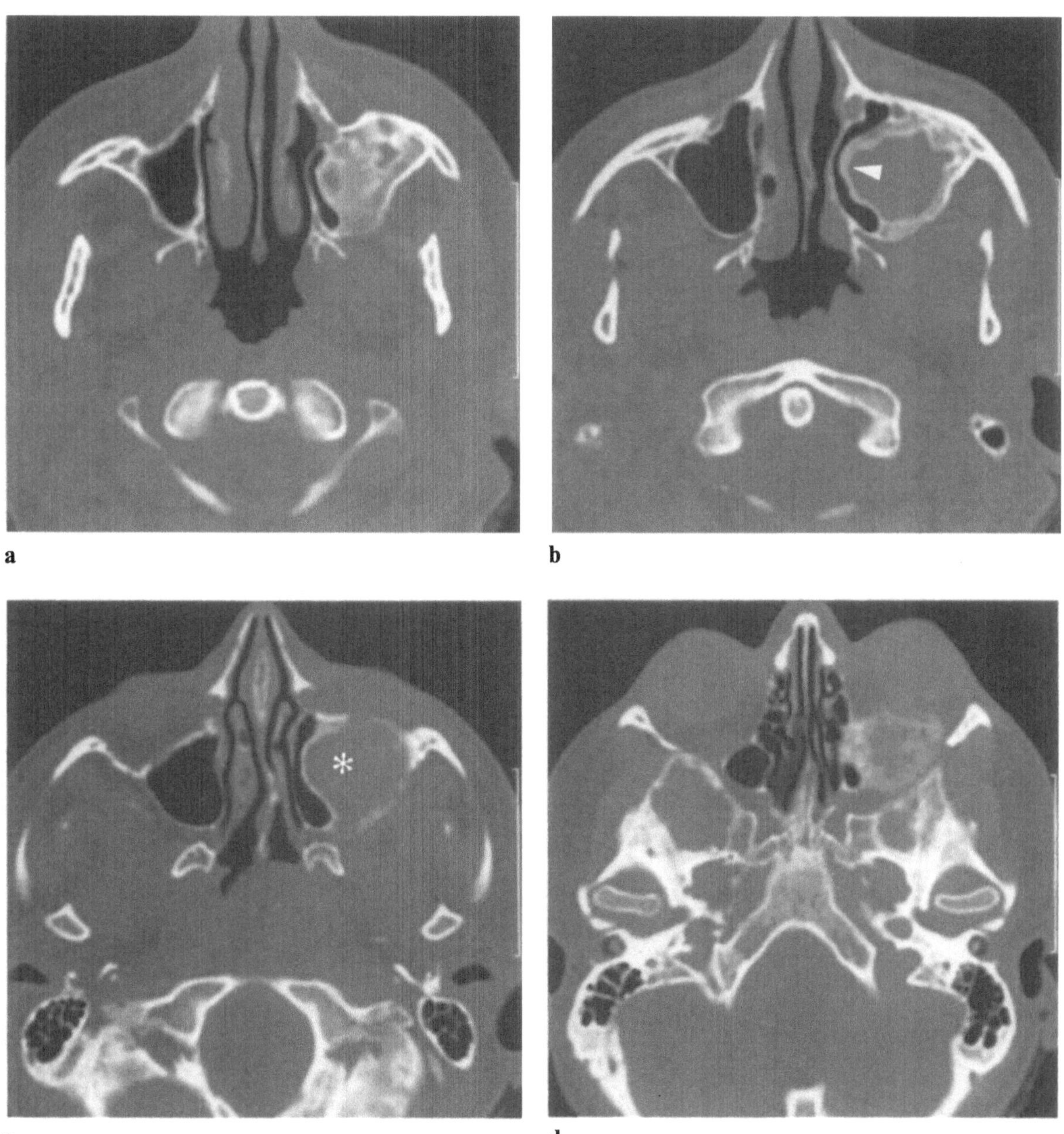

28.49 Fibröse Dysplasie der Kieferhöhle (20 J., weiblich)

Klinik: Protrusio bulbi rechts und leichte Wangenschwellung seit 7 Jahren.
Befund: Inhomogener, teilweise zystischer Prozeß, der vom Os zygomaticum ausgeht und das Kieferhöhlenlumen bis auf einen schmalen medialen Spalt (►) (b) ausfüllt. Zentral findet sich eine größere Hohlraumbildung mit weichem, spongiösem Inhalt (∗) (c).

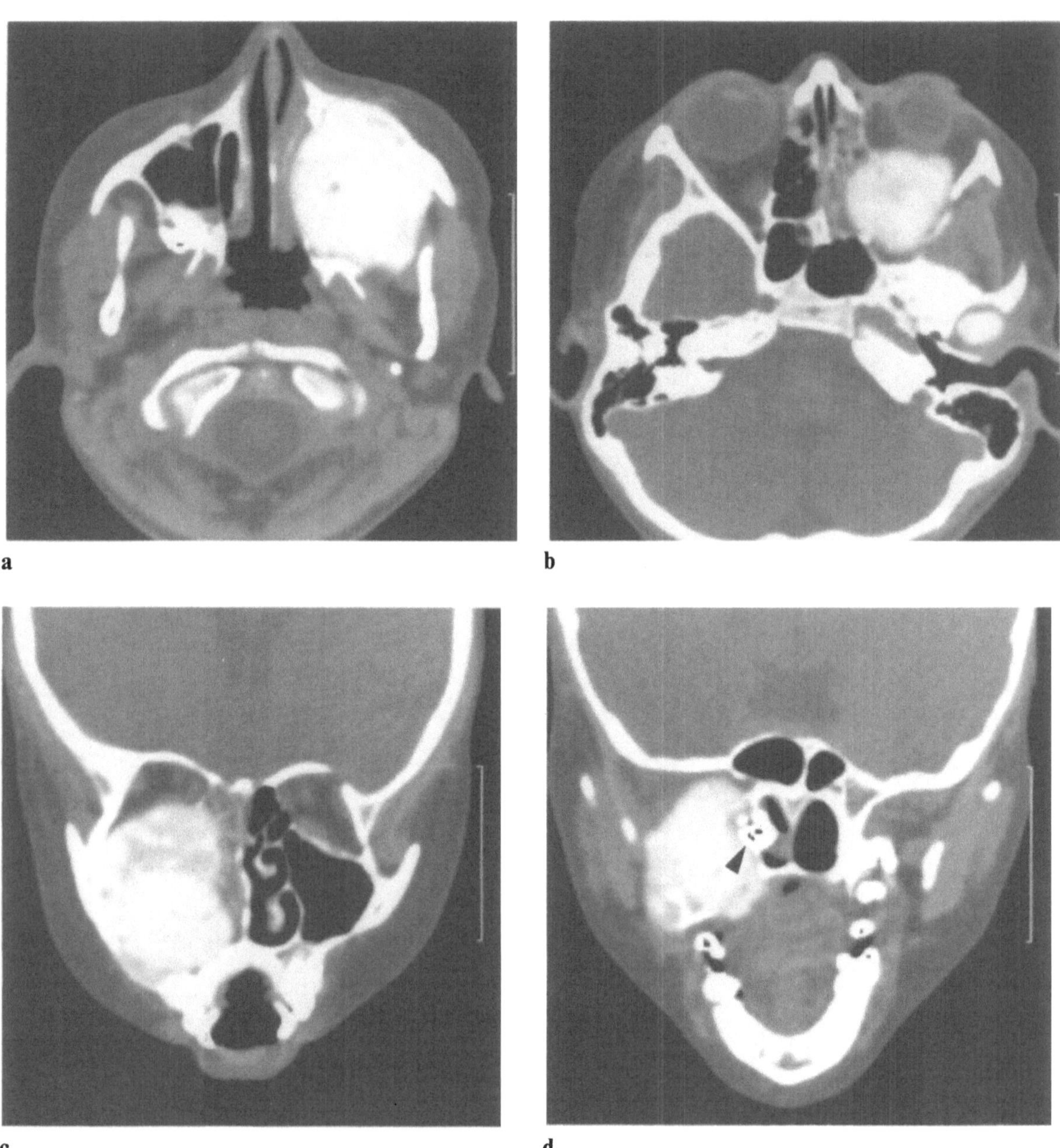

28.50 Ossifizierendes Fibrom der Kieferhöhle mit ausgeprägter reaktiver Knochenneubildung
(11 J., männlich; s. 3.47)

Klinik: Seit 6 Monaten Protrusio bulbi und seit 4 Wochen zunehmende Wangenschwellung rechts.
Befund: Knochendichter, scharf begrenzter, aber inhomogener Tumor der rechten Kieferhöhle mit expansiver Wachstumstendenz. Auffällig ist die Anhebung des Orbitabodens mit Deviation des Bulbus nach oben und vorne (**b, c**). Tumorbedingte Verlagerung eines Molaren nach oben innen (▶) (**d**).

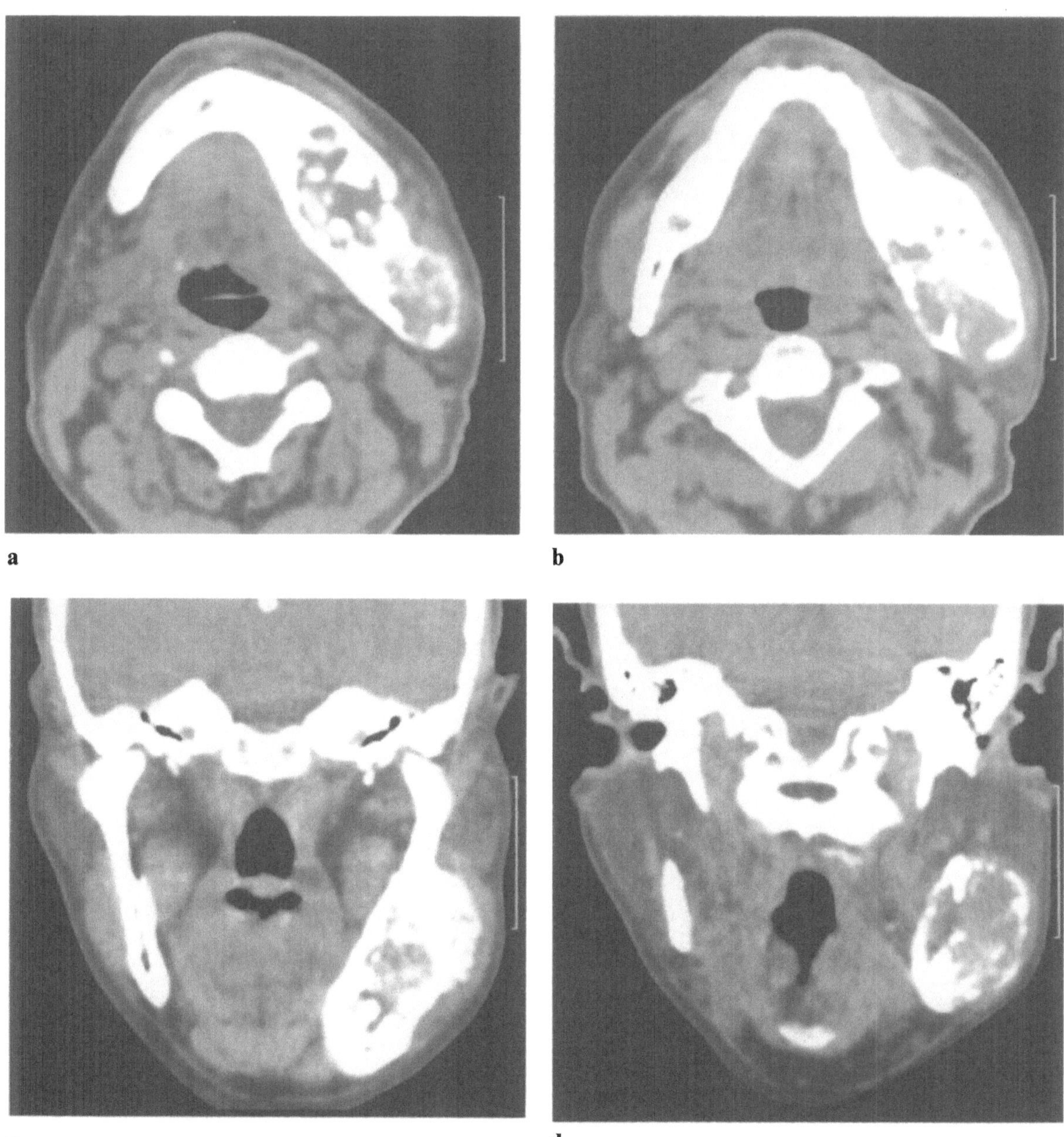

a b

c d

28.51 Monostotische fibröse Dysplasie des Unterkiefers (55 J., männlich)

Klinik: Seit 17 Jahren zunehmende Auftreibung des Unterkiefers rechts.
Befund: Verbreiterung von Corpus und unterem Anteil des Ramus mandibulae mit unregelmäßiger, teils sklerosierter, teils aufgelockerter Knochenstruktur. Umschriebene Unterbrechungen der Kortikalis. Zentral nicht ossifizierte Partien mit eingelagerten Knocheninseln. Kein Tumoreinbruch in die umgebenden Weichteile.

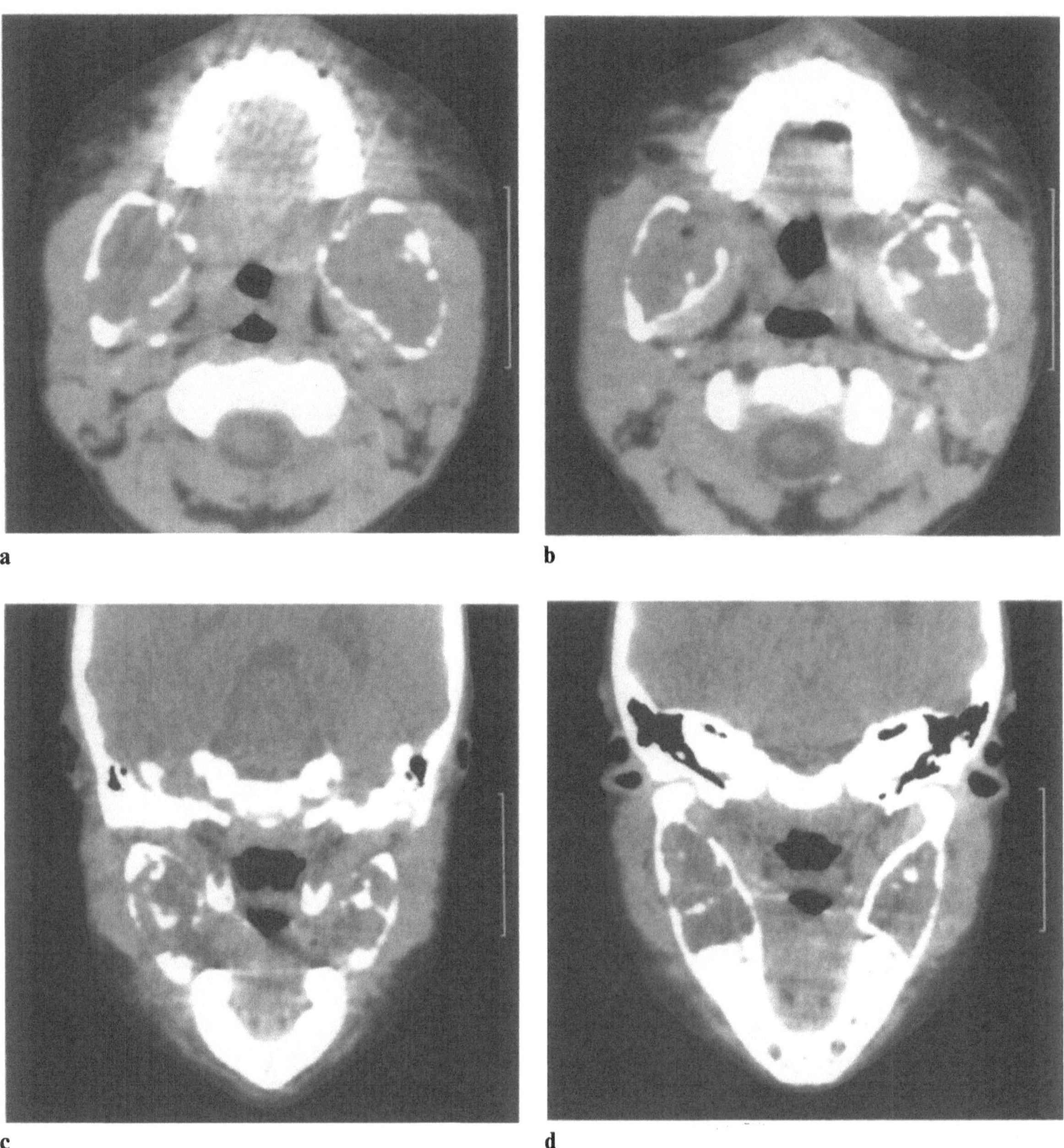

a b

c d

28.52 Beiderseitige fibröse Dysplasie der Unterkiefer (12 J., männlich)

Klinik: Langsam zunehmende derbe Wangenschwellung beiderseits unter dem Bild eines Cherubismus.
Befund: Schalenförmig begrenzter, aufgetriebener Unterkiefer mit amorphen knochendichten Inseln.
Die Veränderungen reichen vom Angulus bis zum Collum mandibulae beider Seiten.

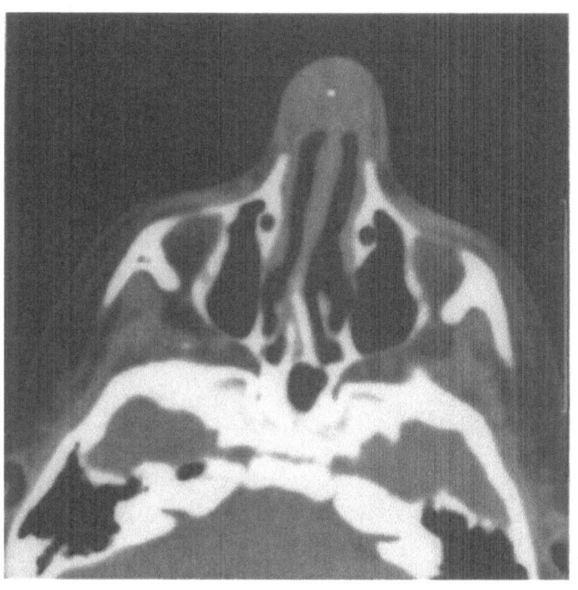 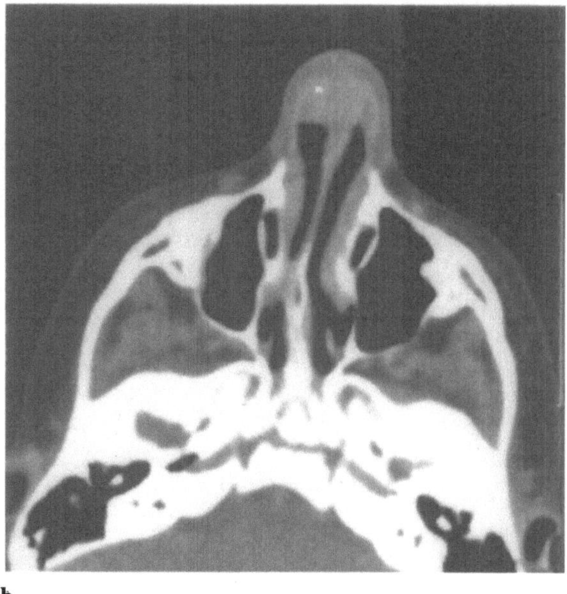

a   b

28.53 Teils kapilläres, teils kavernöses Hämangiom der Nase (5 J., männlich; s. 7.12)

Klinik: Konnatale rundliche Auftreibung der Nasenspitze.
Befund: Nicht ganz homogene subkutane Gewebsvermehrung zwischen Nasenrücken und -spitze ohne Verlegung der Nasenhöhlen; ohne Kontrastmittel 40 HE (**a**), mit Kontrastmittel 90 HE (**b**). Der starke Anstieg der Dichtewerte nach Kontrastmittelgabe spricht für einen reich vaskularisierten Prozeß.

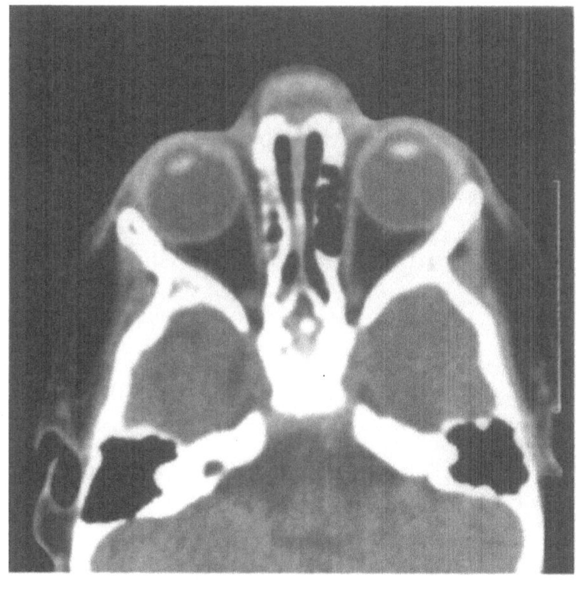 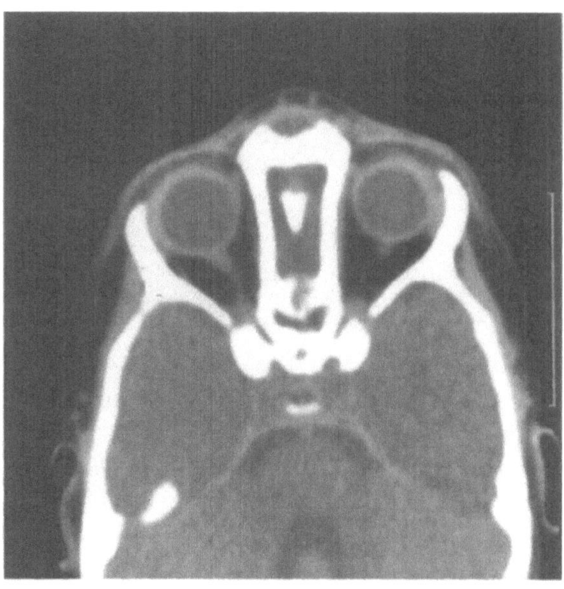

a   b

28.54 Mediane Nasenzyste (1 J., männlich)

Klinik: Seit Geburt Schwellung im Nasenrückenbereich.
Befund: Weichteildichter Prozeß zwischen knöchernem Nasenrücken und der darüber liegenden Haut mit hypodensem Zentrum und hyperdensem Randsaum. Der darunter liegende Knochen zeigt einen schüsselförmigen Defekt.

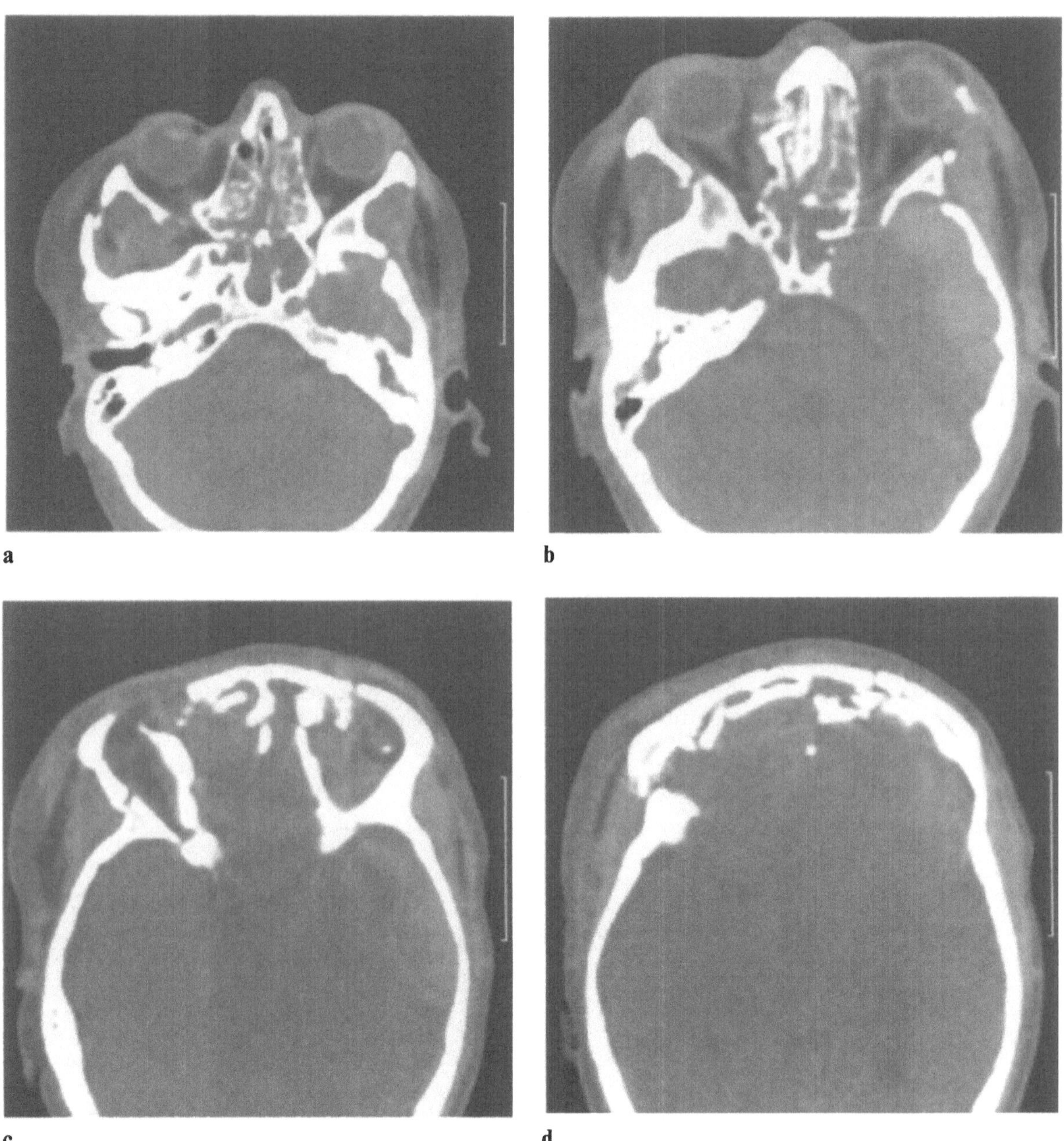

a

b

c

d

28.55 Zentrolaterale Mittelgesichtsfraktur rechts und frontobasale Fraktur beiderseits (22 J., weiblich)

Klinik: Schweres Schädelhirntrauma.
Befund: Konturunterbrechung von lateraler Orbitawand (**a**, **b**) und Jochbogen (**a**) links. Trümmerbruch der rechtsseitigen Siebbeinzellen und medialen Orbitawand (**b**) sowie der Stirnhöhlenvorder- und -hinterwände mit Beteiligung der Orbitadächer (**c**, **d**). Verschattung der oberen Nasennebenhöhlen.

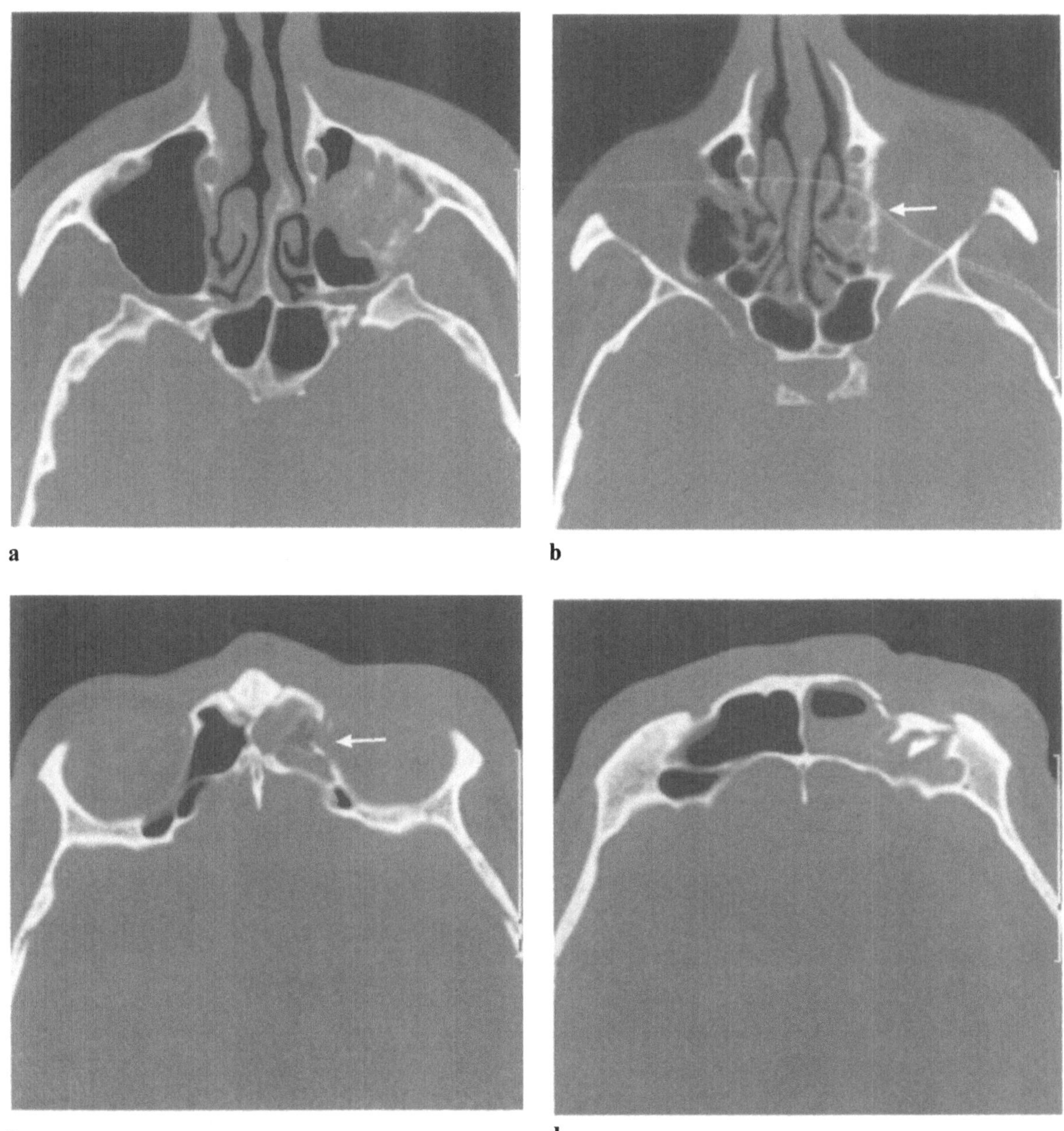

a b

c d

28.56 Fraktur von Orbitaboden, medialer Orbita- und Stirnhöhlenvorderwand (39 J., männlich; s. 28.57)

Klinik: Frontales linksseitiges Gesichtstrauma durch Autounfall.
Befund: Absenkung des linken Orbitabodens mit Verlagerung von Knochenfragmenten lumenwärts (**a**). Fraktur der linken medialen Orbitawand (→) (**b, c**). Stückbruch der Stirnhöhlenvorderwand (**d**), Hinterwand intakt.

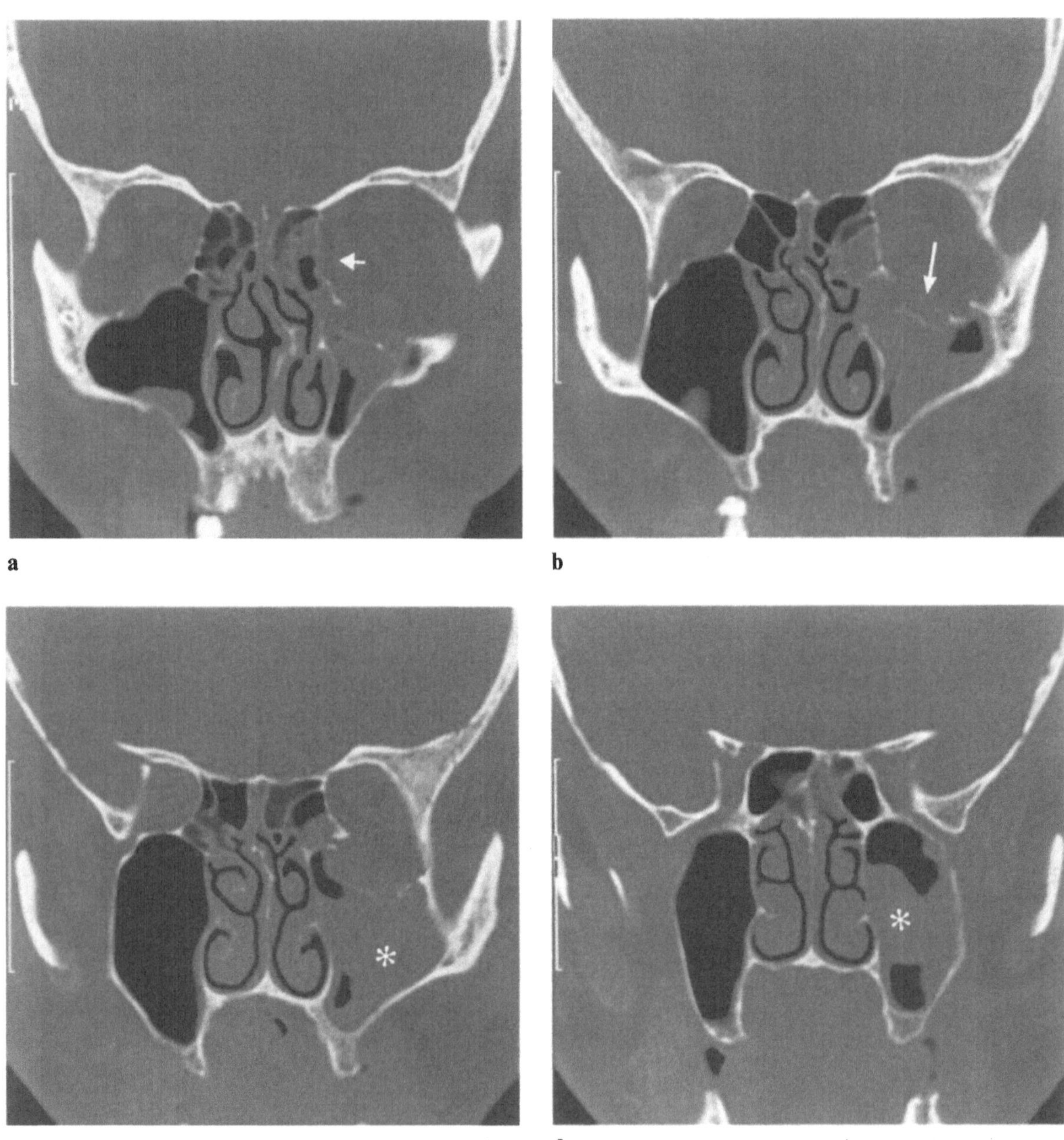

a

b

c

d

28.57 Fraktur von Orbitaboden und medialer Orbitawand. Kieferhöhlenretentionszyste
(39 J., männlich; s. 28.56)

Klinik: Frontales linksseitiges Gesichtstrauma durch Autounfall.
Befund: Verlagerung des linken Orbitabodens in die Kieferhöhle (→) (b). Die Verschattung der linken Kieferhöhle ist überwiegend durch eine große operativ gesicherte Retentionszyste bedingt (∗) (c, d). Die Schleimhautschwellung der linksseitigen Siebbeinzellen spricht im Zusammenhang mit der leichten Medialverschiebung der medialen Orbitawand (→) für eine Siebbeinfraktur (a).

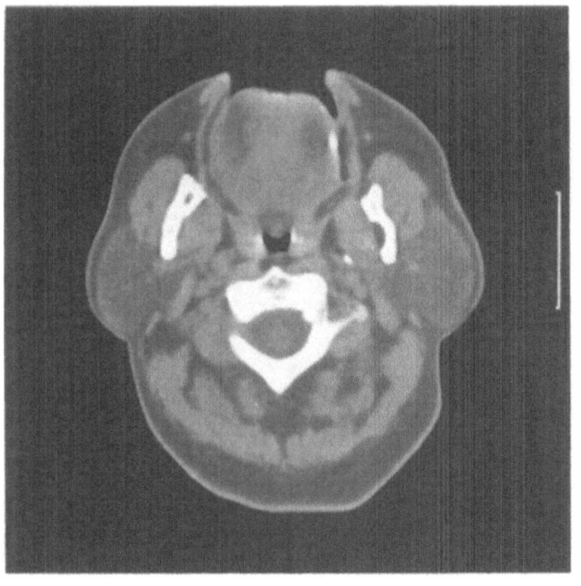
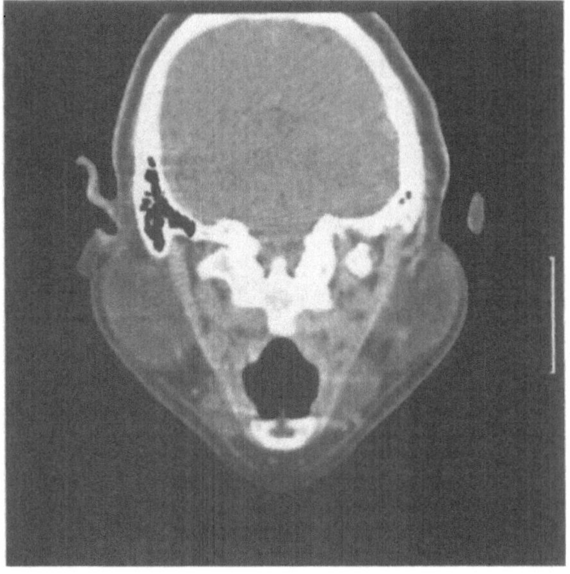

a

b

28.58 Lipomatose der Parotiden bei Alkoholabusus (75 J., männlich)

Klinik: Computertomografische Abklärung der Ausdehnung eines Mundbodenkarzinoms bei einem Alkoholiker. Beiderseitige Wangenschwellung.
Befund: Vergrößerte und stark dichtegeminderte Ohrspeicheldrüsen (-3 HE) mit Pseudohypertrophie. Axiale Projektion (**a**), coronare Projektion (**b**)

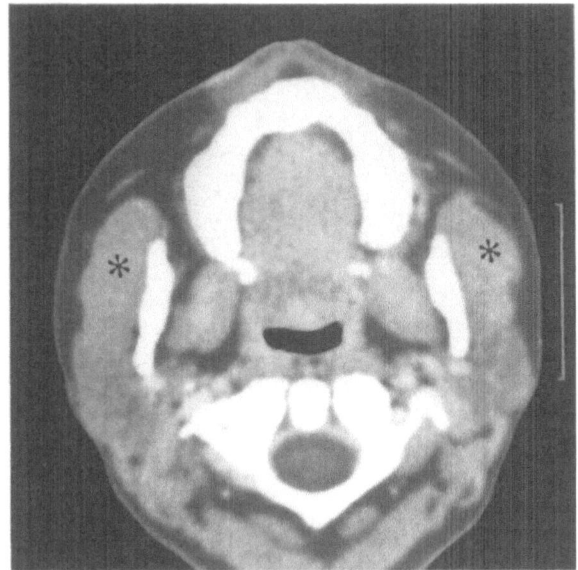
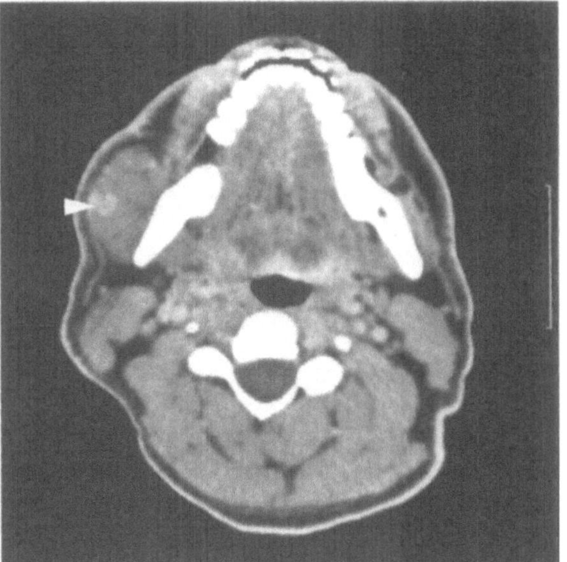

28.59 Masseterhypertrophie beiderseits
(27 J., weiblich)

Klinik: Beiderseitige Wangenschwellung. Verdachtsdiagnose Sialadenose der Parotiden.
Befund: Ohrspeicheldrüsen von normaler Größe. Auffällig kräftig ausgebildete beiderseitige Massetermuskeln (∗).

28.60 Hämangiom im M. masseter
(36 J., männlich)

Klinik: Einseitige Wangenschwellung links.
Befund: Auftreibung des M. masseter (▶). Die fleckigen Kontrastmittelanreicherungen deuten in Zusammenhang mit der Klinik auf einen Gefäßprozeß hin.

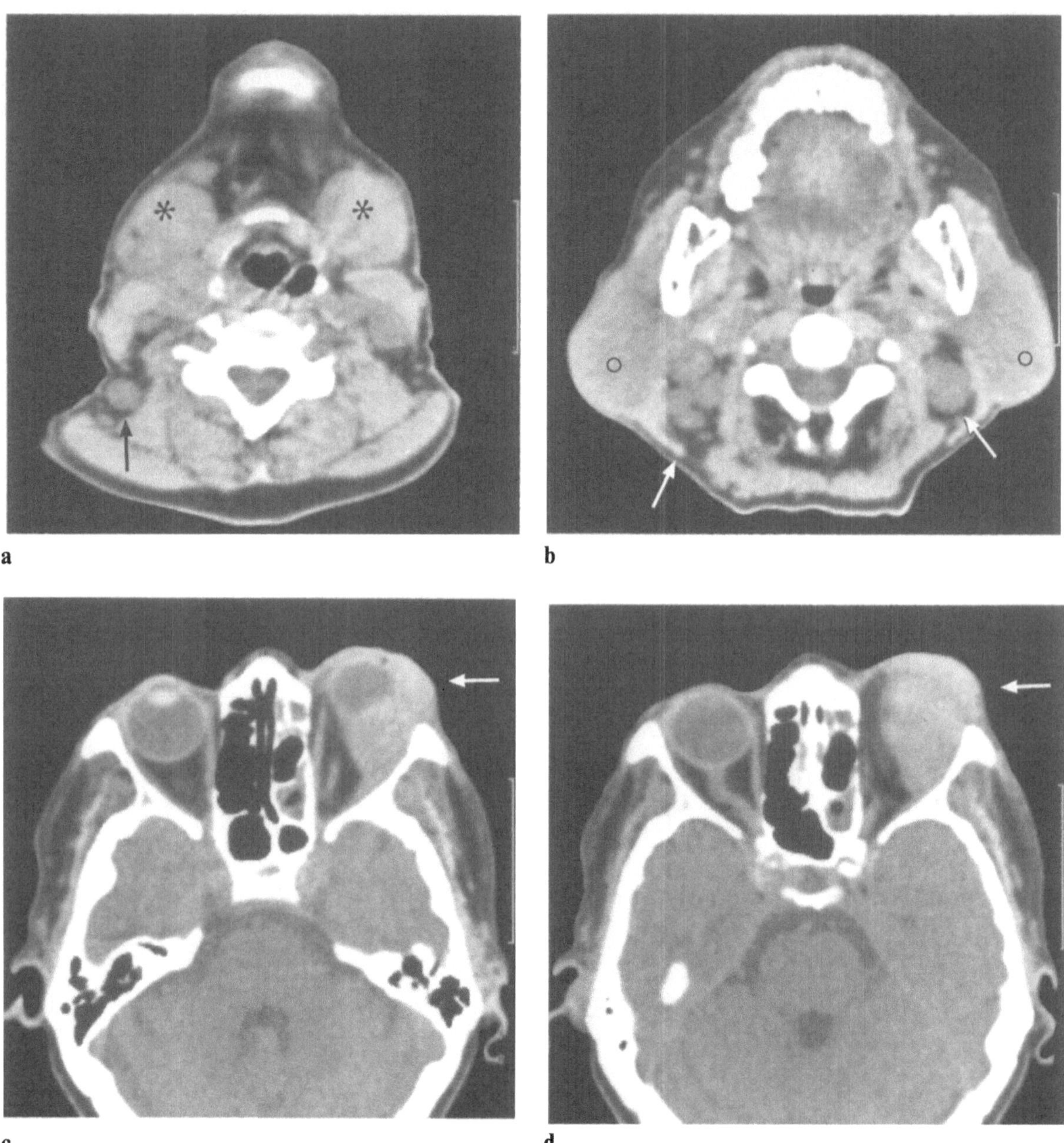

a

b

c

d

28.61 Myoepitheliale Sialadenitis (Sjögren-Syndrom) (76 J., weiblich)

Klinik: Tumoröse Vorwölbung im Bereich des rechten Oberlides sowie Vergrößerung der großen Kopfspeicheldrüsen.

Befund: Schwellung der Glandulae submandibulares (∗) (a), der Gl. parotides (o) (b) und der rechten Tränendrüse (→) (c, d) mit Protrusio bulbi. Zervikale Lymphknoten ebenfalls vergrößert (a, b) (→).

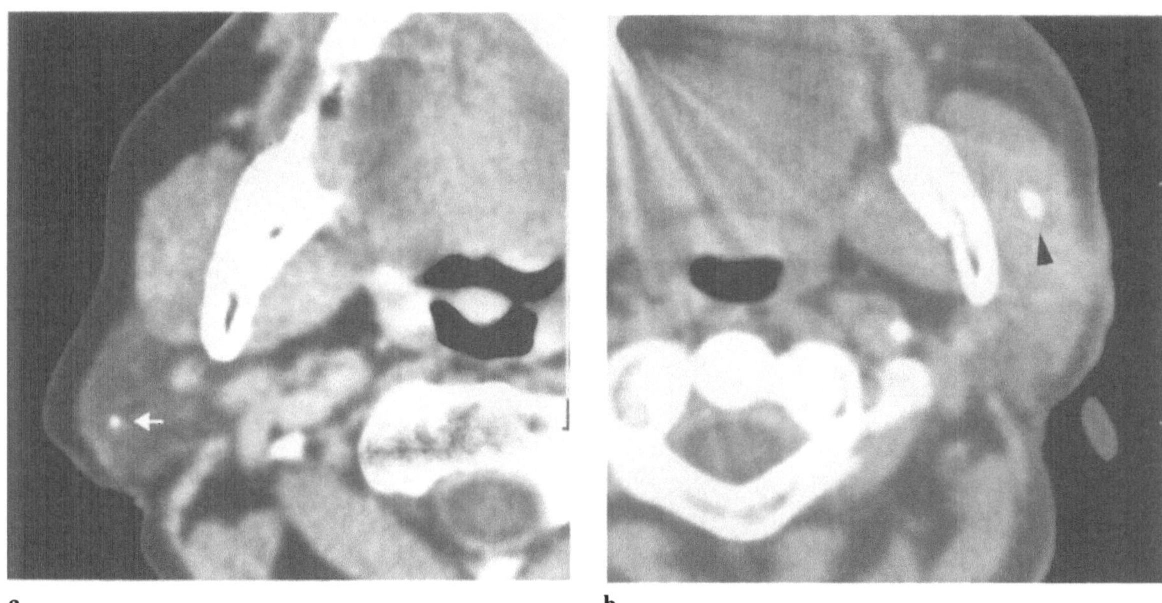

a   b

28.62 Schwere abszedierende Sialolithiasis der rechten Parotis; kleines Konkrement linke Parotis
(72 J., männlich)

Klinik: Seit 20 Jahren rezidivierende Schwellungen der linken Ohrspeicheldrüse. Jetzt steinharte, fistelnde Drüsenschwellung.

Befund: Inhomogene Struktur und erhöhte Dichtewerte der leicht vergrößerten Glandula parotis rechts (**b**). Ödematöse Durchtränkung des subkutanen Fettgewebes bei Zustand nach Inzision. Steinnachweis im Ausführungsgang (▶) (**b**). In der unauffälligen linken Gl. parotis kleines Konkrement ohne klinische Symptomatik (→) (**a**).

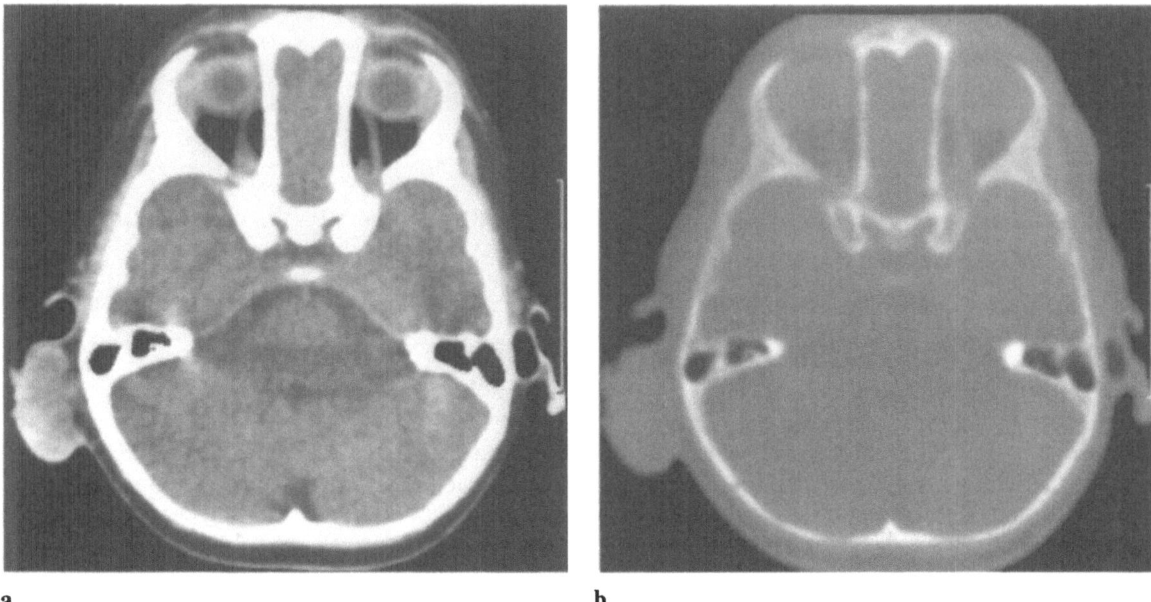

a   b

28.63 Retroaurikuläres extrakranielles Angiom (10 Mon., weiblich)

Klinik: Seit Geburt rot-bläulicher, kompressibler, 3,0 × 3,0 × 2,0 cm großer, retroaurikulärer Tumor links.

Befund: Stark kontrastmittelaufnehmender, leicht inhomogener, glatt berandeter, ovalärer Prozeß zwischen Ohrmuschelrückfläche und Mastoid. Die Ausspielung in Knochentechnik (**b**) beweist, daß keine Knocheninfiltration vorliegt.

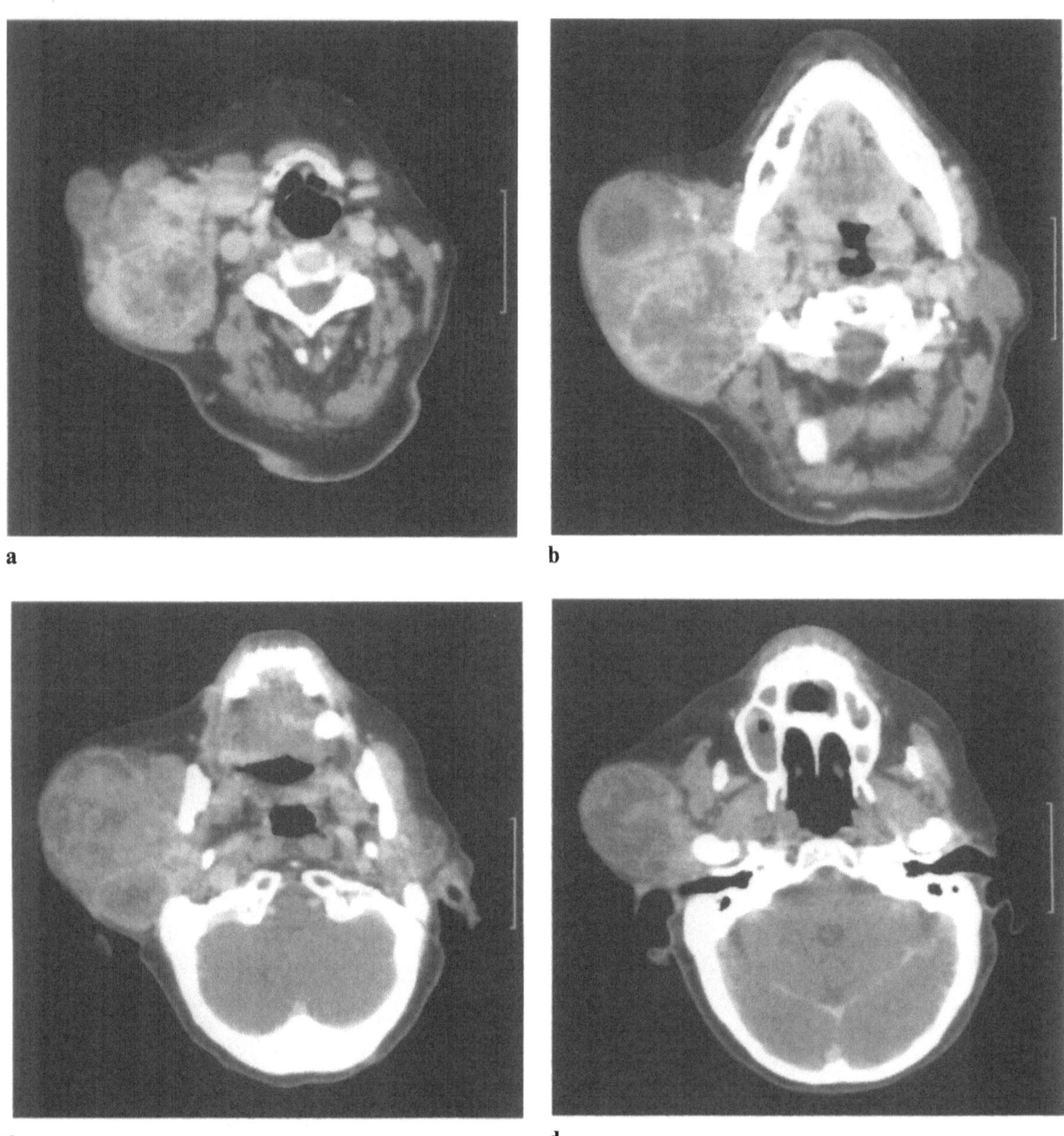

28.64 Ausgedehntes pleomorphes Adenom der Glandula parotis (71 J., weiblich; s. 18.17)

Klinik: Seit 38 Jahren wachsender Parotistumor.
Befund: 8,0 × 10,0 cm großer, gut abgekapselter, inhomogener Tumor mit zystischen Anteilen im Wangen- und Kieferwinkelbereich der linken Seite. Im Halsbereich sind die Glandula submandibularis, die Gefäße und die Muskulatur noch gut abgrenzbar (**a**). Im Kieferwinkel Verlagerung der buccopharyngealen Fettlinie nach medial (**b**). Knochenarrosionen liegen nicht vor (**c, d**).

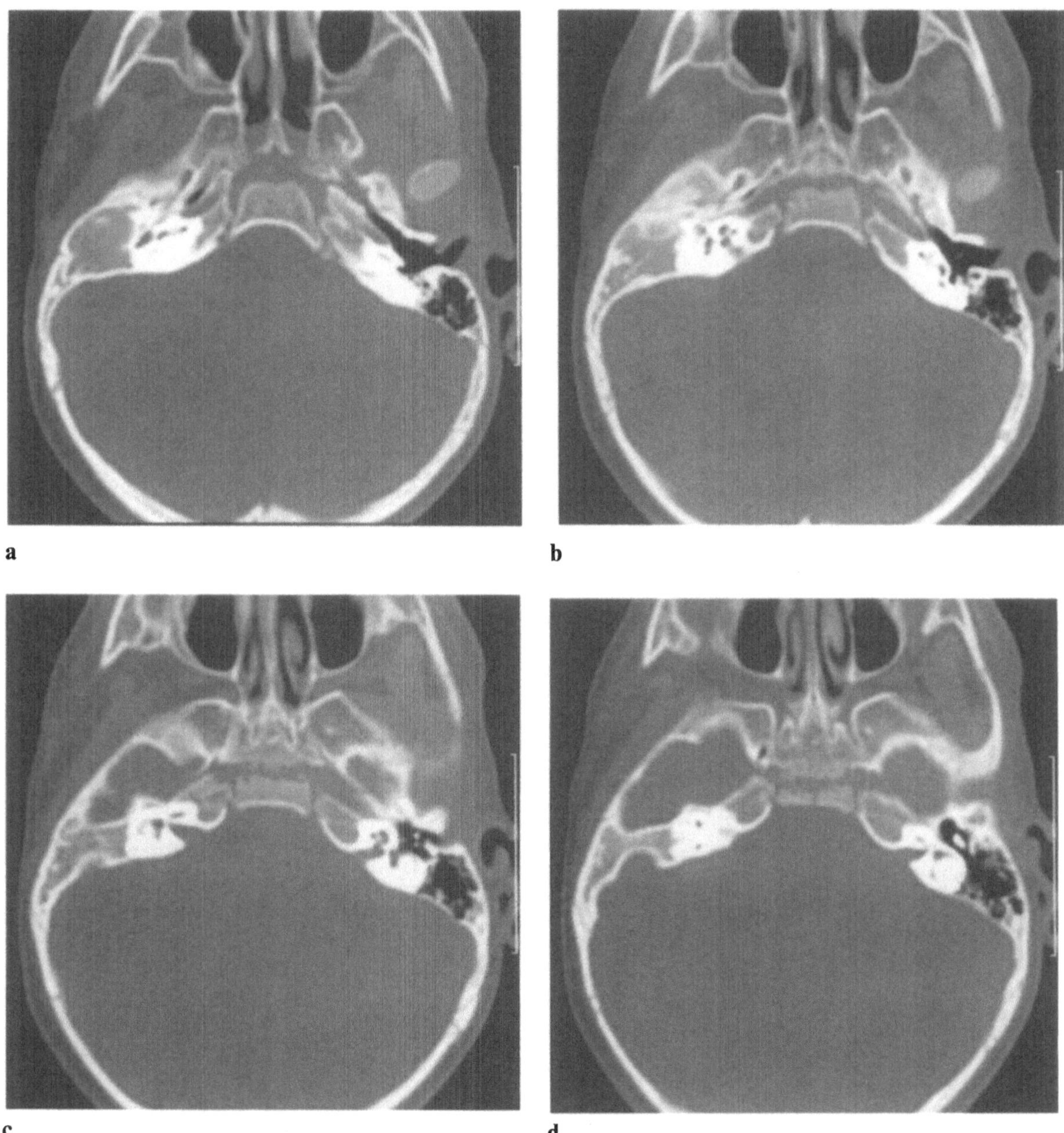

a

b

c

d

29.1 Anotie und Gehörgangsatresie (3 J., männlich)

Klinik: Fehlbildung der Ohranlage links.
Befund: Ohrmuschel und äußerer Gehörgang fehlen vollständig. Mastoid nicht pneumatisiert. Paukenhöhle rudimentär ohne nachweisbare Ossikel, Ohrtrompete dysplastisch (**a**). Innenohr und innerer Gehörgang regelrecht.

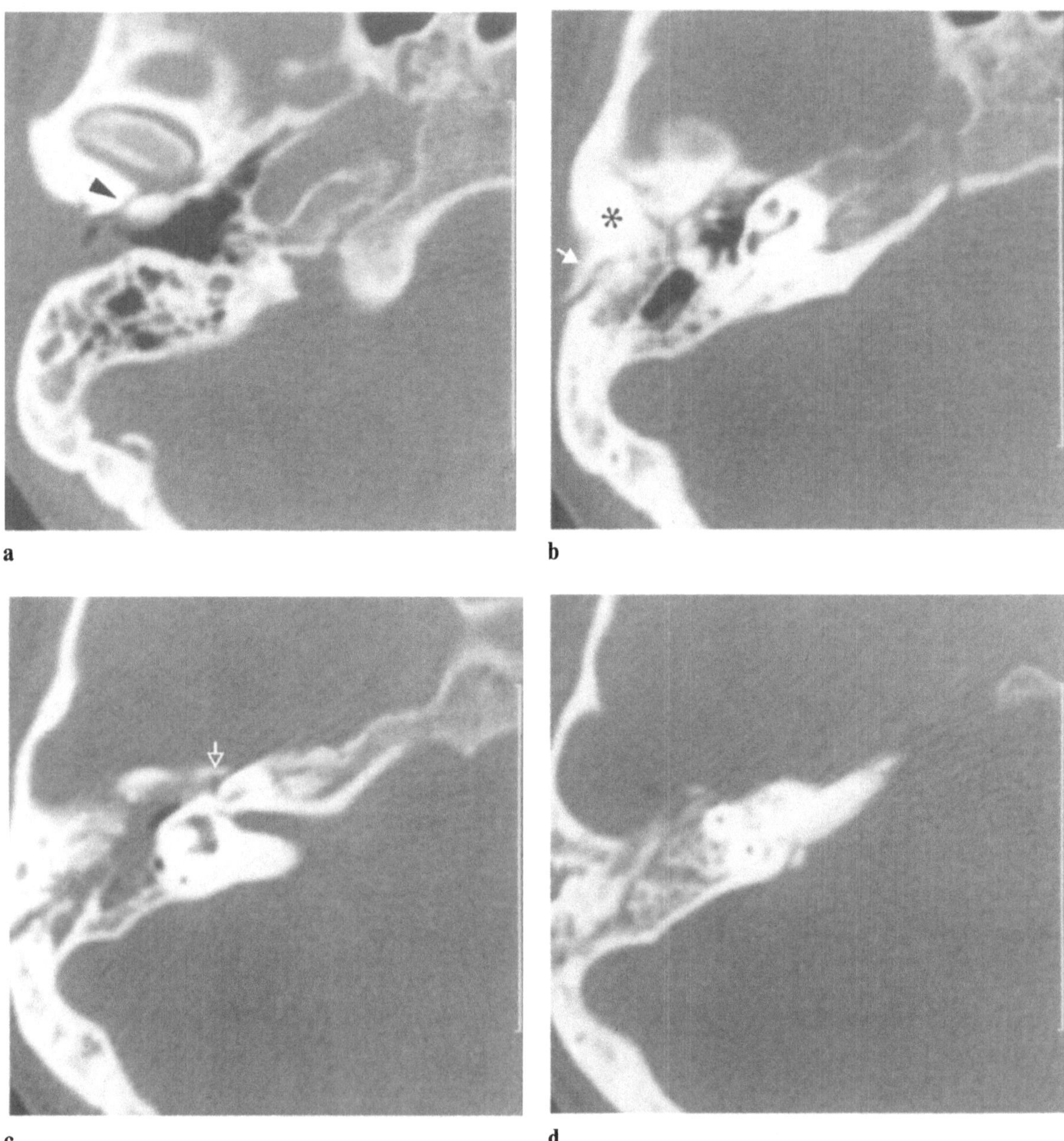

a

b

c

d

29.2 Felsenbeinlängsfraktur (35 J., weiblich)

Klinik: Fazialisparese nach Schädelhirntrauma bei Reitunfall.
Befund: Frakturlinien finden sich in der Vorderwand des äußeren Gehörganges (▶) (**a**) und im Dach des Kiefergelenks, der Jochbogenwurzel (∗) ausweichend (→) (**b**). Weiter kranial erkennt man den Bruchspalt, der von der Temporalisschuppe durch das Dach der Paukenhöhle – paralabyrinthär – zur Vorderkante des Felsenbeins zieht. Der Fazialis ist im Bereich des Ganglion geniculi (⇢) geschädigt (**c**).

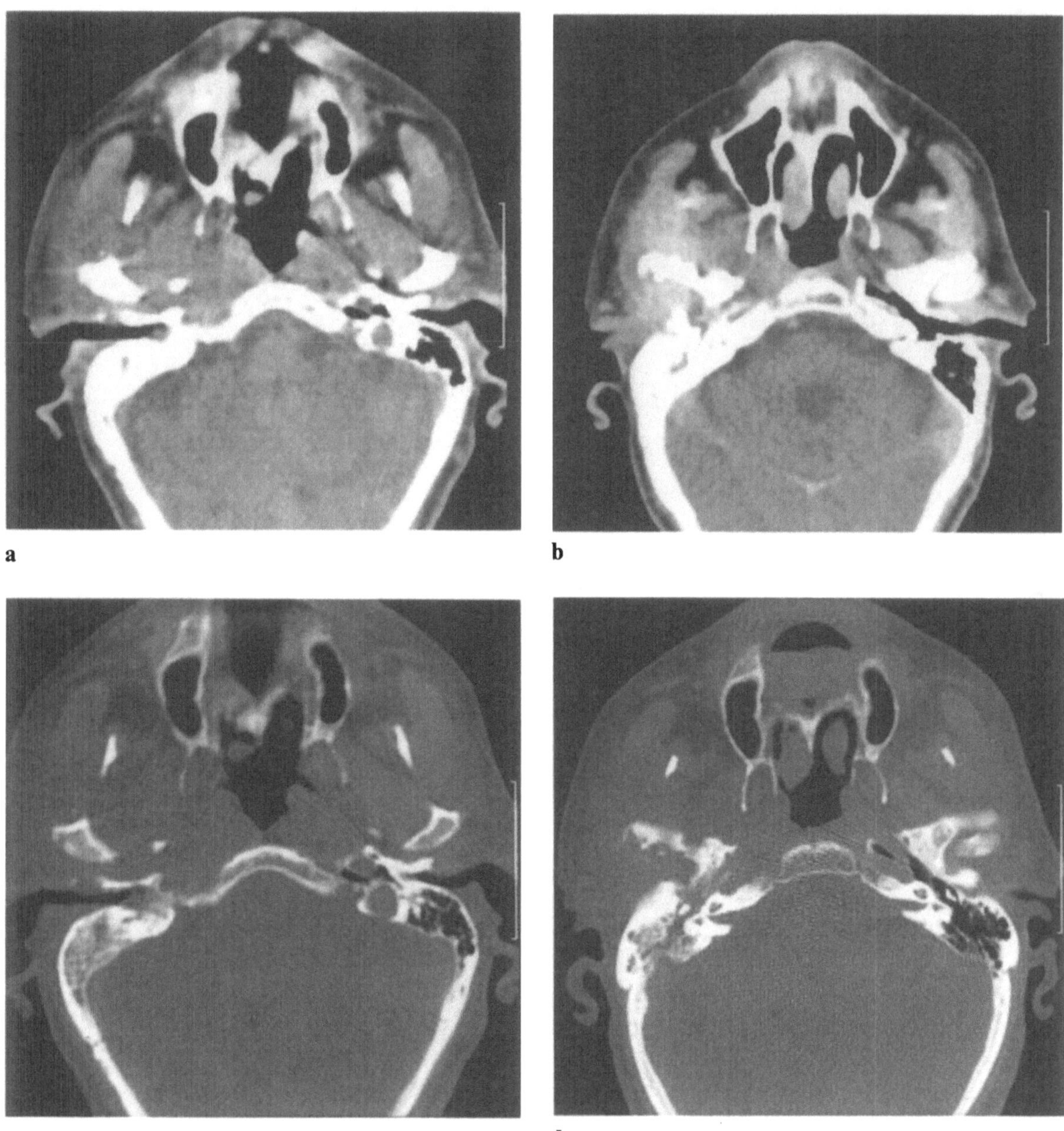

a b

c d

29.3 Otitis externa necroticans mit Kiefergelenksbeteiligung (78 J., männlich)

Klinik: Therapieresistente Gehörgangsentzündung links bei Diabetes mellitus.
Befund: Diffuse Schwellung der Weichteile der Fossa infratemporalis, das Kiefergelenk miteinbeziehend (**a, b**) (Weichteildarstellung). Das Lumen des linken äußeren Gehörganges ist eingeengt (**c**). Destruktion der Kiefergelenkspfanne und des -köpfchens (**c, d**) (Knochendarstellung). Verschattung der gut pneumatisierten Mastoidzellen sowie der Paukenhöhle (**d**).

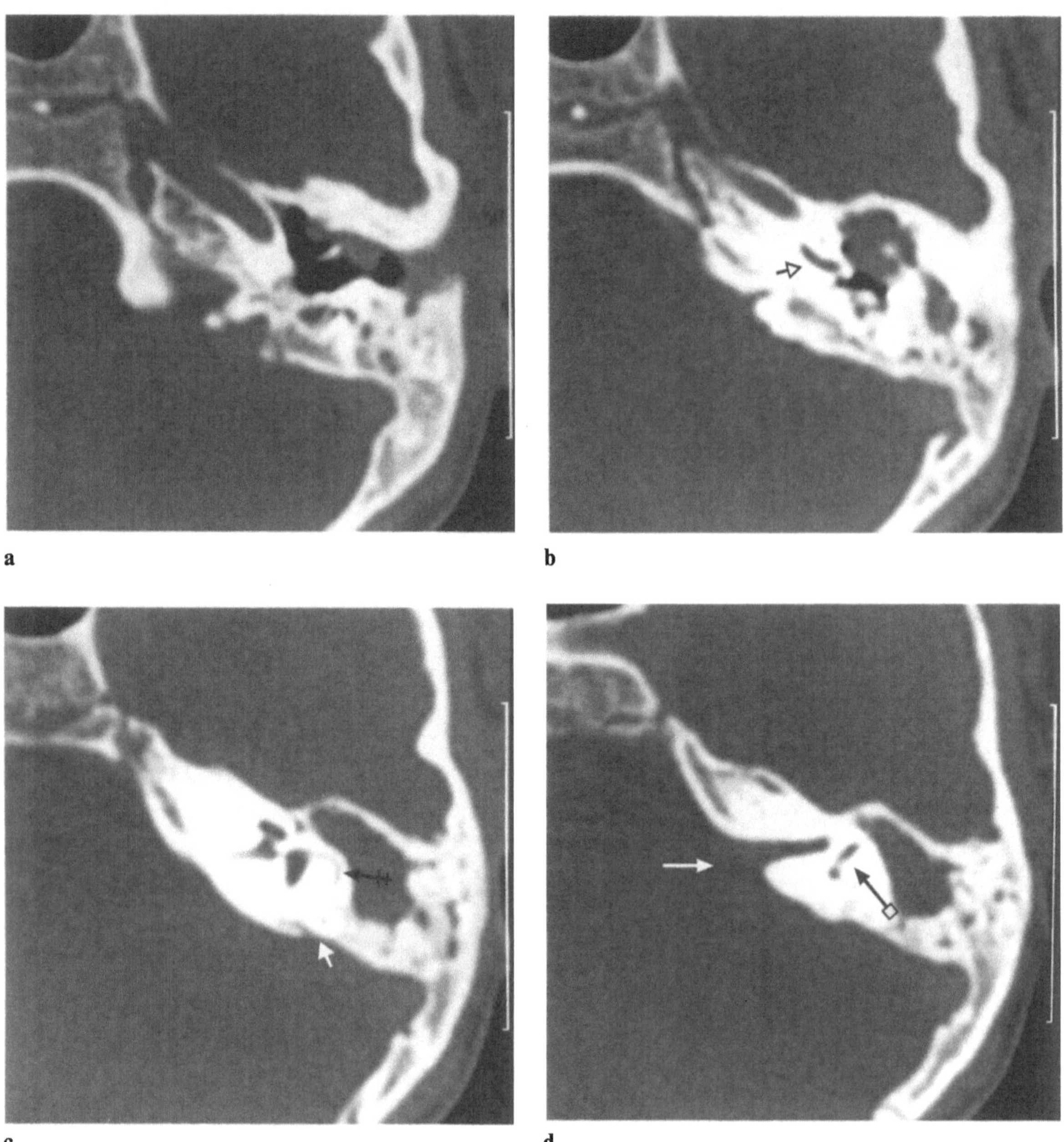

29.4 Cholesteatom (10 J., männlich)

Klinik: Ohrenlaufen rechts bei epitympanalem Trommelfelldefekt.
Befund: Ausgedehnte weichteildichte Struktur in Kuppelraum, Antrum und Mastoid (**b, c, d**). Unterer Paukenhöhlenbereich lufthaltig (**a**). Innerer Gehörgang (→), Ductus endolymphaticus (→), basale Schneckenwindung (⇢), horizontaler (↦) und oberer (▱→) Bogengang.

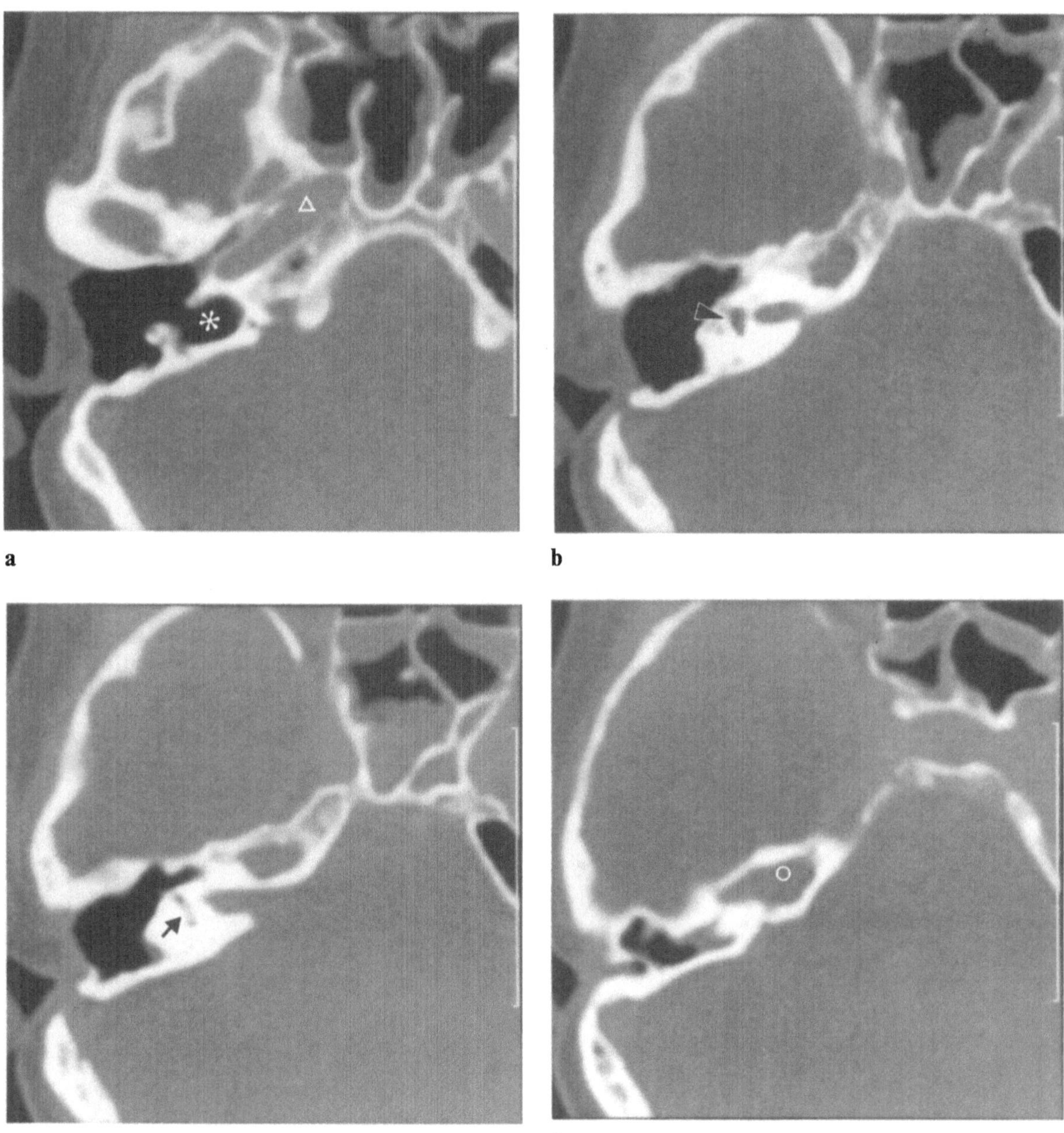

a   b

c   d

29.5 Ausgedehntes Cholesteatomrezidiv mit Ausbreitung in die Pyramidenspitze (19 J., weiblich)

Klinik: Vor 10 Jahren Radikaloperation links wegen ausgedehntem kindlichen Cholesteatom mit Innenohrausfall. Jetzt Rezidiv.

Befund: Große Radikalhöhle mit Zustand nach teilweiser Labyrinthektomie (∗) unter Erhalt von Vestibulum (►) und oberem Bogengang (→). Ossäre Defektbildung an der Pyramidenspitze, die von weichteildichten Massen ausgefüllt ist (o). Das Cholesteatom reicht bis an den schräg angeschnittenen Canalis caroticus (Δ) heran.

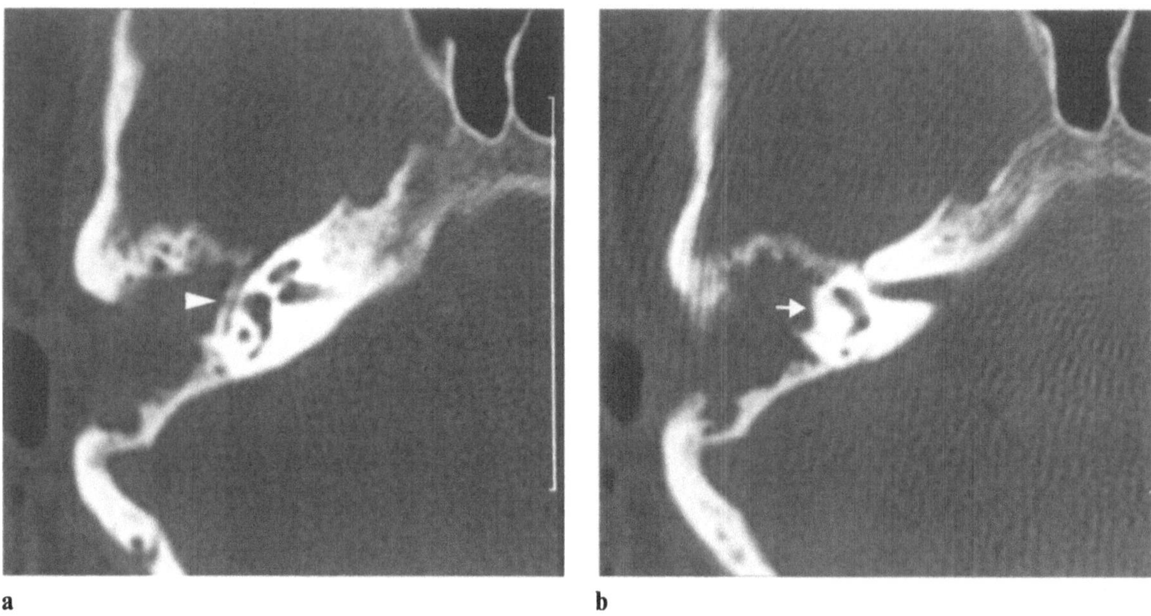

a   b

29.6 Rezidivcholesteatom mit Labyrinthfistel (54 J., weiblich)

Klinik: Vor 10 Jahren Radikaloperation. Zustand nach Ertaubung und Vestibularisausfall.
Befund: Radikalhöhle mit weichteildichten Massen ausgefüllt. Die knöchernen Wände sind unregelmäßig arrodiert. Der knöcherne Fazialiskanal ist im tympanalen Abschnitt intakt (▶). Fistel im horizontalen Bogengang (→).

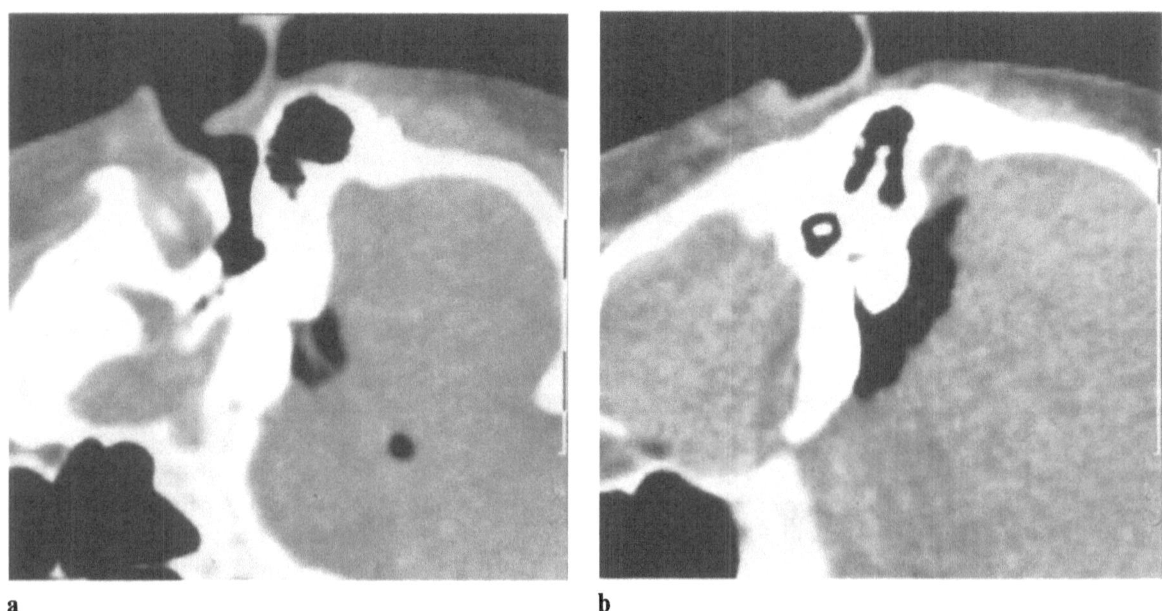

a   b

29.7 Darstellung des luftgefüllten Kleinhirnbrückenwinkels mit N. VIII (37 J., weiblich)

Klinik: Zum Ausschluß eines Akustikusneurinoms.
Befund: Bei der Luftfüllung wird der Kopf so positioniert, daß die Luft im inneren Gehörgang nach
oben steigen kann. Kleinhirnbrückenwinkelzisterne luftgefüllt, N. VIII regelrecht.

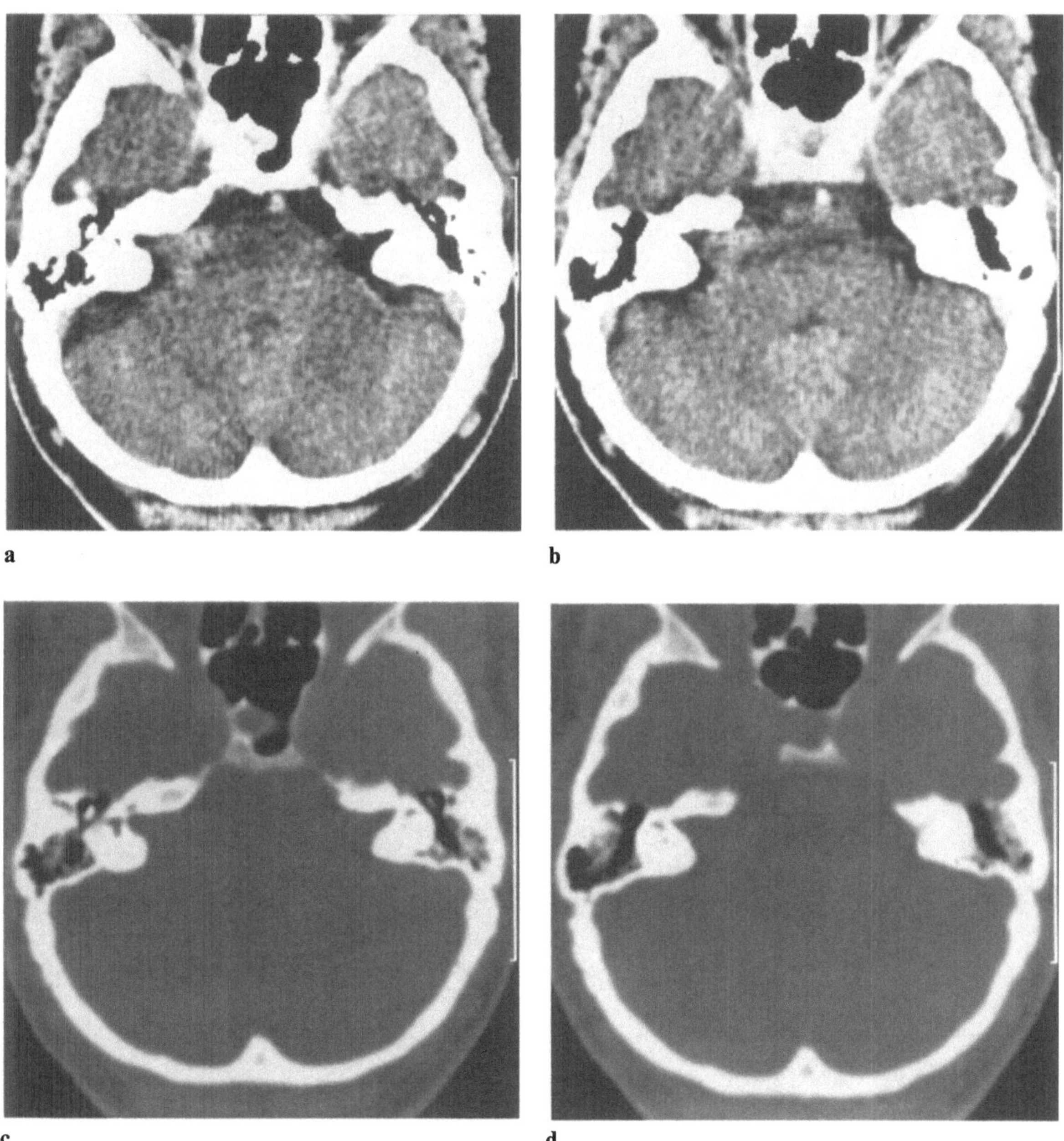

29.8 Akustikusneurinom (43 J., weiblich)

Klinik: Geringgradige Hochtonschwerhörigkeit und vestibuläre Untererregbarkeit links mit leichten Schwindelbeschwerden.

Befund: 1,5 × 1,5 cm großer, kontrastmittelanreichernder Tumor mit höckriger Oberfläche im Kleinhirnbrückenwinkel der linken Seite. Vierter Ventrikel nicht verlagert (**a, b**). Knochenausspielung und Vergrößerung der gleichen Tomogramme zur Darstellung der inneren Gehörgänge: trichterförmige Konfiguration beider innerer Gehörgänge mit Erweiterung der linken Seite (**c, d**).

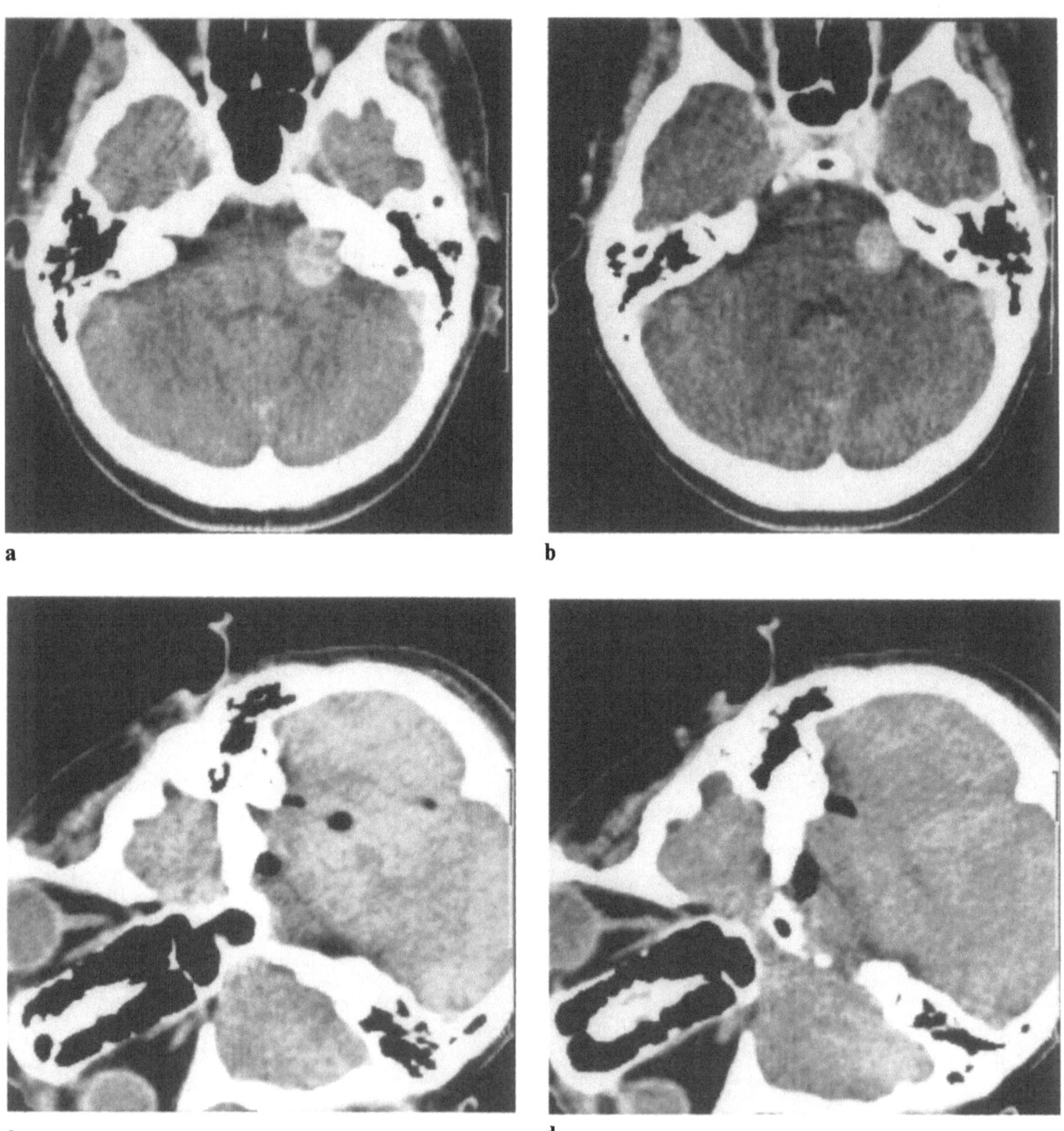

a

b

c

d

29.9 Akustikusneurinom (46 J., weiblich)

Klinik: Hochgradige Schallempfindungsschwerhörigkeit rechts mit Ohrgeräuschen und Vestibularisausfall.
Befund: Rundlicher 2,0 × 2,0 cm großer, stark kontrastmittelaufnehmender Tumor in der Kleinhirnbrückenwinkelzisterne rechts. Der innere Gehörgang ist erweitert (**a**). Spezielle Lagerung nach intrathekaler Luftapplikation: der Kleinhirnbrückenwinkelprozeß wird von dem negativen Kontrastmittel „Luft" umgeben (**c, d**).

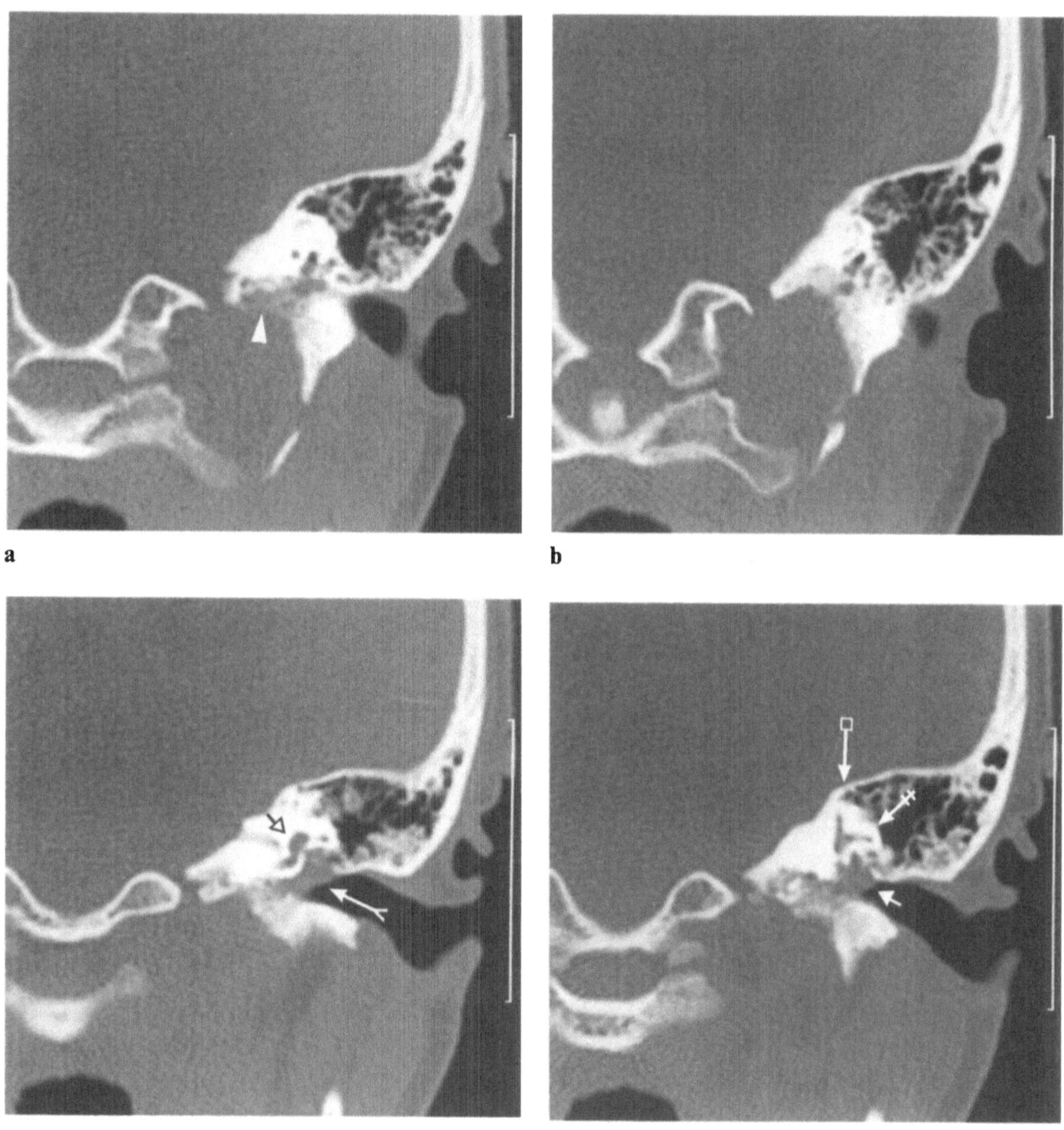

a b

c d

29.10 Glomus jugulare-Tumor (25 J., weiblich)

Klinik: Trommelfell bläulich verfärbt. Schalleitungsschwerhörigkeit. Pulssynchrone Ohrgeräusche.
Befund: Im coronaren CT ist das Dach des Bulbus V. jugularis (▶) arrodiert und osteoporotisch. Die darüber liegende Paukenhöhle (→) ist von einer weichteildichten Struktur ausgefüllt. Vestibulum (⇢), horizontaler (⇉) und oberer (▫→) Bogengang, Trommelfellebene (↦).

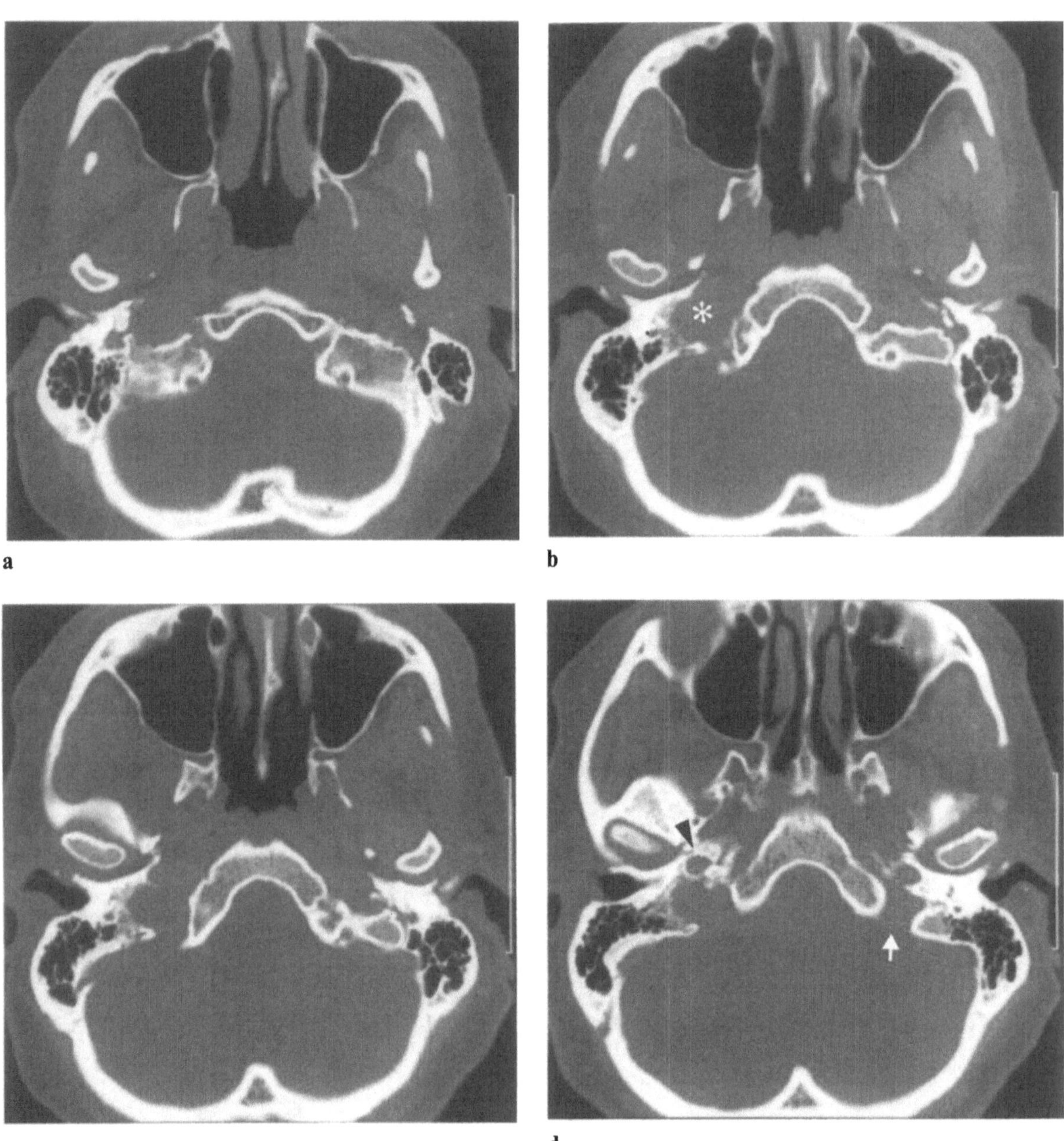

29.11 Glomus jugulare-Tumor (47 J., weiblich; s. 9.21)

Klinik: Seit 2 Jahren pulsierende Ohrgeräusche links und geringgradige Schalleitungsschwerhörigkeit bei „blauem Trommelfell".

Befund: Erweiterung des Foramen jugulare links mit unregelmäßigem Knochenabbau an der lateralen Zirkumferenz (∗), Canalis caroticus (▶) erhalten (d). Foramen jugulare der rechten Seite unauffällig (→).

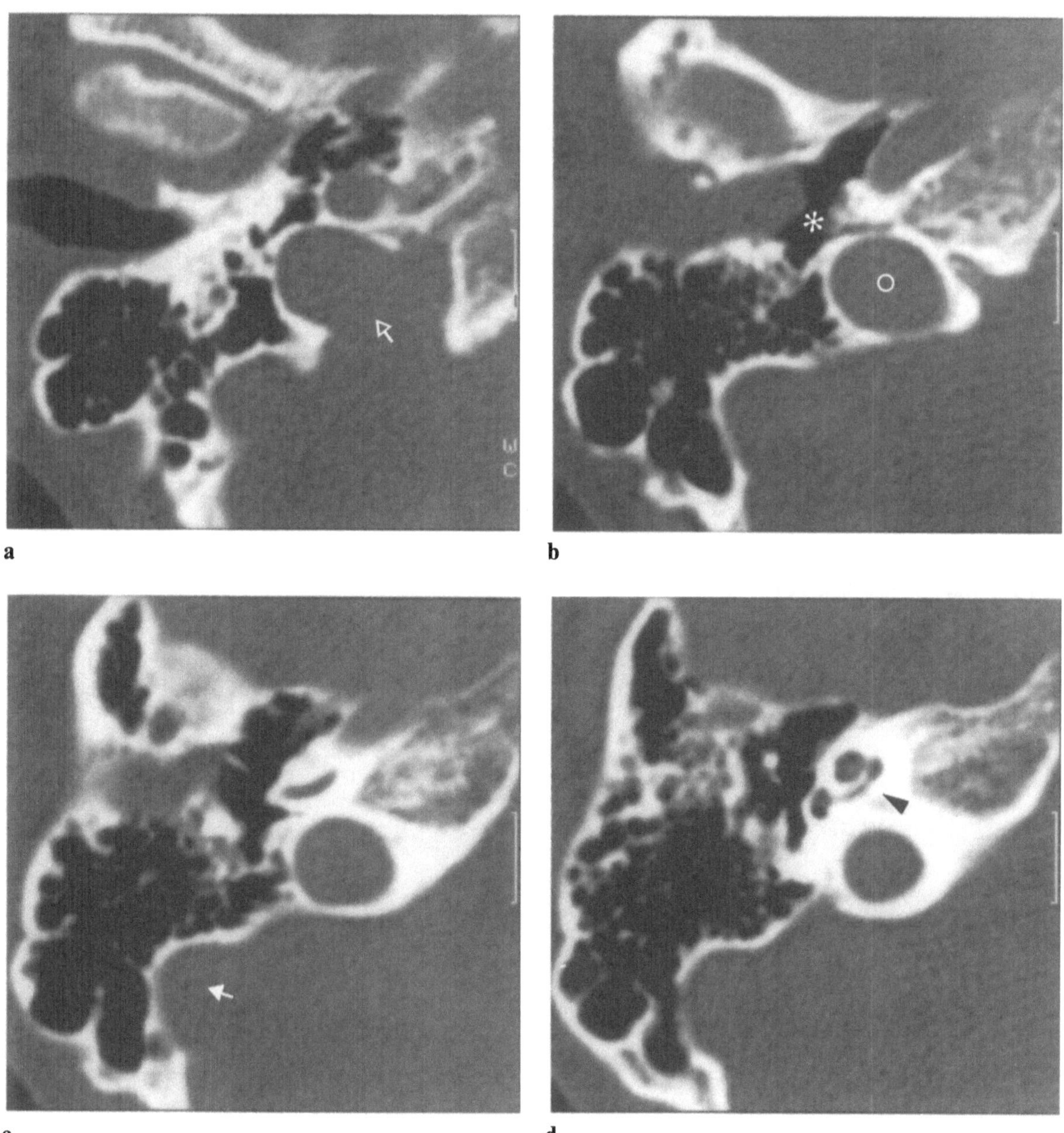

a

b

c

d

29.12 Hochstand des Bulbus V. jugularis (37 J., weiblich)

Klinik: Blaues Trommelfell. Verdacht auf Glomustumor.
Befund: Allseits von einer Knochenlamelle umgebener Bulbus V. jugularis (o), der ungewöhnlich weit nach oben reicht und unmittelbar an die Paukenhöhle grenzt (**b**). Paukenhöhle (∗), Cochlea (▶), Sinus sigmoideus (➔), Canalis jugularis (⇢).

30 Computertomografie Hals

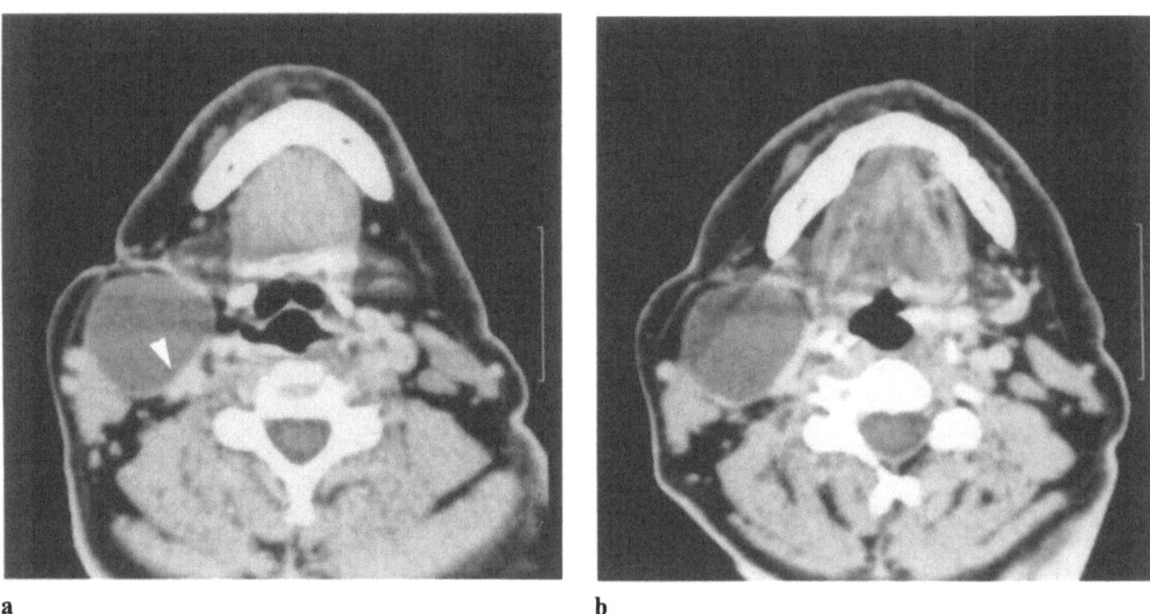

a   b

30.1 Laterale Halszyste (54 J., männlich)

Klinik: Prallelastische Schwellung im Bereich des rechten Kieferwinkels.
Befund: Homogene, von einem zarten Randwall umgebene Struktur mit flüssigkeitsäquivalenten Dichtewerten (14 HE). Verlagerung des M. sternocleidomastoideus nach dorsal und außen. Außerdem Kompression der V. jugularis (▶) (a).

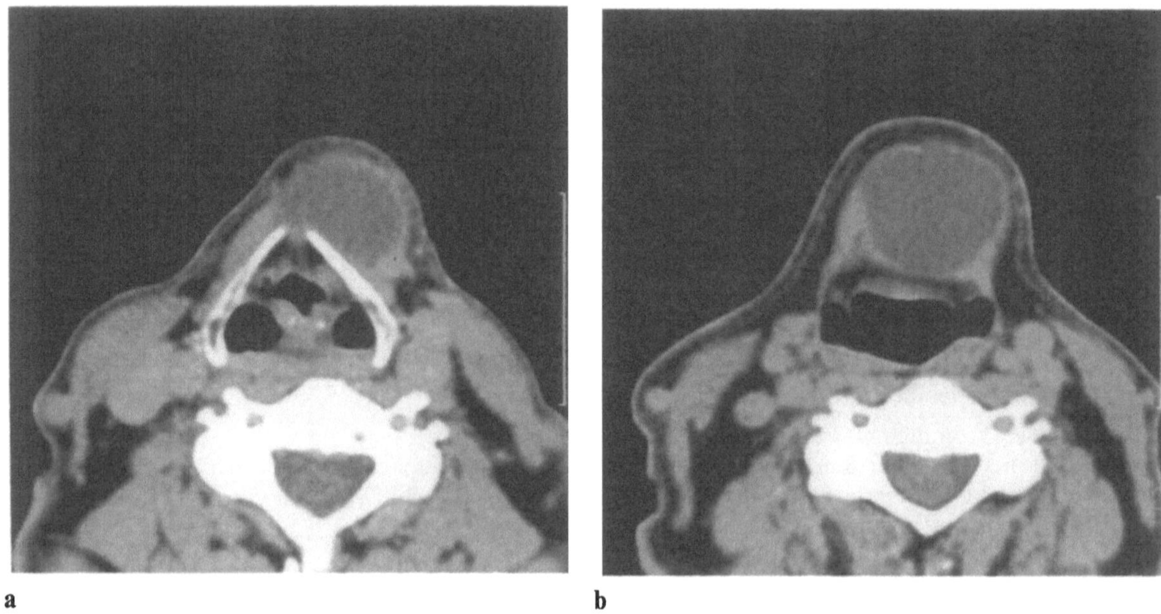

a   b

30.2 Mediane Halszyste (69 J., männlich)

Klinik: Prälaryngeale Schwellung.
Befund: Rundlich konfigurierte, scharf begrenzte, homogene Raumforderung mit gut erkennbarer Kapsel. Die zentralen Dichtewerte (12 HE) sprechen für Flüssigkeit.

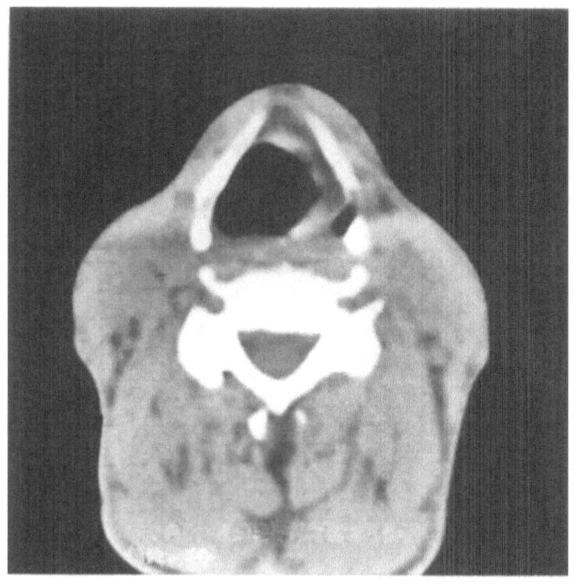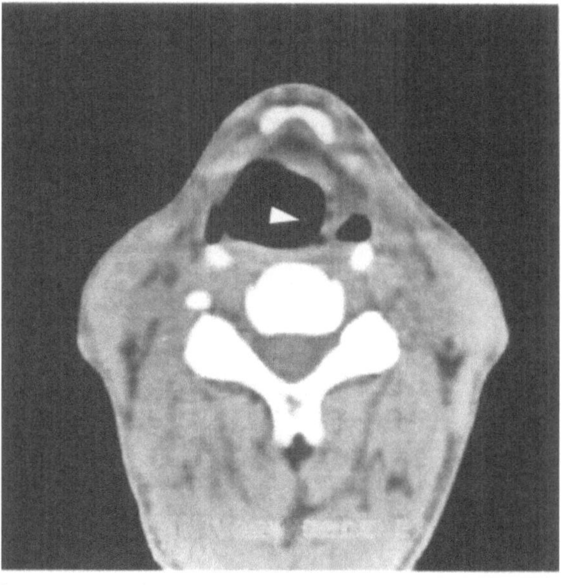

a
b

30.3 Innere lufthaltige Laryngozele (45 J., männlich; s. 25.2)

Klinik: Seit 6 Monaten Schmerzen im Bereich der rechten Halsseite beim Schlucken und Husten, kloßige Sprache.
Befund: Luftgefüllter Hohlraum im supraglottischen Bereich. Der Befund ist so ausgedehnt, daß die Mittellinie nach links überschritten wird (▶) (b).

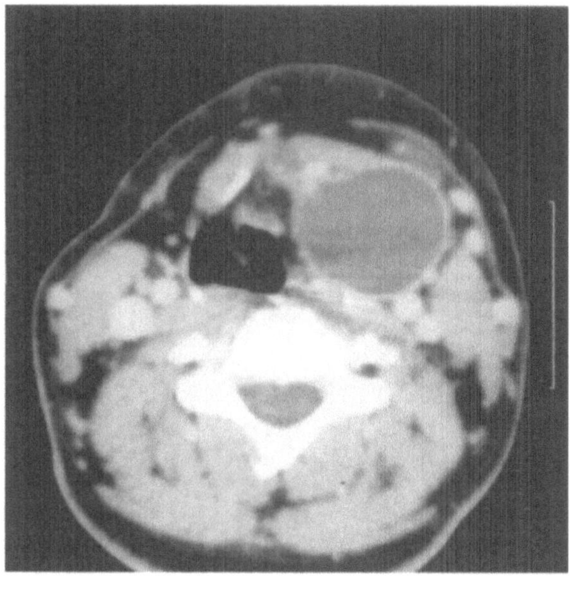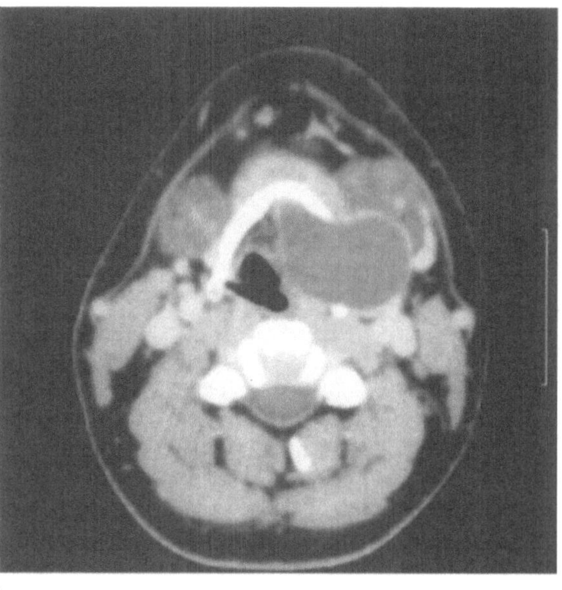

a
b

30.4 Kombinierte Laryngozele mit serösem Inhalt (36 J., männlich)

Klinik: Kugelige Schwellung im seitlichen Halsbereich links seit 6 Monaten.
Befund: Hypodenser, homogener, von einer Zystenwand umgebener Prozeß unterhalb des linken Zungenbeins. Der extralaryngeale Anteil verlagert die infrahyoidale Muskulatur und die Glandula submandibularis nach außen. Die niedrige Dichte (11 HE) spricht für einen zystischen Prozeß.

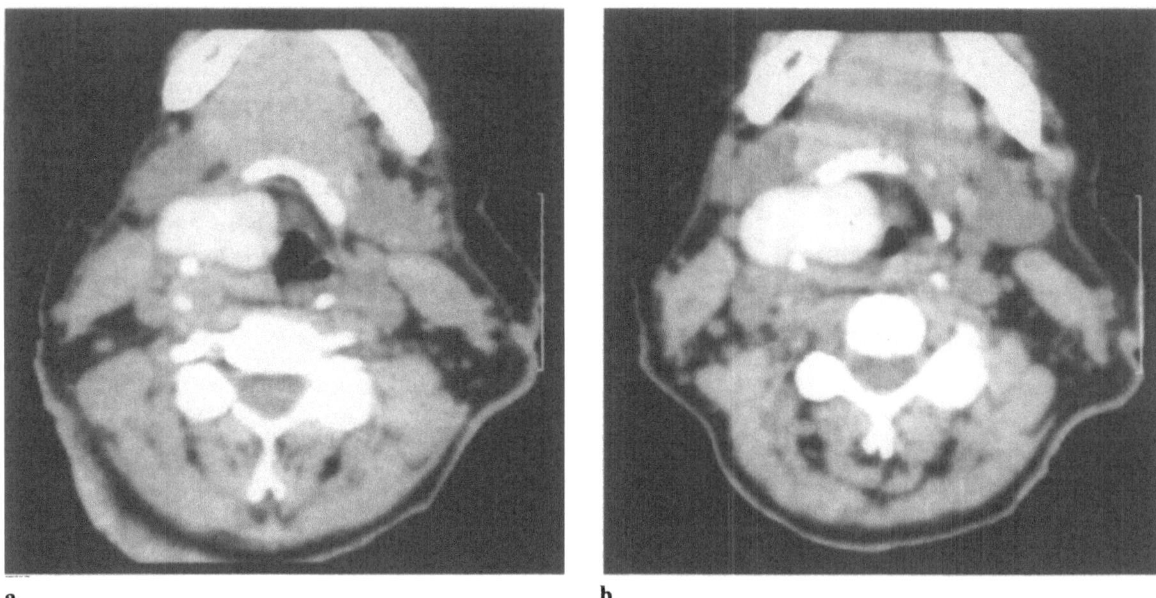

a   b

30.5 Kombinierte Laryngozele mit hämorrhagisch-putridem Inhalt (69 J., weiblich)

Klinik: Seit 4 Monaten Heiserkeit; Schwellung rechtes Taschenband und rechte Halsseite.
Befund: Hyperdenser, homogener, glatt begrenzter Prozeß zwischen Schildknorpel und Zungenbein links, der intra- und extralaryngeal gelegen ist. Die Dichte (75 HE) spricht für einen hohen Proteingehalt.

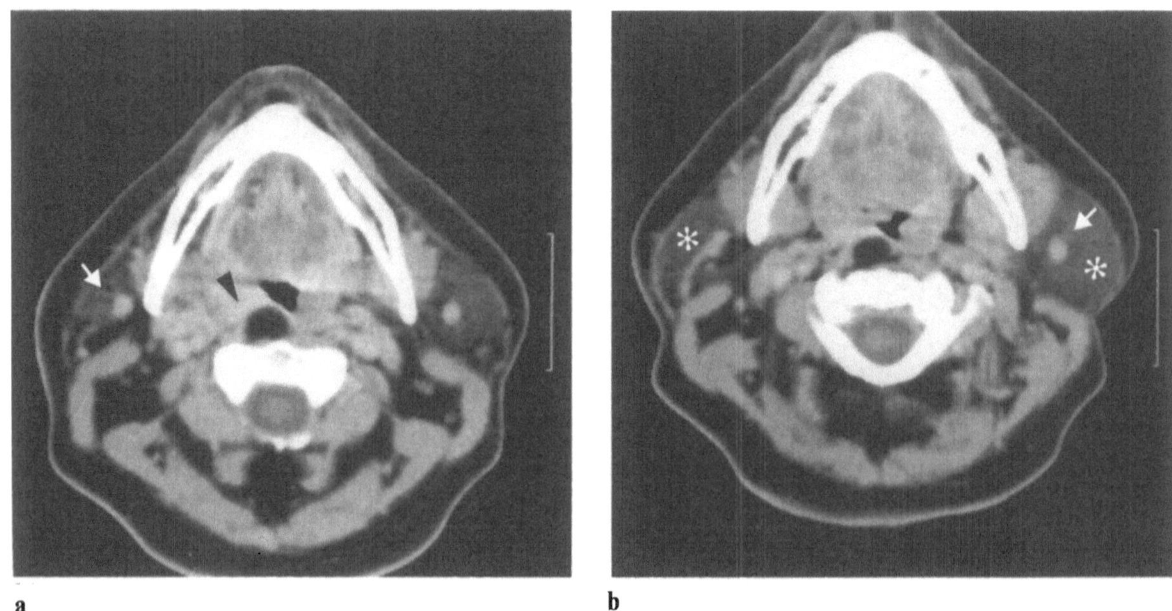

a   b

30.6 Retropharyngeales Lipom (50 J., weiblich)

Klinik: Halbkugelige Vorwölbung der Rachenhinterwand und Schluckbeschwerden; Adipositas.
Befund: Im Retropharyngealraum rundliche, glatt konturierte, homogen-hypodense (−102 HE) Raumforderung (▶) (**a**). Außerdem sind beide Parotiden (✶) (**b**) vergrößert und in den Dichtewerten vermindert (lipomatöse Drüsenumwandlung). V. retromandibularis beiderseits (→) gut abgrenzbar.

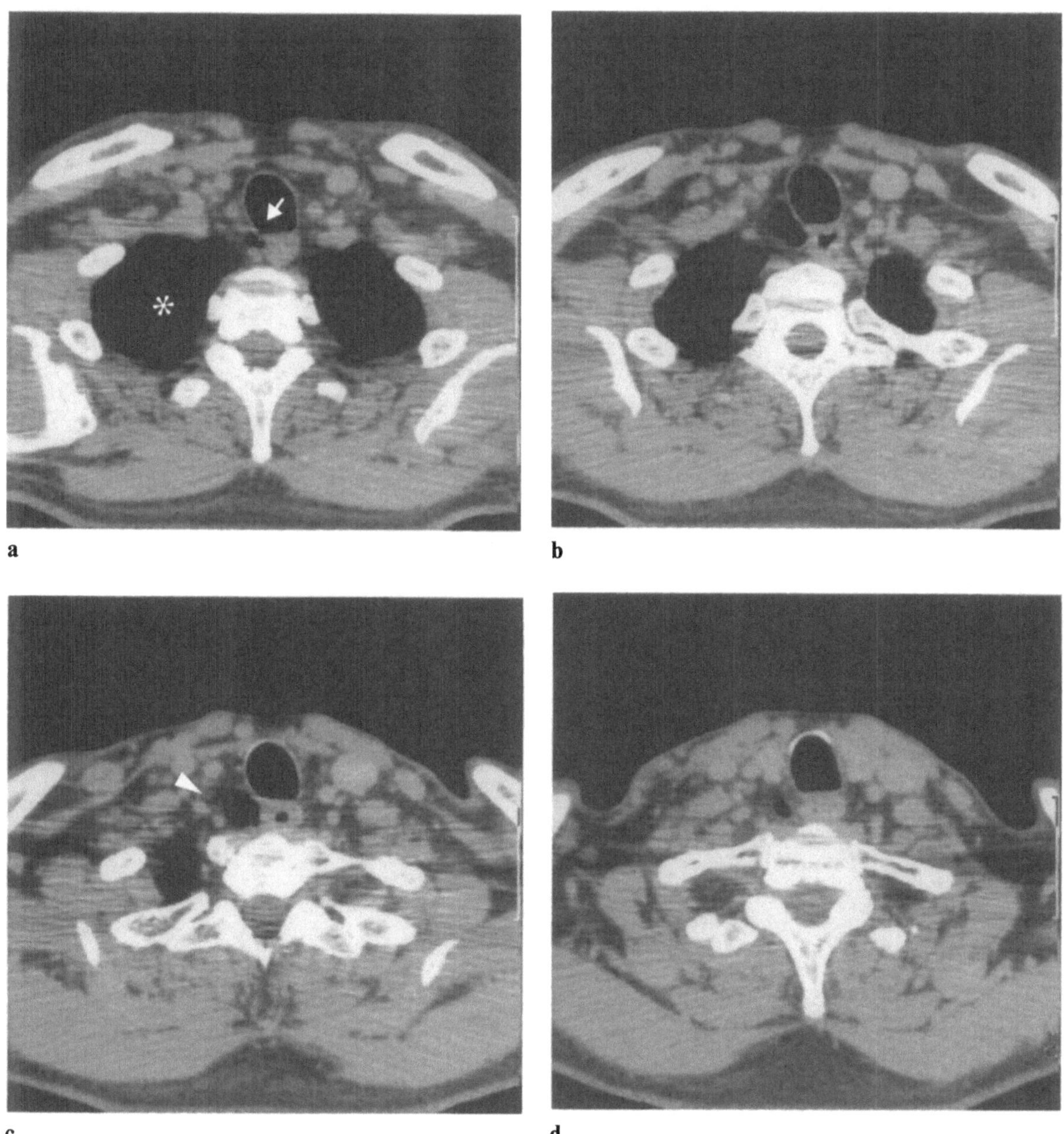

a b

c d

30.7 Tracheozele (58 J., männlich; s. 25.5)

Klinik: Seit einem Jahr Schluckbeschwerden.
Befund: Paratracheal findet sich eine lufthaltige, glatt konturierte Struktur (▶) ohne jegliche Umgebungsreaktion. Ein schmaler Verbindungskanal ist im unteren Abschnitt erkennbar (→) (a). Durch Zusatzuntersuchungen konnte eine Verbindung zum Oesophagus und zur Lungenspitze (∗) ausgeschlossen werden.

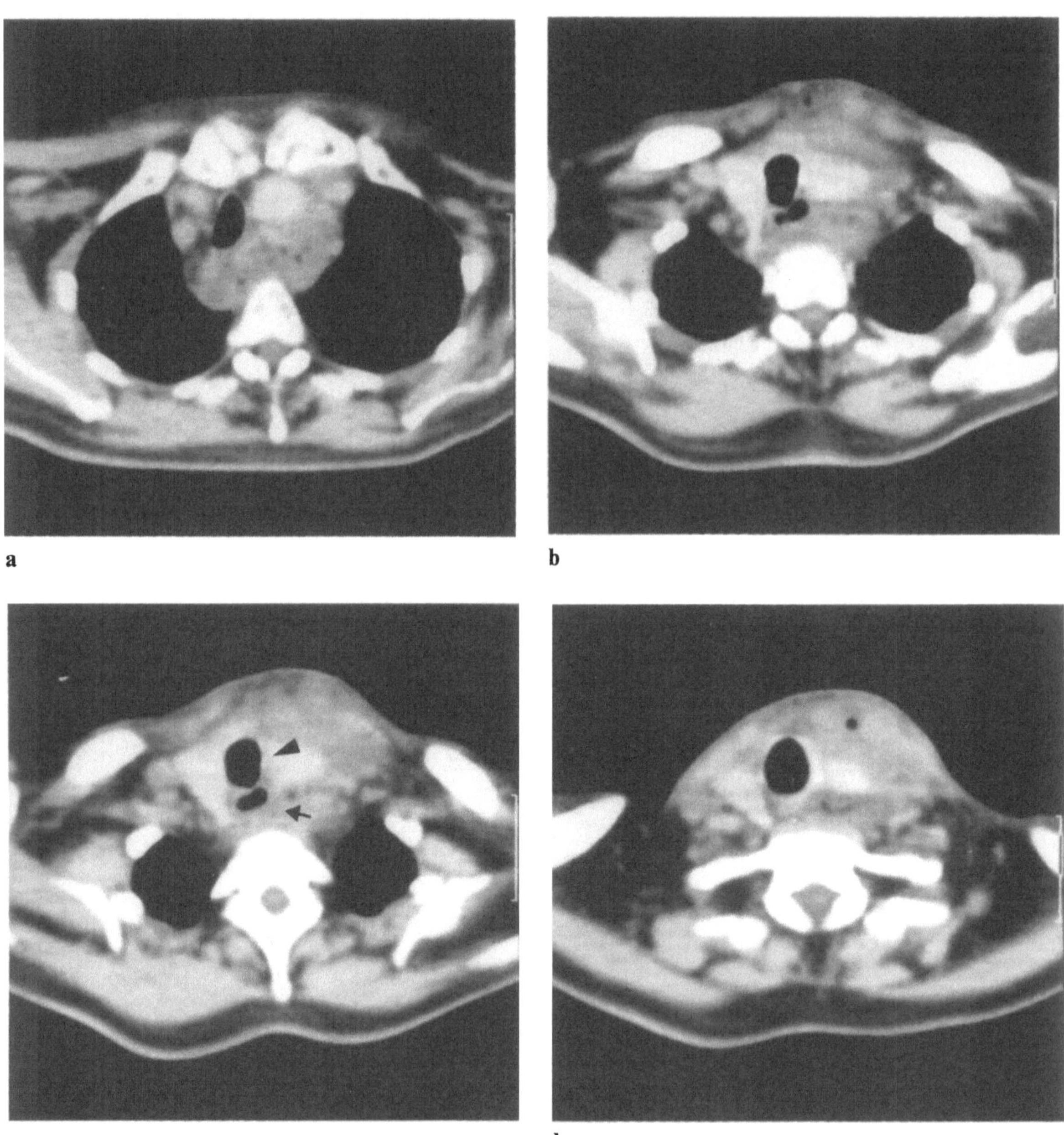

a b

c d

30.8 Kollare Mediastinitis linksbetont (70 J., männlich)

Klinik: Am Vortage Extraktion eines Speiseröhrenfremdkörpers (Knochen); jetzt hohe Temperaturen und Schmerzen zwischen den Schulterblättern.

Befund: Verbreiterung und ödematöse Schwellung der prä- und retrotrachealen Halsweichteile (**c, d**), übergehend in das dorsale Mediastinum (**a**), darin eingelagert zahlreiche verstreut liegende Gaseinschlüsse (**b, c**). Trachea (▶) und Speiseröhre (→) sind nach rechts verlagert.

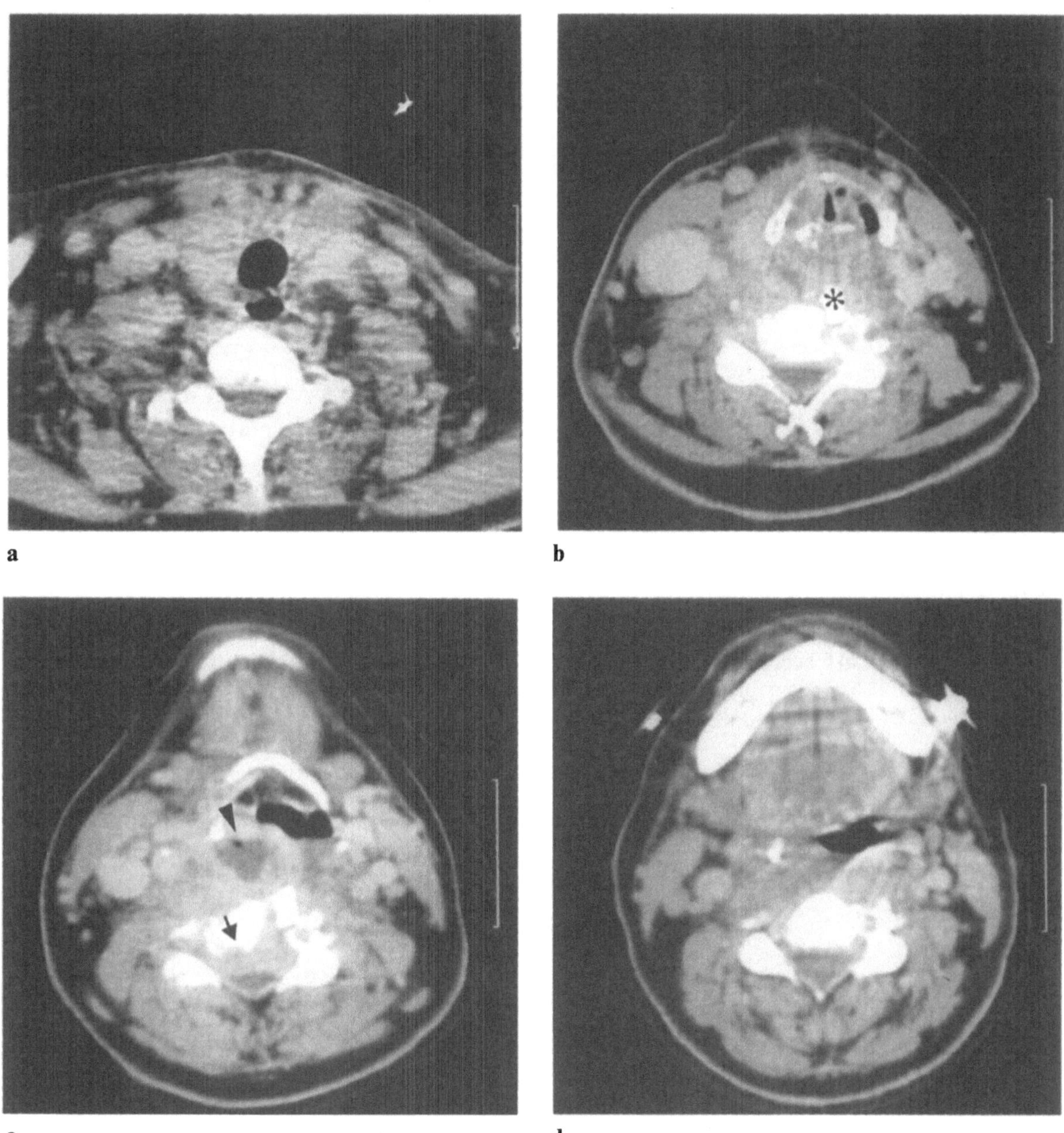

a

b

c

d

30.9 Prävertebraler Abszeß nach zervikaler Bandscheibenoperation (57 J., weiblich)

Klinik: Zustand nach Verblockungsoperation (C4/C5). Vorwölbung der Rachenhinterwand, Temperaturen.

Befund: Starke Verbreiterung des Spatium prävertebrale mit Verlagerung des Kehlkopfes nach ventral **(b)** und zentraler hypodenser Zone mit kleiner Luftblase (▶) **(c)**. Einengung des Spinalkanals in Höhe C4 von ventral her (→) **(c)**. Knochendichtes Fremdmaterial (∗) **(b)** an der Ventralfläche der Wirbelkörper nach Cloward-Operation. Mediastinum unauffällig **(a)**.

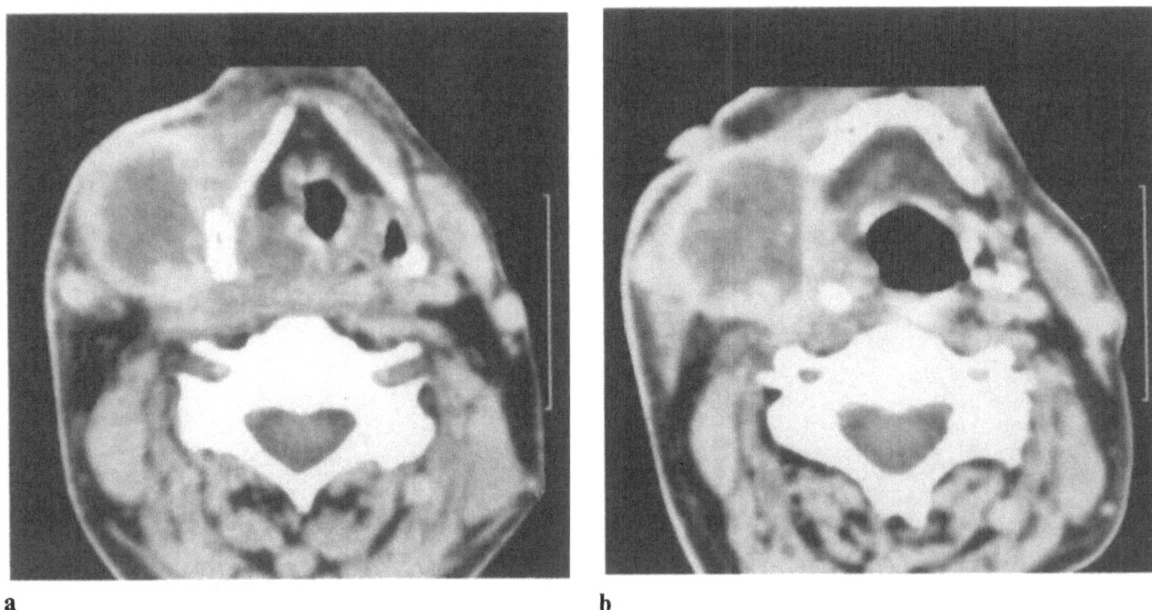

a b

30.10 Halsabszeß (57 J., männlich)

Klinik: Seit Tagen zunehmende Schwellung, Rötung und Schmerzhaftigkeit der rechten Halsseite.
Befund: Eine unscharf begrenzte Raumforderung mit ringförmiger Kontrastmittelanreicherung umschließt ein zentral hypodens bleibendes Areal. Die verdickte Kutis des lateralen Halsdreiecks ist nach außen vorgewölbt.

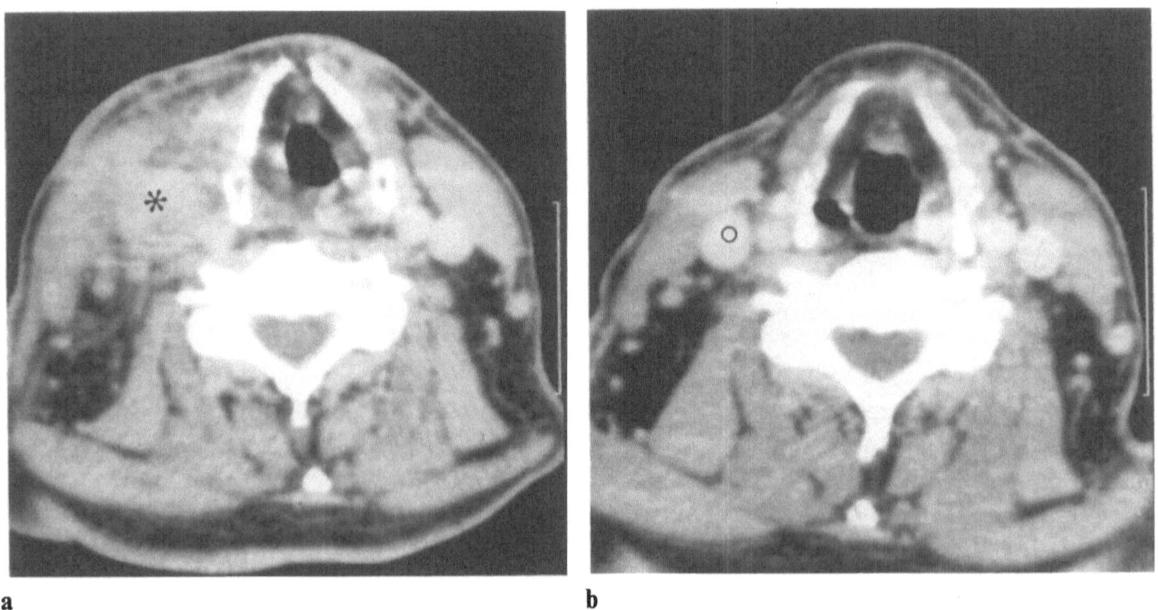

a b

30.11 Jugularvenenthrombose – vor und nach Therapie (63 J., männlich)

Klinik: Spontan aufgetretene Schwellung, Rötung und Schmerzhaftigkeit der rechten Halsseite.
Befund: Massive Auftreibung der Halsweichteile rechts mit ödematöser Durchtränkung von Kutis, Subkutis und zervikalem Fettgewebe. Die V. jugularis interna erscheint im Vergleich zur Gegenseite stark vergrößert und unscharf begrenzt (∗) (a). Nach konservativer Therapie zeigt sich vier Wochen später eine Befundnormalisierung mit gut abgrenzbarer und revaskularisierter Jugularvene (o) (b). Bei beiden Untersuchungen wurden die Gefäße mit Kontrastmittel markiert.

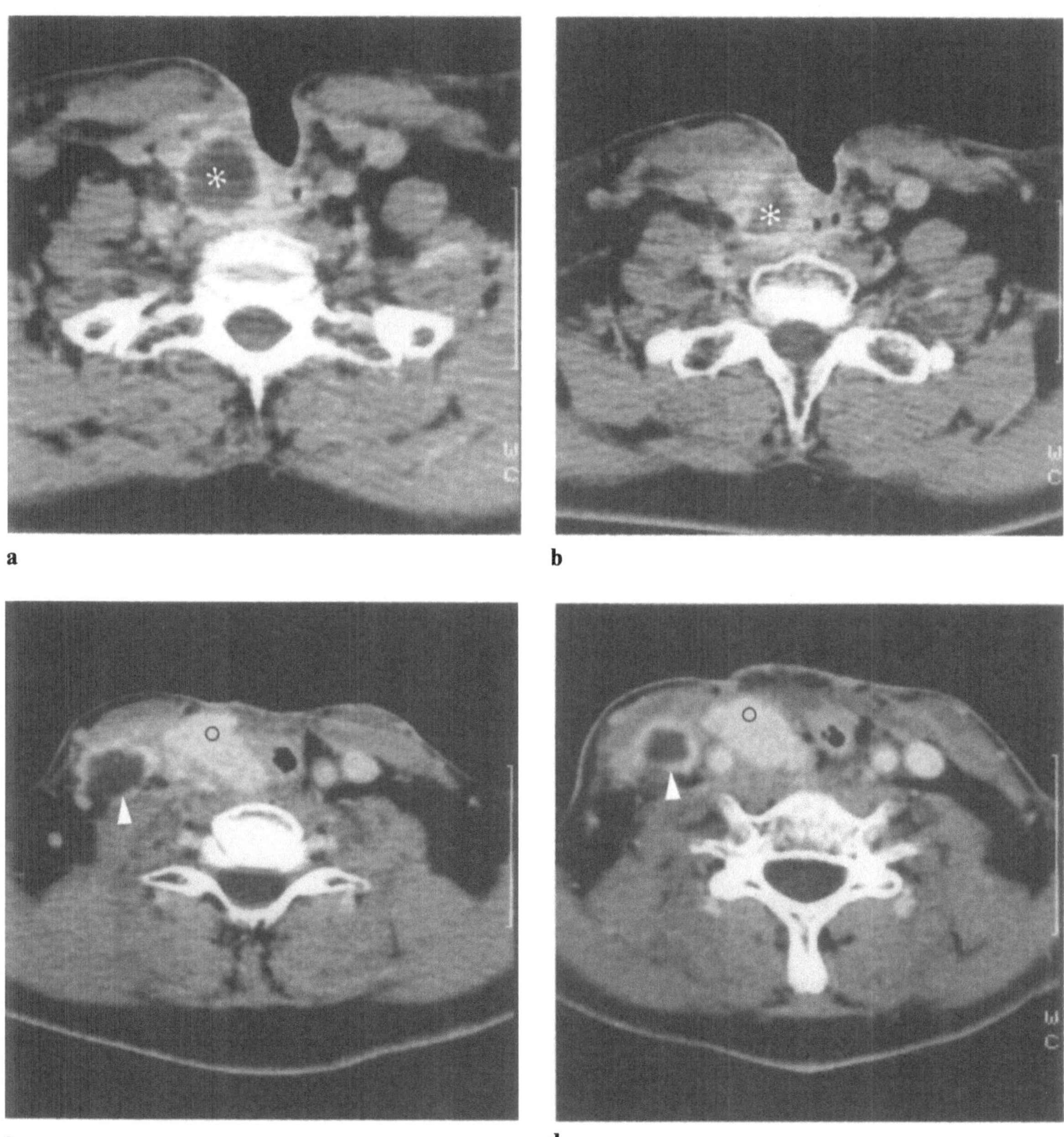

30.12 Jugularvenenthrombose bei tracheostomanahem Rezidiv nach Laryngektomie
(36 J., männlich; s. 25.20)

Klinik: Zustand nach Laryngektomie wegen eines ausgedehnten panlaryngealen Kehlkopfkarzinoms.
Befund: Tracheostoma von rechts her durch einen rundlichen, zentral nekrotischen Tumor (∗) (a, b) eingeengt. Die rechte V. jugularis (►) (c, d) ist erweitert und zeigt einen hyperdensen Randsaum mit hypodensem thrombotischen Material. Links Zustand nach Entfernung des Schilddrüsenlappens; rechts kontrasthaltiger (jodhaltiger), normaler Schilddrüsenlappen (o).

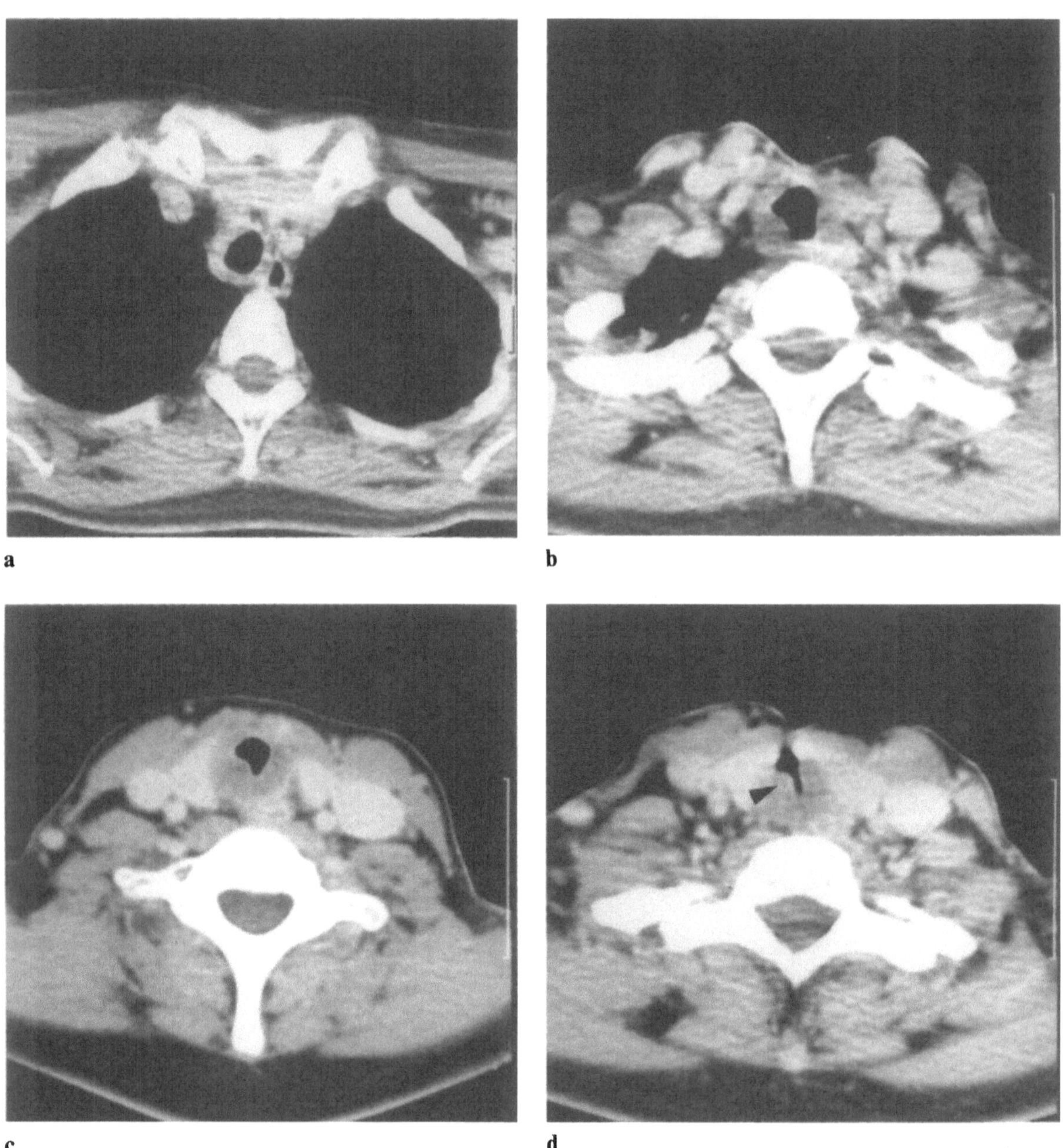

a b

c d

30.13 Amyloidose der Trachea (51 J., weiblich; s. 25.14)

Klinik: Inspiratorischer Stridor bei unauffälligem laryngoskopischen Befund.
Befund: Fast zirkulärer, hypodenser Saum zwischen Trachealknorpel und der auskleidenden Schleimhaut mit starker, abschnittsweise schlitzförmiger Einengung des Tracheallumens (▶) (**d**). Der Befund findet sich vor allem im zervikalen Abschnitt (**b, c, d**), reicht aber bis in den thorakalen Bereich der Luftröhre (**a**).

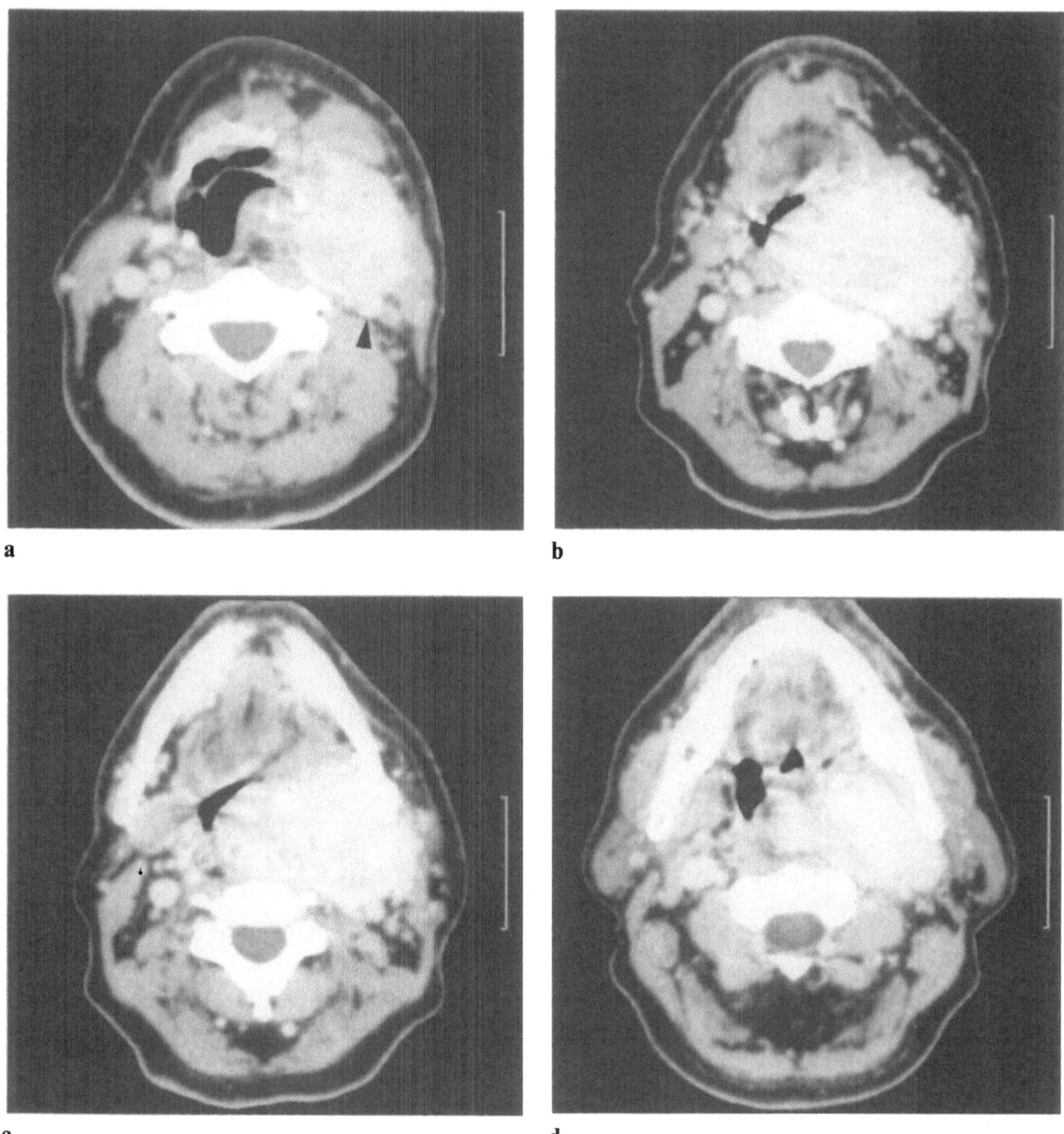

30.14 Großer Glomus caroticum-Tumor (54 J., männlich)

Klinik: Zunehmende pulsierende Schwellung im Bereich des Oropharynx und äußeren Halses links seit 17 Jahren.

Befund: 7,5 × 5 × 5 cm großer, fast homogener, stark kontrastmittelanreichernder Tumor, der in Höhe des linken Kieferwinkels seine größte Ausdehnung hat und den Pharynx stark zur Gegenseite verlagert. Während die Vena jugularis (▶) noch erkennbar ist, läßt sich die Arteria carotis nicht mehr abgrenzen.

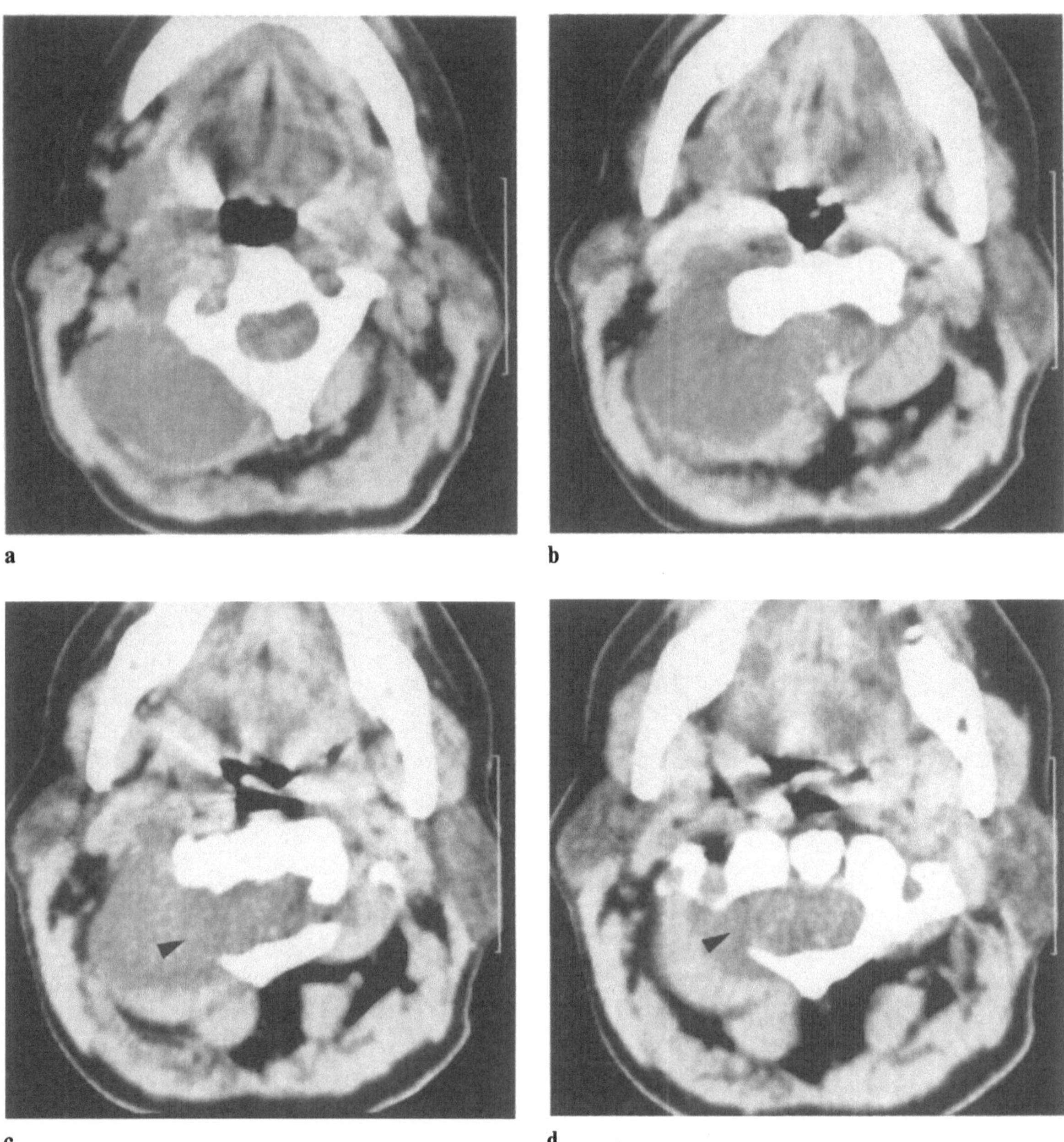

a

b

c

d

30.15 Zervikales Neurinom mit extra- und intraspinalem Anteil (49 J., weiblich)

Klinik: Verhärtung im dorsalen Halsdreieck und Vorwölbung der rechten Tonsille. Parästhesien im Nacken-Hals-Bereich und Bewegungseinschränkung des Halses.
Befund: Gut von der Halsmuskulatur abgrenzbarer Tumor mit Dichtewerten von 35 HE und geringfügiger Kontrastmittelanreicherung. Der Hauptteil liegt extraspinal und paravertebral. Tumorgewebe findet sich aber auch intraspinal und im erweiterten Foramen intervertebrale (▶) (c, d).

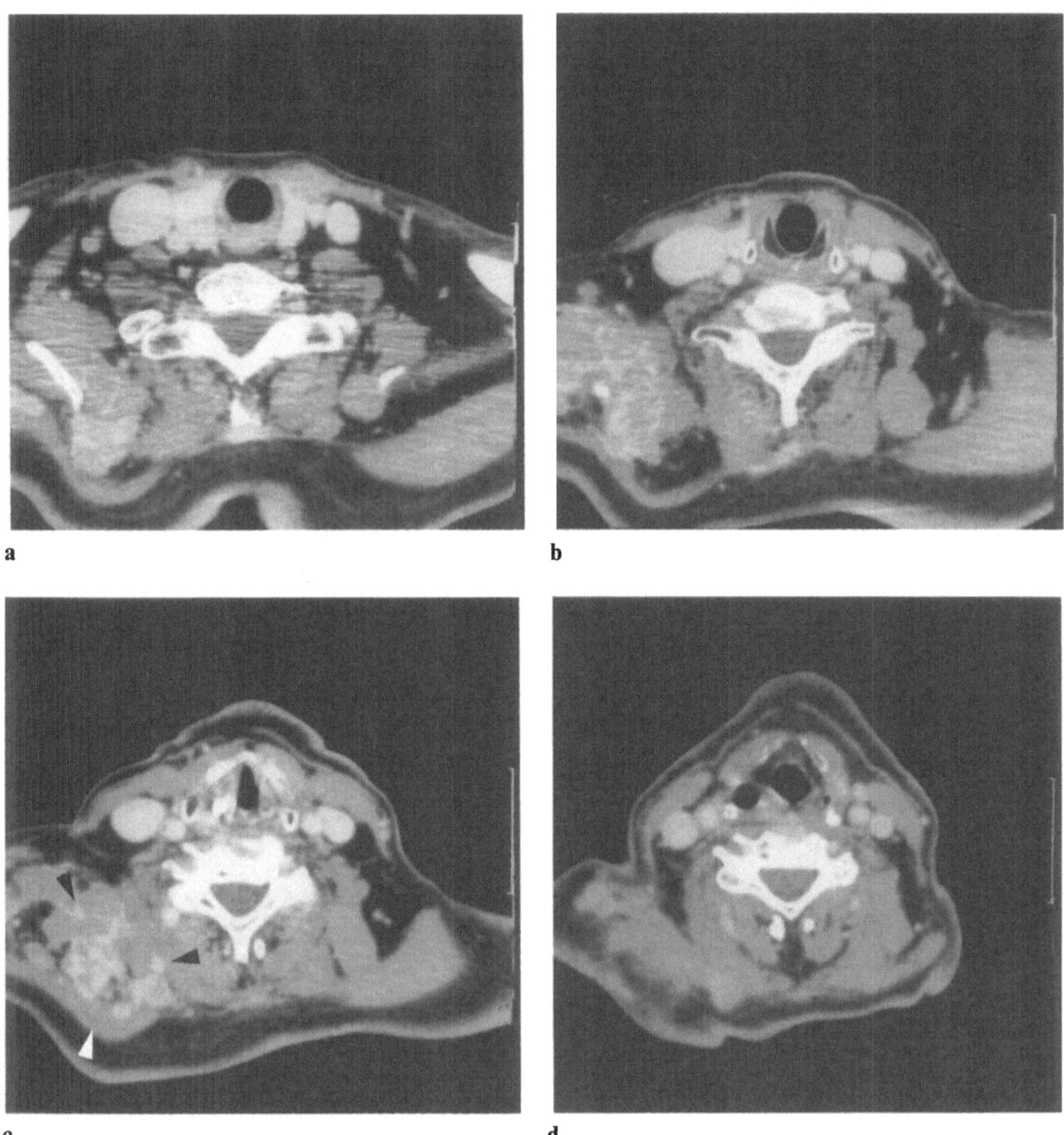

30.16 Liposarkom im Schulter-Hals-Bereich (74 J., männlich)

Klinik: Seit 2 Jahren zunehmend wachsender Tumor im Schulter-Hals-Bereich der rechten Seite.
Befund: Inhomogener, unregelmäßig begrenzter Tumor mit teils ringförmigen, teils fleckigen Kontrastmittelanreicherungen zwischen Hals- und Schultermuskulatur in den dorsalen Partien (▶) (c). Die
positiven Dichtewerte von mehr als 30 HE sprechen gegen die ursprüngliche Verdachtsdiagnose eines
Lipoms. Ein Liposarkom ist jedoch mit den hohen Dichtewerten vereinbar.

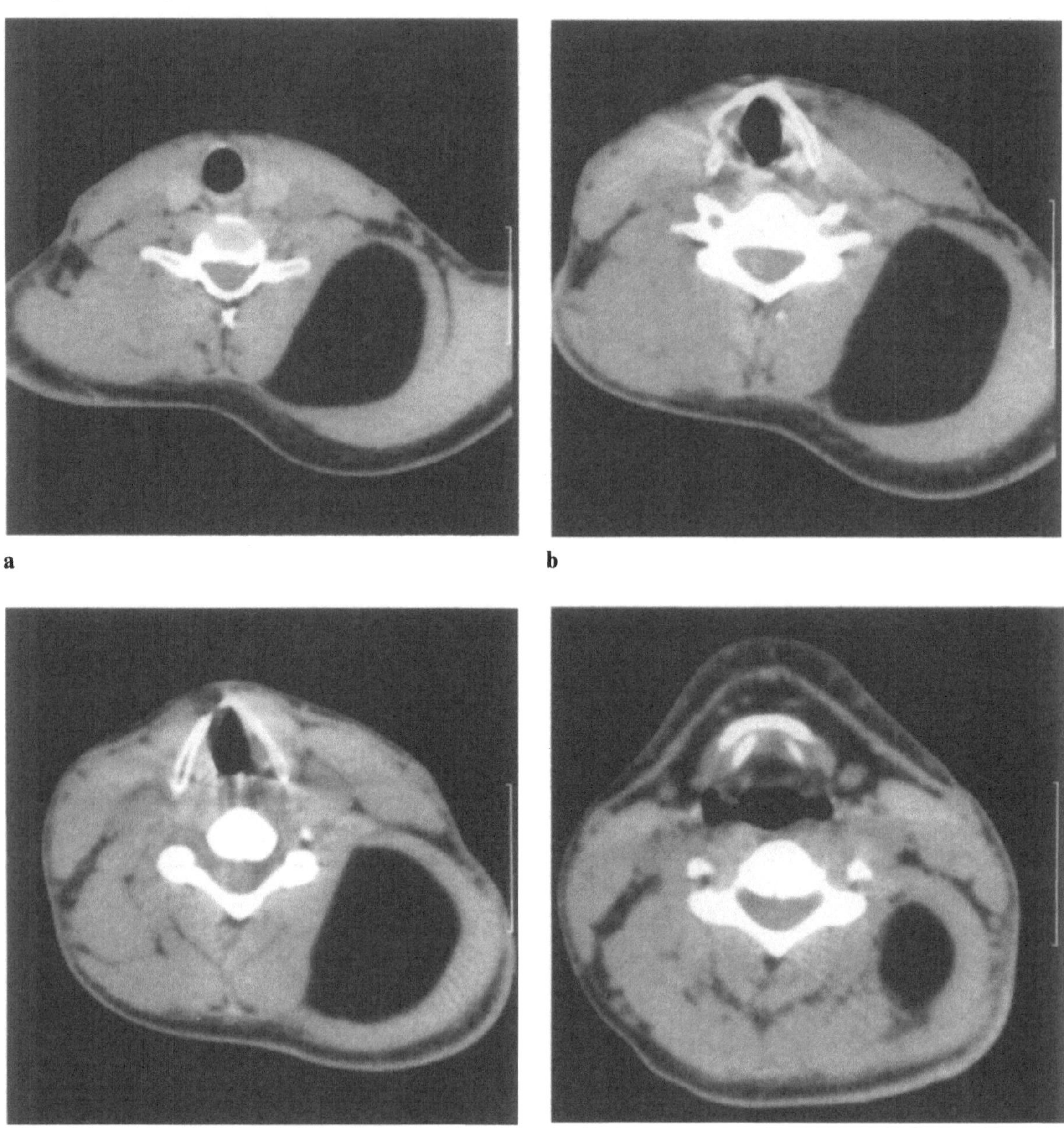

a

b

c

d

30.17 Lipom im Schulter-Hals-Bereich (38 J., männlich)

Klinik: Seit 10 Monaten wachsende Geschwulst im Nacken bei normalem Fettstoffwechsel.
Befund: Gleichförmig homogene, hypodense, scharf begrenzte Raumforderung in den dorsalen Abschnitten von Hals und Schulter links. Die Dichtewerte im negativen Bereich (-90 bis -100 HE) entsprechen Fettgewebe.

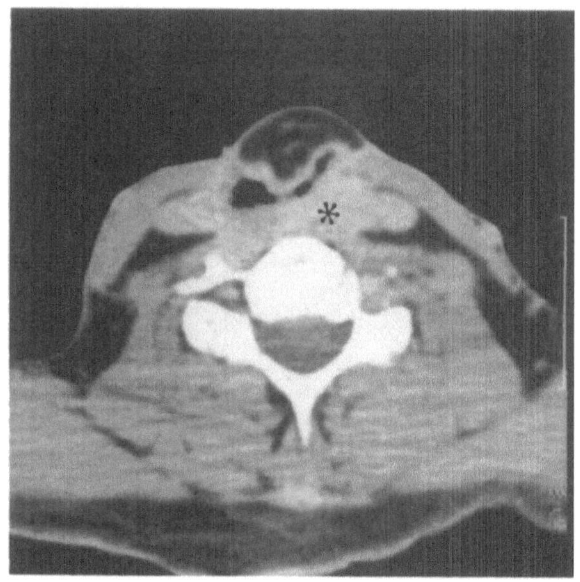 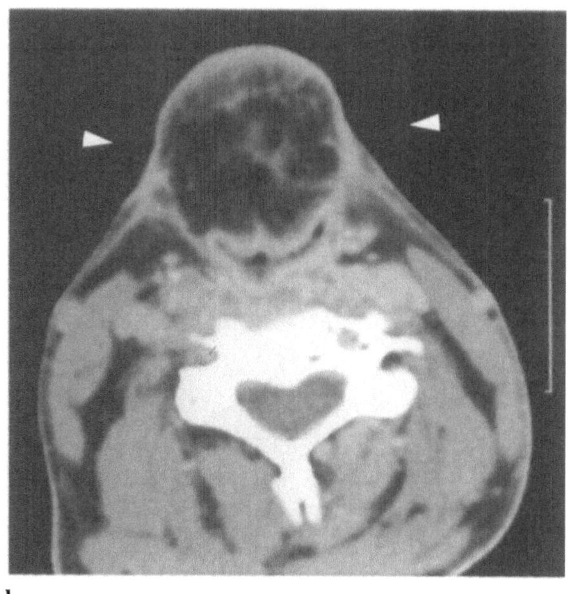

a   b

30.18 Rundstiellappenplastik nach Pharyngo-Laryngektomie. Rezidivverdacht (54 J., männlich)

Klinik: Zustand nach Pharyngo-Laryngektomie und Pharynxaufbauplastik mit deltopektoralem Rundstiellappen; Rezidivdiagnostik.

Befund: Im Bereich der Hypopharynxvorderwand findet sich eine überwiegend aus Fettgewebe (−70 HE) bestehende, rundlich geformte Gewebsstruktur (►) (**b**). Prävertebrale, linksbetonte Weichteilverbreiterung mit Verlagerung und Einengung des Hypopharynx als Hinweis auf ein lokales Rezidiv (∗) (**a**).

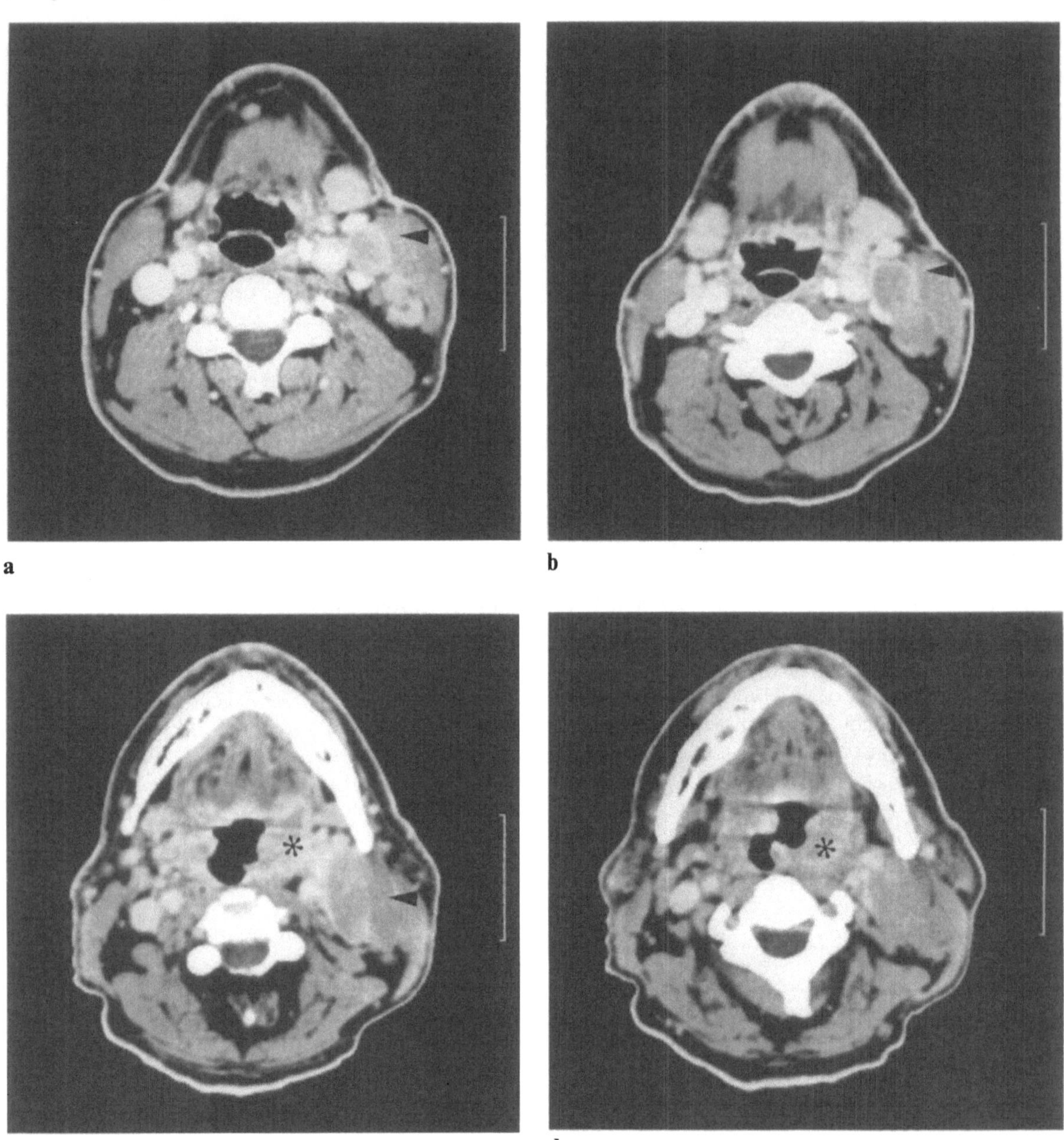

30.19 Metastasierendes lymphoepitheliales Tonsillenkarzinom (56 J., männlich)

Klinik: Seit 6 Wochen „Mandelentzündung" links, danach Auftreten eines Knotens im Bereich der linken Halsseite.

Befund: Der Mesopharynx ist durch einen Tumor mit zerklüfteter Oberfläche eingeengt (∗), der bis an die Gefäßnervenscheide reicht (**c, d**). Lateral davon – in Höhe des Kieferwinkels (**c**) und darunter (**a, b**) – finden sich rundlich-ovaläre hypodense Lymphknoten (▶). Der zarte, sie umgebende hyperdense Saum ist typisch für maligne zervikale Lymphknoten (**a, b**).

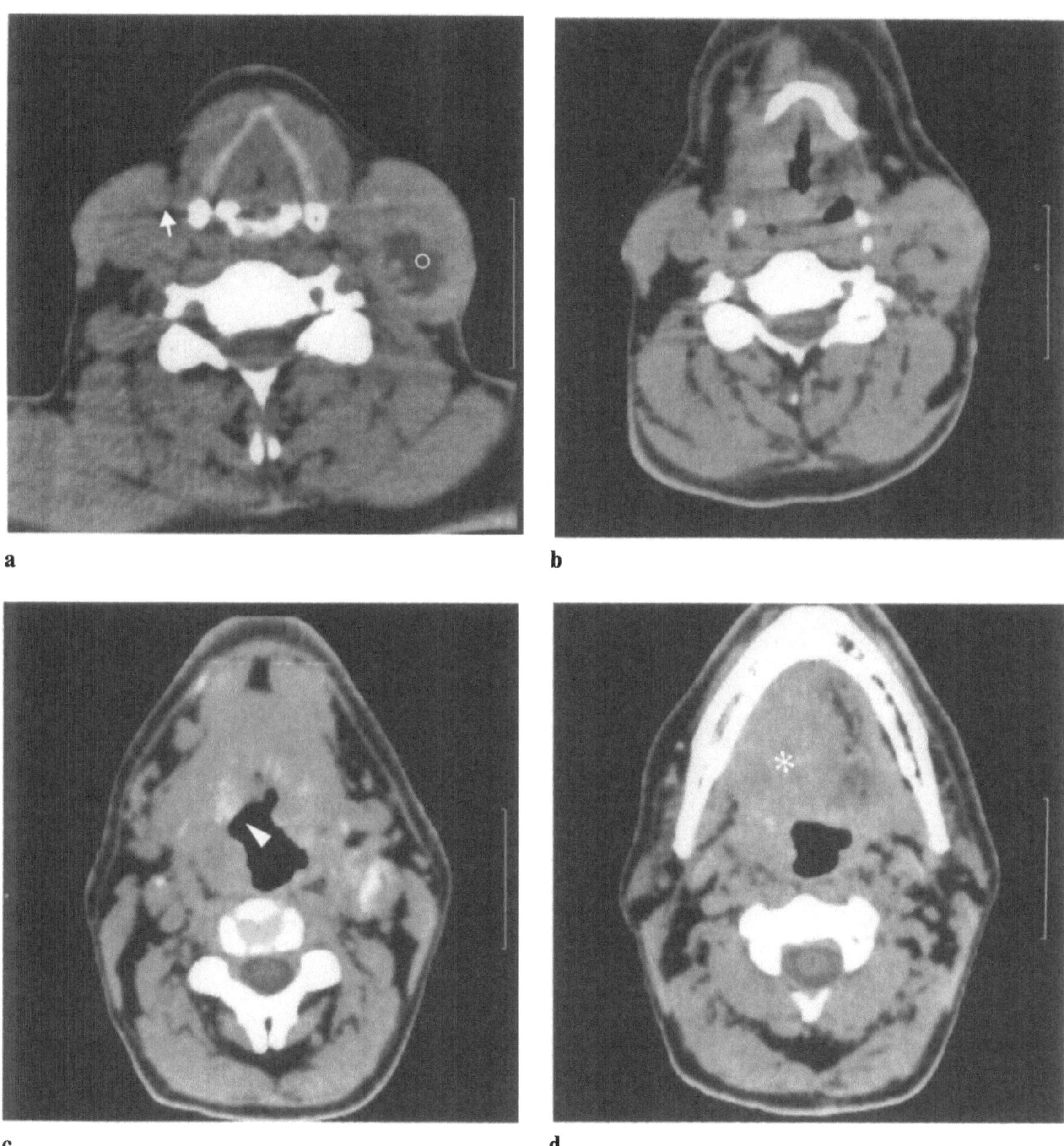

30.20 Ulzerierendes und metastasierendes Zungengrundkarzinom (52 J., männlich)

Klinik: Schluckbeschwerden seit einem Jahr. Gewichtsabnahme von 25 kg. Halslymphknotenschwellung links seit 6 Wochen.

Befund: Unregelmäßige Ulzeration im Zungengrund rechts (▶) (**c**) mit Tumorinfiltration in den Mundboden (∗) (**d**). Große, zentral nekrotische, zervikale Metastase (o) (**a**) links medial des M. sternocleidomastoideus; rechts kleines Lymphom (→) ventral der Gefäßscheide (**a**).

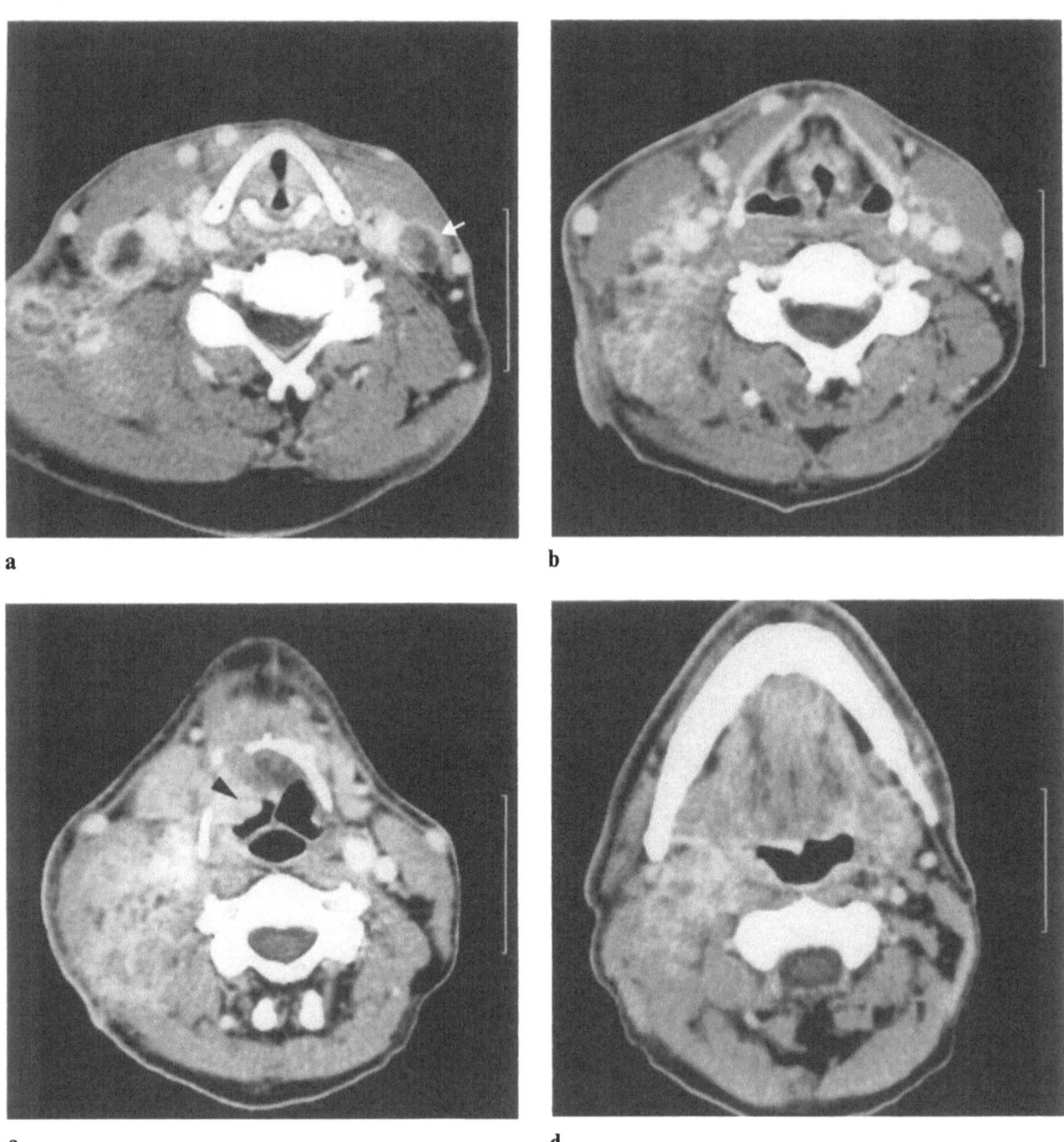

a b

c d

30.21 Metastasierendes Hypopharynxkarzinom (51 J., männlich)

Klinik: Seit einigen Wochen zunehmende Halsschwellung rechts und Schluckbeschwerden.
Befund: Exophytischer Tumor (▶) von Hypopharynxvorder- und -seitenwand rechts mit Einengung des Recessus piriformis (**c**). Aryepiglottische Falte tumorfrei (**b**). Ausgedehntes Lymphknotenkonglomerat der rechten Halsseite (**a, b, c, d**). Daneben nicht tastbare, kontralaterale, 1,5 × 1,5 cm große, parajuguläre Lymphknotenmetastase (→) (**a**).

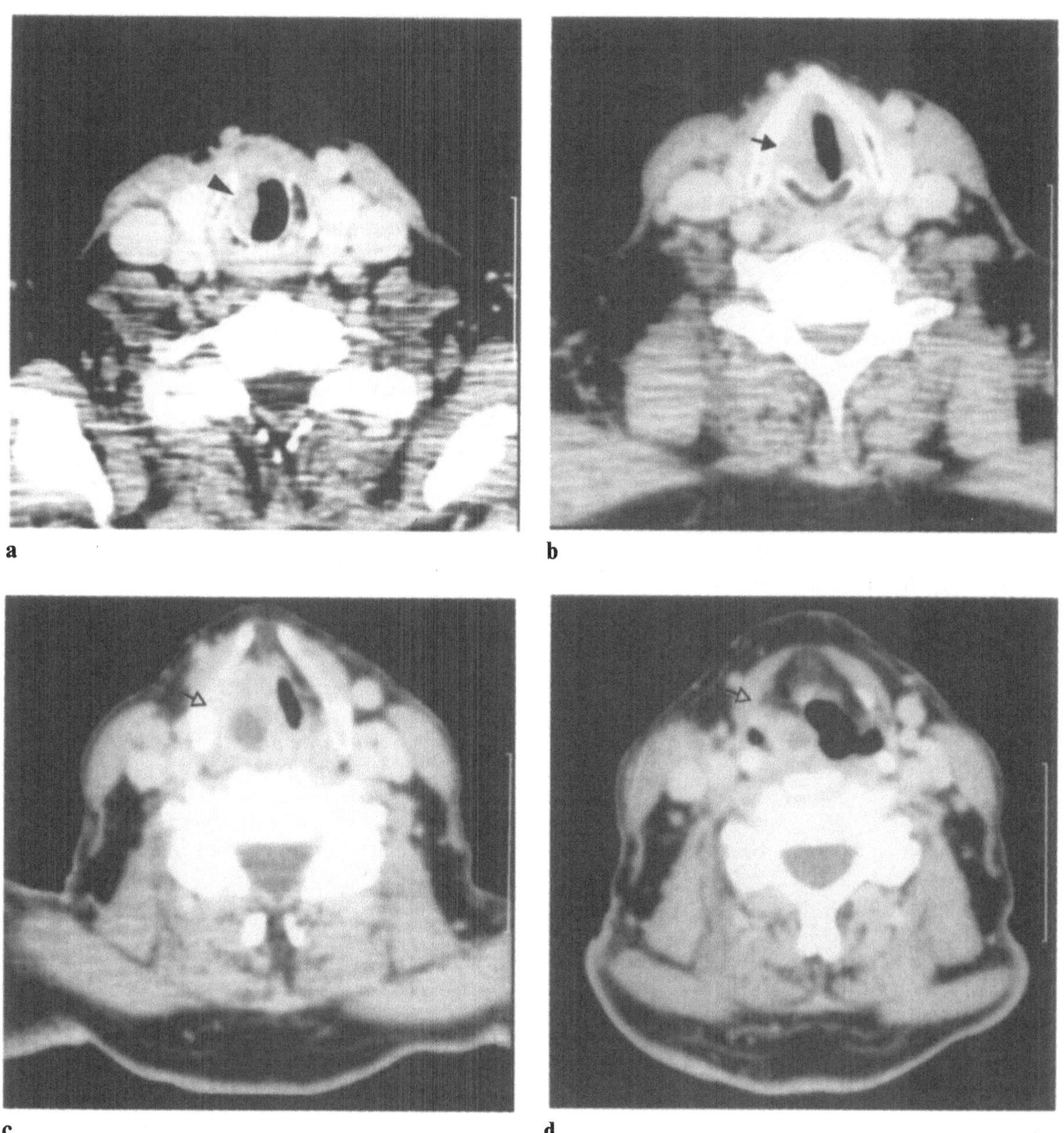

30.22 Larynx-Hypopharynx-Karzinom (3-Etagen-Tumor) (78 J., männlich)

Klinik: Seit 6 Monaten Schluckbeschwerden, außerdem zunehmende Heiserkeit.
Befund: Verbreiterung der rechtsseitigen Larynx-Hypopharynx-Wand über alle drei Etagen: subglottisch (►) (**a**), glottisch (→) (**b**), supraglottisch (⇢) (**c, d**). Größte Ausdehnung im Bereich des Kehlkopfein-ganges mit rundlicher Tumornekrose (**c**).

Sachverzeichnis

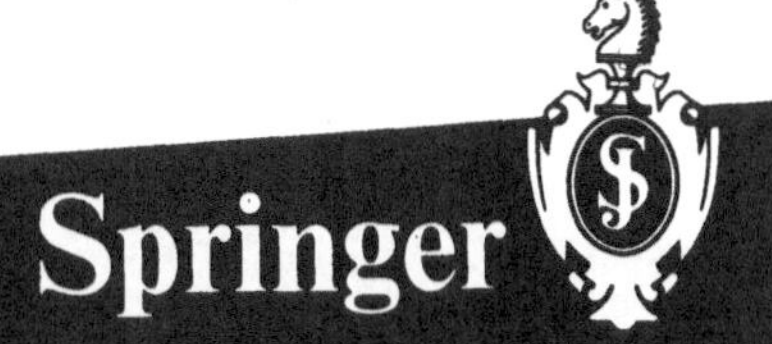
Springer

W. J. Mann

Ultraschall im Kopf-Hals-Bereich

Mit Beiträgen von T. Frank, W. v. Kaelkreuth,
J. Pirschel, R.-P. Pohl, G.-M. v. Reutern, H. Schmidt
1984. 142 Abbildungen. XIII, 120 Seiten
Gebunden DM 98,-. ISBN 3-540-12658-9

Die Ultraschalldiagnostik hat sich heute in der
klinischen Routine durchgesetzt und konnte dabei
andere invasive oder strahlenbelastende bildge-
bende Verfahren ablösen. Im Kopf-Hals-Bereich
hat die Ultraschalldiagnostik der Nasennebenhöhlen zu einer Verbesserung der Befunderhe-
bung, Reduzierung überflüssiger Röntgenauf-
nahmen und Verringerung invasiver diagnostischer
Maßnahmen geführt.

Dies ist das erste Buch, das sich mit der breiten
Anwendung der Ultraschalldiagnostik im Kopf-
Hals-Bereich insbesondere der Nasennebenhöhlen
beschäftigt. Anwendungsbereich und Untersu-
chungstechnik werden beschrieben. Die verschie-
denen Krankheitsbilder werden anhand zahlreicher
Ultrasonogramme und Skizzen anschaulich dargestellt.

Das Buch macht den Anfänger mit der Methode
vertraut. Dem erfahrenen Ultraschalldiagnostiker
bietet es die Möglichkeit, anhand des reichhaltigen
Bildmaterials seine eigenen Befunde zu über-
prüfen.

Springer-Verlag
Berlin Heidelberg
New York Tokyo

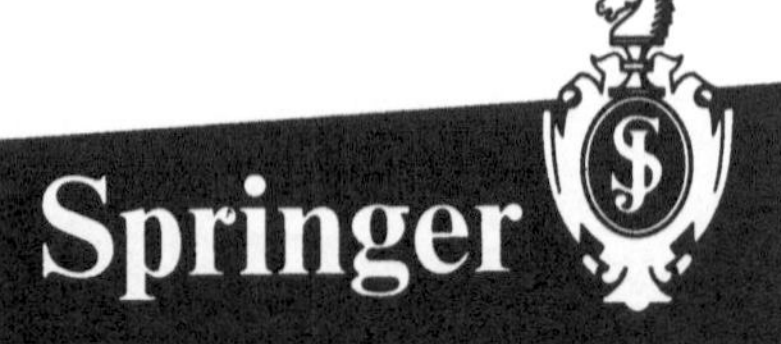